AF891819

No pasa nada

Un libro atípico sobre autismo, discapacidad y maternidad patas arriba

Bego Prados Ruiz

No pasa nada

Un libro atípico sobre autismo, discapacidad y maternidad patas arriba

ESPASA

© Begoña Prados Ruiz, 2026
© Editorial Planeta, S. A., 2026
Espasa es un sello de Editorial Planeta, S. A.
Avda. Diagonal, 662-664
08034 Barcelona
www.planetadelibros.com
www.espasa.es

Diseño de cubierta: Planeta Arte & Diseño
Imagen cubierta: © René Merino

ISBN: 978-84-670-7975-3
Depósito legal: B. 22.608-2025

Primera edición: enero de 2026

La lectura abre horizontes, iguala oportunidades y construye una sociedad mejor.
La propiedad intelectual es clave en la creación de contenidos culturales porque sostiene el ecosistema de quienes escriben y de nuestras librerías.
Al comprar este libro estarás contribuyendo a mantener dicho ecosistema vivo y en crecimiento.
En Grupo Planeta agradecemos que nos ayudes a apoyar así la autonomía creativa de autoras y autores para que puedan seguir desempeñando su labor.
Dirígete a CEDRO (Centro Español de Derechos Reprográficos) si necesitas reproducir algún fragmento de esta obra.
Puedes contactar con CEDRO a través de la web www.conlicencia.com o por teléfono en el 91 702 19 70 / 93 272 04 47.
Queda expresamente prohibida la utilización o reproducción de este libro, o de cualquiera de sus partes, con el propósito de entrenar o alimentar sistemas o tecnologías de inteligencia artificial.

Impreso en España / *Printed in Spain*
Impresión: Limpergraf

PEFC Certificado
Este libro procede de bosques gestionados de forma sostenible
PEFC
PEFC/14-38-00305 www.pefc.es

… no pasa nada, no pasa nada, no pasa nada,
no pasa nada, no pasa nada, no pasa nada,
no pasa nada, no pasa nada, no pasa nada,
no pasa nada, no pasa nada, no pasa nada,
no pasa nada, no pasa nada, no pasa nada,
no pasa nada, no pasa nada, no pasa nada,
no pasa nada, no pasa nada, no pasa nada…

A mi hija Jone

Índice

SEGUNDA PARTE
LA MATERNIDAD ACCIDENTADA

TERCERA PARTE
LA MATERNIDAD EN EL CASINO

CUARTA PARTE
RE-CONOCER A TU HIJO

… no pasa nada, no pasa nada, no pasa nada,
no pasa nada, no pasa nada, no pasa nada,
no pasa nada, no pasa nada, no pasa nada,
no pasa nada, no pasa nada, no pasa nada,
no pasa nada, no pasa nada, no pasa nada,
no pasa nada, no pasa nada, no pasa nada,
no pasa nada, no pasa nada, no pasa nada…

Jone

GRITOS EN EL DESIERTO

Carretera a Monument Valley, Nación Navajo, abril de 2013

Es mediodía y estamos en la cuneta de una de esas carreteras infinitas americanas. La primavera ha llegado al desierto, pero un aire fresco para la época entra por las ventanas de nuestro coche. Un bálsamo que agradecemos. En la parte trasera, nuestra hija de casi dos años grita en su sillita como si la mataran y sin que sepamos la razón. Su crisis estalló hace una hora y ninguno de nuestros intentos por consolarla ha funcionado. Sin saber qué más podemos hacer, estamos destrozados. Atrapados en este coche y lejos de todo, solo estamos seguros de una cosa. Nuestra hija está componiendo la peor banda sonora imaginable y ni este desierto, que hoy luce espectacular, nos parece ya hermoso. Nada ahora mismo podría parecerlo.

Aplastados en nuestros asientos, solo la brisa que se cuela por las ventanillas nos concede algo de alivio, pero no el suficiente. Mientras contemplo el paisaje, un estado anímico sombrío me invade y acabo convencida de que un paseo por el desierto me convertiría en un cadáver momificado.

Clavo entonces los ojos en la carretera, pero mi juicio no mejora. El horizonte me parece inalcanzable y la carretera una línea infinita a ninguna parte. O algo peor. Imagino que la carretera no es infinita, sino que esta acaba en un profundo barranco por el que podríamos precipitarnos con el coche a toda velocidad. Un salto al vacío que también haría de mi cuerpo un cadáver. Un cadáver estrellado, en este caso hipotético, pero cadáver al fin y al cabo.

Con mi imaginación enviando mi cuerpo a la morgue, decido buscar consuelo mirando el cielo, pero, con los gritos de mi hija y lejos de sentir paz, acabo pensando en Dios. Pero no en un dios cercano y misericordioso, sino en un dios musculoso y tiránico. Un dios apoltronado en una de esas nubes esponjosas y preparado para mandarme al infierno. Infierno que, seguro, solo puede estar al final de esta carretera.

Mirar el cielo ya no es ni reconfortante. Devuelvo la mirada a la carretera infinita y deseo con todas mis fuerzas que Forrest Gump aparezca con su estela de corredores para unirme al grupo y huir. Pero Forrest no aparece, y en su lugar un camión gigantesco pasa a toda velocidad, llenando nuestro coche de polvo.

El camión se precipita hacia el horizonte y fantaseo con lo maravilloso que habría sido escapar sobre su remolque, cual villana de la Marvel. Verme sobre su carga, de pie y enfundada en licra, para alejarme de aquí por unos segundos. Pienso en ello y creo que, con gusto, me habría lanzado a ese trasto incluso cargado de explosivos y, de repente, otro pensamiento absurdo me atraviesa. Persigo el camión con ojos afilados y me doy cuenta de que, por fin, sabré si la carretera es infinita o acaba en un barranco. Si podré ver, desde tan lejos, si el camión explota o solo desaparece dando paso a una columna de humo negro. Una ocurrencia macabra que me hace sonreír y que quiero compartir con mi marido. Pero, cuando le miro, me lo encuentro apisonado en su asiento por los gritos. Como dormido sin estarlo, y desesperado, en realidad, por buscar refugio en algún lugar blindado de su mente. Tan hecho polvo que, aunque le acaricio suavemente el pelo, ni reacciona.

De vuelta a la carretera, mi camión es solo un punto en el horizonte y me preparo para oír la explosión. Para ver la densa columna de humo negro. Pero ahora sucede el milagro. Los gritos cesan y nuestra hija empieza a calmarse. Olvido el camión y me giro para acariciarle la cara. Le retiro también el pelo pegado a sus mejillas y ella, por fin, acepta que la toque. Acepta que la consuele y salgo del coche para tomarla en brazos. La acerco a mi pecho, y ella se acurruca hasta quedarse dormida en mi regazo como lo haría un koala. Suspiro aliviada, y unas súbitas ganas de llorar me ahogan.

Cuando dejo de nuevo a mi hija en su sillita, la pobre ni se inmuta. Solo el agotamiento obró el milagro en ella, y regreso a mi asiento para recobrar algo de fuerza. Mi marido sigue con los ojos cerrados y los dos nos quedamos en silencio. Por fin, en verdadero silencio. Fijo la vista al final de la carretera y veo que mi camión desaparece para siempre sin que ninguna columna de humo negro asome. La carretera es solo infinita y la vida continúa tras el lejano horizonte. Sin más. Tomo entonces la mano de mi marido y, rompiendo el bendito silencio, le digo:

—Marc, creo que Jone es autista…

Y justo otro camión inunda nuestro coche de polvo.

LA MATERNIDAD PATAS ARRIBA

Mi *maternidad patas arriba* llegó de la mano del autismo y fue en aquel desierto americano donde, por primera vez, verbalicé el mayor temor sobre nuestra hija. Que eso sucediera en aquel lugar, en medio de la nada, ha tomado, con el tiempo, un mayor significado, porque en aquella carretera nuestra vida cambió por completo. No porque nuestra hija se convirtiera allí, por arte de magia, en una niña autista, sino porque el autismo con el que ella nació se convirtió en parte de nosotros para siempre.

Cualquiera que tenga hijos sabe que la crianza nos pone *patas arriba* en muchos momentos. Ninguna maternidad se salva de ese trance, pero hay casos en los que estar *patas arriba*, como madre (o padre), es lo habitual y lo ordinario. Lo que conforma el día a día de quienes, como nosotros, tienen hijos e hijas que jamás imaginaron cuando desearon tener bebés. Esa maternidad que nadie espera mientras el embarazo progresa y de la que todavía no se habla lo suficiente. Por razones que ignoro y pese a que la maternidad ocupa más libros que nunca.

Las librerías están repletas de manuales y de guías sobre crianza, pero veo con desamparo que la maternidad de un hijo o una hija con una discapacidad sigue siendo silenciada. Muy poco representada en este mar de conocimiento dedicado al acompañamiento de nuestra prole y que, por lo visto, pretende ilustrar la tarea de ser madre en toda su complejidad. Un vacío injusto, ya que muchas familias vivimos una crianza de gran exigencia de la mano de la discapacidad y son muy pocos los libros que hablan de ello.

Encontrar recursos sobre crianza cuando un hijo puede tener una discapacidad no es fácil. Pese a ser más frecuente de lo que creemos, la discapacidad sigue siendo un tabú y la mayoría de los libros que encontramos sobre maternidad apenas ofrecen respuestas sobre este asunto. Y también las necesitamos, porque los estereotipos que rodean a la maternidad son más pesados, si cabe, cuando la que nos toca vivir no encaja en esa *normalidad* que nuestras sociedades nos imponen. En ese rígido y exigente corsé que, a menudo, nos dificulta más la vida que la propia condición de nuestros hijos.

Cuando un ser querido recibe un diagnóstico necesitamos información para comprender su condición y ofrecerle el mejor apoyo posible. También puede ser un alivio saber que otras personas o familias están pasando por lo mismo. A veces, necesitamos datos y, en otras ocasiones, simplemente es reconfortante descubrir que no estamos solos. Un proceso de exploración que cada individuo y cada familia debe recorrer a su ritmo. Un viaje que puede ser duro y en el que tanto los manuales como los testimonios aportan visiones distintas pero complementarias.

Beber de ambas fuentes es necesario para avanzar cuando un diagnóstico llega a nuestras vidas, aunque, a menudo, encontrarlas también puede ser un reto. Una búsqueda incierta de conocimiento que suele estar marcada, además, por lo frecuente que sea nuestra condición o la de nuestro ser querido entre la ciudadanía. Pues cuanto más inusual es un diagnóstico, más difícil resulta encontrar relatos o información sobre el mismo y son muchas las personas que, siendo portadoras de una condición más excepcional, apenas pueden encontrar un solo libro que hable de su situación. Un hecho que anula e invisibiliza su realidad, aunque todas ellas, por supuesto, también merecen visibilidad y atención.

Con este libro te ofrezco un híbrido atípico entre el testimonio novelado y el ensayo. Un formato inusual para hablarte, desde la vivencia y la búsqueda de respuestas, no solo sobre autismo, sino también sobre lo que implica vivir con esta condición a través de nuestros hijos. El desconcierto de avanzar por una maternidad que nadie antes te explicó o las muchas dificultades para conseguir un diagnóstico, obtener el soporte adecuado e incluso una plaza de guardería. Temas que serán expuestos desde la necesaria denuncia social y que formarán parte, entre otros, de este relato que transita entre lo personal y lo divulgativo. Y en este libro también habrá espacio para mostrar algunas de las particularidades que definen esta compleja y poliédrica condición llamada autismo. Te invito a que recorras conmigo y junto a expertos, como Temple Grandin, algunos de sus entresijos. Un ensayo entrelazado con la experiencia personal que, cual ventana indiscreta, se abrirá y cerrará para ti a medida que avances por sus páginas.

Aún quedan muchos clichés asociados a la maternidad en general, pero ninguno de ellos es comparable a los que sobrevuelan la maternidad de un hijo *atípico*. Quedan muchos tabúes por desmontar respecto a la maternidad de un hijo con discapacidad y solo haciendo visible lo que ello representa, quizá, consigamos desmontarlos. No soy, ni mucho menos, la única persona que tiene una hija *atípica*, pero sí soy alguien que, por sus circunstancias, puede aportar un testimonio de lo que eso representa. Otra voz para mostrar, sin complejos, esta maternidad olvidada, con la esperanza de que algún día las personas como mi hija puedan ejercer plenamente sus derechos y, si lo desean, narrar su propia historia. O tener acceso a una vida mejor sin que, por cierto, importe lo más mínimo si quieren o pueden dejar un relato.

Nuestra historia es la historia de gente anónima. Solo somos una pareja de españoles que se instaló en Suiza hace años gracias a una oportunidad profesional en el CERN, donde se encuentra el mayor acelerador de partículas del mundo. Nuestra hija era un bebé cuando llegamos a Ginebra y nunca imaginamos que pasaríamos tanto tiempo en el extranjero ni mucho menos que el autismo formaría parte de nuestras vidas. Muy pronto Jone cumplirá quince años y, por si te interesa, seguimos viviendo en Suiza, tenemos dos hijos más y un perro. Sin embargo, nada de esto es lo central de este libro. Cuando nuestra hija nació, todo en ella parecía «normal» hasta que un día dejó de parecerlo y eso tuvo sus consecuencias. El relato principal que encontrarás aquí y que será el hilo conductor para presentar todos esos temas en los que el autismo no siempre será el protagonista.

Quizá este libro ha llamado tu atención porque tú también eres autista, porque conoces a alguien que lo es o porque tu propio hijo se encuentra en el proceso de recibir su diagnóstico. Si esas podrían ser tus razones, te doy la más cálida bienvenida. Y si este libro ha llamado tu atención sin tener conexión alguna con el autismo o sin siquiera tener hijos, te invito con mayor fervor a que también recorras sus páginas. El autismo forma parte inseparable de lo que somos como especie, y aprender sobre ello nos ayuda a conocernos mejor.

Algunas características propias del autismo pueden presentarse en distinta intensidad en la población general, pero eso no significa que todo el mundo sea «un poco autista». Una expresión errónea y que proviene, a menudo, del desconocimiento y, en ocasiones, de la falta de empatía hacia quienes son autistas y sus familias. Muchas personas poseen, sin saberlo, algunos de esos rasgos, pero recuerda, por favor, que eso no las convierte en autistas. Y nada de eso es negativo, ya que los rasgos que nos hacen únicos suelen escapar a menudo de esa quimera que llamamos *normalidad*. Quizá tú también posees alguno y este libro podría ayudarte a descubrirlo. Sin embargo, recuerda que tener algún rasgo propio del espectro autista no nos convierte en autistas, ni siquiera un poquito. Pero ser conscientes de que los tenemos puede ayudarnos a comprender mejor lo que representa esta condición. Y porque, además, estoy convencida de que en la mirada renovada hacia aquello que nos parece ajeno reside el mayor motor de cambio de una sociedad.

En realidad, cuando pienso en el posible lector de esta historia, una parte de mí desea plantificarse en mitad de una plaza, megáfono en ristre, y gritar a todo el que pase por allí que esta historia es de su interés. Y lo es por un sinfín de razones, pero, como es habitual, no somos conscientes de lo mucho que determinados fenómenos nos interpelan hasta que la vida nos los estampa en las narices. Y es triste que sea así, no solo para el autismo, sino para muchos otros temas de vital trascendencia. Todavía me cruzo con demasiadas personas que creen, por ejemplo, que la maternidad solo puede ser un asunto de interés cuando tienes hijos. Grave error. La maternidad es uno de esos temas que, junto a la enfermedad, la vejez, la pobreza o tantos otros, deberían resultarnos de especial relevancia. No solo porque nuestra sensibilidad hacia ellos nos define como individuos y como sociedad, sino porque, más tarde o más temprano, también viviremos algunos de esos fenómenos en primera persona.

Debo decirte que este no es un libro de autoayuda. Aquí no encontrarás consejos sobre cómo enderezar tu *maternidad patas arriba*, si es que también tienes una de esas. No tengo consejos y tampoco soy una experta en autismo ni una reconocida neuróloga. Como sucede en la mayoría de las familias, ni nuestra formación ni nuestra experiencia previa nos habían preparado para comprender el autismo y la llegada del diagnóstico nos cambió la vida. Soy maestra e historiadora del arte, y la persona autista que mejor conozco es mi hija. Pero, tras todos estos años aprendiendo sobre esta condición y de la mano de mi hija, sí conozco bien el impacto que la «diferencia» provoca en nuestras vidas y los efectos de su onda expansiva. En mi caso, y como suele ser frecuente, las renuncias profesionales han sido importantes para compensar la desatención sistémica sobre esta realidad y, todo ello, pese a contar con formación, ciertos recursos y vivir en un país que, como Suiza, parece colmar nuestro imaginario colectivo de avance y urbanidad. O eso es lo que creemos sobre este país de manera errónea. El peso de ciertos prejuicios, así como la persistente devaluación de los cuidados son los responsables de que las personas como mi hija tampoco tengan en Suiza sus derechos plenamente garantizados. Pues tal cosa aún no existe en ningún lugar del mundo. Ni en Suiza —repito— ni a los pies de las sedes de Naciones Unidas o de la mismísima Organización Mundial de la Salud. Una dolorosa ironía que demuestra lo mucho que queda por hacer para mejorar nuestra percepción global sobre la discapacidad, la dependencia y los cuidados. Asuntos cruciales en nuestras sociedades, pero que siguen a la sombra como lo hacen tantas maternidades silenciosas y alejadas de edulcorados estereotipos.

En este libro nunca hablo de mi hija como de un «ser especial» o «de luz». Para nada. Tampoco la describo como «un regalo del cielo» o «un reto del destino». Ni mucho menos. Mi hija no me ha convertido en ninguna heroína ni soy una «madre coraje». En absoluto. Jone es solo mi hija y yo soy solo su madre. La quiero tal y como es, y la quiero con todas esas manías que, a veces, me ponen al borde de un ataque de nervios. La quiero pese a que me repita la misma frase cientos de veces al día. Pese a mis dolores de cabeza o mis muchas noches sin dormir pensando en ella. Y la sigo queriendo, aunque, en ocasiones, lo confieso, también podría enviarla a Madagascar en un buque mercante. Pero la quiero sin más, y no necesito verla de otro modo. A pesar del sufrimiento (que tampoco voy a ocultarte), necesito reírme de muchas de las cosas que me pasan con ella. Y si quieres reírte conmigo (o incluso de mí), me parece genial y hasta saludable. La risa puede ser el mejor modo de tratar los asuntos menos graciosos y quizá solo por eso quieras acompañarme en este paseo. Estoy segura de que mi hija no tiene nada que ver con tus hijos, si es que los tienes, pero no te asustes, por favor, si también te reconoces un poco en algunas cosas que leerás aquí o en mi propia *maternidad patas arriba*. Nuestros hijos e hijas, sean como sean, nos ponen a todos *patas arriba* en más de una ocasión. Así que no te avergüences si ese es también tu caso. ¡No pasa nada!

PRIMERA PARTE
LA MATERNIDAD EN CRUDO

El *Cosmo* fraude y la maternidad en el barro

Corrían los noventa y, tras las Olimpiadas de Barcelona, dos cosas cambiaron en mi familia. Por un lado, mi madre consiguió su primer empleo y se convirtió en una mujer asalariada tras muchos años de duro trabajo (sin salario alguno) criando a sus cinco hijos de forma exclusiva. Y por otro, nuestra casa empezó a llenarse de revistas *Cosmopolitan*.

Ambos hechos me parecieron entonces tontamente conectados, pese a que las revistas *Cosmopolitan* no solo aparecieron en mi casa, sino también en muchas casas de otras amigas, en buena parte de las salas de espera de nuestro país y, por supuesto, en casi todo centro estético o peluquería que fuera digno de serlo. Aquellas revistas apretaron muy duro por aquel entonces y, siendo adolescente, no podía evitar reírme de mi madre cuando, concentrada en su *Cosmopolitan*, la encontraba leyendo apasionantes artículos sobre, por ejemplo, lo mucho e insospechado que la forma de un pintalabios usado puede decirnos de nuestra personalidad.

—*Ama*, en serio… ¿tú te crees estas paridas? —le decía yo, en el tono que solo una adolescente puede usar para cachondearse de su madre.

—¡Ay, nena! Son solo tonterías para entretenerme… —me respondía ella, con su cigarrillo entre los dedos, mientras completaba otro cuestionario delirante sobre «la mejor manera de ser una chica mala». Todo fascinante y de nulo valor científico. Pero aquel tonto entretenimiento, como lo describió mi madre, tuvo sus consecuencias en la salud mental de buena parte de la población. Población femenina, claro.

Esas revistas con portadas llenas de mujeres espectaculares abanderaron entonces una particular idea de mujer liberada. Liberada, sí. Mujeres de melenas divinas, sonrisas perfectas y cuerpos gloriosos. Trabajadoras todas ellas (las de salario contante y sonante) y adecuadamente vestidas para cada ocasión. Con buenos consejos para no errar con tu *outfit* el día que tienes cena de empresa o para escoger el mejor mobiliario de diseño para tu oficina o tu casa de campo. Todo, por lo visto, indispensable. Lo que todas necesitábamos saber.

Como adolescente, y pasando de maquillarme o de *outfits*, todo aquello me sentó igual que recibir un puñetazo de Mike Tyson. Brutal e injusto. Nada de ese mensaje me hablaba de liberación y todo en él me chirriaba, porque, lejos de hablarme de feminismo, aquellas revistas me parecían grotescamente machistas. Sin embargo, ese modelo de supermujer ya estaba empaquetado y listo para ser canibalizado. Y fue todo un éxito.

La mujer que siempre aparecía en el *Cosmopolitan* era sexi, tenía un trabajo sofisticado y, por supuesto, podía delegar en otras mujeres algunas tareas que poco tienen de liberador. Todas las que dificultan a la mujer luchar en la feroz arena del mercado de trabajo y que los hombres, muy listos, jamás habían hecho entonces: criar y limpiar.

Sobre la limpieza, la ecuación podía resolverse fácilmente, ya que una mujer liberada puede pagar a otra mujer (no liberada y menos sexi) para que lo haga. Pero con la crianza, el rizo se rizó bastante más. Para ser una mujer liberada de ese modo, a todos los requisitos anteriores se añadió, además, el de tener que ser madre de un modo muy especial. Ser la madre de todas las madres. La que solo pasa tiempo de calidad con sus hijos. Infalible y perfecta. Sin sobrepeso ni estrías. Lista para follar tras acabar el puerperio y hacerlo con las posturas más recomendables del *Kamasutra* según sea, claro está, su signo del zodiaco. Y, naturalmente, hacer todo eso sin dejar de dar la talla en su sofisticado lugar de trabajo.

Si se me permite regresar a nuestro presente, el asunto de la crianza aún se ha vuelto más curioso. Ahora, como mujer liberada, incluso puedes hacer que otra mujer (mucho menos liberada) tenga tu embarazo por ti. Un tema del que este libro no trata, pero que se alimenta también de todo ese modelo supuestamente feminista nada exento de controversia y que explotó en mi país durante los noventa. Un ideal inalcanzable de supermujer aún vigente y que no solo fue propiciado entonces, por cierto, por las revistas *Cosmopolitan*.

Con ese mar de fondo, muchas de nosotras crecimos, y el tsunami de inconsistencias que se generó se nos llevó a todas un poco por delante. En mi caso, pasando aún hoy de *outfits* o de maquillarme, decidí formarme tanto como pude con la idea clara de que mi carrera profesional debía ser mi prioridad. Algo acertado, dada la creciente complejidad del mercado laboral, y donde la maternidad no tenía cabida. Tener hijos me parecía entonces un tema tabú del que hablaba más bien poco. Un tema deseado pero incómodo porque ponía en cuestión todas las libertades que, con mucho esfuerzo, habías conseguido como mujer. A todas luces, la maternidad tampoco era (ni es aún hoy) la prioridad de nuestras instituciones, y cuando más tarde me convertí en madre me di cuenta de que nada ni nadie me había preparado para ello.

Como muchas de mi generación, retrasé la maternidad todo lo que pude para ser independiente antes de quedarme embarazada y, como muchas de mis amigas, mi hija fue el primer bebé que sostuve en brazos en toda mi vida. Tenía treinta y tres años cuando eso pasó y me convertí en una madre moderna más, sin saber ni cómo cambiar un pañal. Y me convertí también en una madre moderna más, sin tener ni idea de que iba a serlo, además, de una niña con muchas dificultades. Mujer ignorante de cómo ser madre y de cómo serlo de un bebé como mi hija. Pues sabía poco de maternidad, pero aún menos de autismo o de discapacidad. Un cóctel de barro que no esperaba probar y que hizo que mis esquemas, los que tenía pero no quería reconocer, saltaran totalmente por los aires.

ALGO SÍ ESTÁ PASANDO

Aproximadamente, 1 de cada 100 niños es diagnosticado con un trastorno del espectro autista en el mundo.

JINAN ZEIDAN *et al.* «Global Prevalence of Autism: A Systematic Review Update», 2022.

Ginebra, octubre de 2011

Jone ya tiene cuatro meses y hoy nuestro paseo matutino acabó mal. Casi siempre termina así y no entiendo por qué. Veo a las otras madres empujar con soltura sus carritos y en ellos sus bebés suelen estar tranquilos mirando lo que pasa a su alrededor o duermen plácidamente. A veces también lloran, claro. Pero cuando lo hacen, no se ponen a gritar como si Jack el Destripador les estuviera atacando. Me pregunto si, tras muchas noches sin dormir, la fatiga está haciendo mella en mi humor o si lo único que pasa es que tengo la falsa sensación de que, como dirían los ingleses, la hierba siempre es más verde en el jardín del vecino. Pero sea como sea, mi hija tiene estallidos imprevisibles que, cuando llegan, son casi imposibles de calmar.

Hoy hemos salido de casa rumbo al parque y, contra todo pronóstico, hemos llegado sin necesidad de hacer la habitual parada de emergencia a medio camino. Parece que, por más veces que mi hija se enganche a mi teta, nunca el acto de mamar es suficiente para ella y siempre tenemos que parar. Pero hoy, sin haberme encomendado a ningún santo, ha conseguido aguantar en su carrito hasta el final y mi llegada al parque ha sido épica. Jone estaba calmada, y yo empujaba el cochecito con la soltura propia de una diosa.

Tras abandonar el parque, el retorno siguió sin problemas y me sentí levitando mientras avanzaba por el centro de Ginebra. Hasta me pregunté seriamente si debía contactar con el Vaticano para comunicarles que se había producido un milagro y, de repente, todo cambió. Mi levitar me abandonó y me estrellé contra el suelo. Mi hija, sin previo aviso, empezó a gritar y a revolverse como si la mataran. Gritaba, gritaba y gritaba sin que nada pudiera hacer. La tomé en brazos, pero ella siguió gritando y me di cuenta de que el centro de Ginebra había enmudecido.

Ginebra no es la ciudad más ruidosa del mundo, pero los gritos de Jone sobresalían muy por encima del tráfico rodado, del tranvía y de un edificio en obras. Los viandantes cercanos (y no tan cercanos) me miraban con caras de asombro, perplejidad y, en algunos casos, con rostros de severidad. Para ellos era evidente que Jack el Destripador estaba atacando a mi bebé y que yo, tonta de mí, no hacía nada para evitarlo.

Con Jone en brazos y a grito pelado, avancé empujando el carrito a duras penas con la única mano que me quedaba libre. Mi estilo ya no era el de una diosa, sino el del mismísimo jorobado de Notre Dame, y lo único que quería era poder sentarme para dar la teta a mi hija y calmarla. Pero nuestras ciudades modernas pueden ser muy hostiles, y no encontré un solo banco. Un claro ejemplo de cómo la llamada «arquitectura defensiva» nos boicotea la vida.

Seguí con mi avance en modo jorobado de Notre Dame y en una esquina pude ver una pequeña cafetería. «Mi salvación», pensé. Me acerqué al lugar y, como pude, abrí la puerta, metí el carro en el local (no sin quedar unas cuantas veces atascada antes de conseguirlo) y entré con mi hija en brazos, por supuesto, a grito pelado. La pesada puerta se cerró a mis espaldas y me sentí como una forastera irrumpiendo en un bar del Lejano Oeste. Todos los clientes, que no eran pocos, se giraron y me miraron en un gesto coordinado. En la estampa solo faltó un tipo dejando de tocar una pianola en la zona más sombría del local o que John Wayne hubiera salido del lavabo para unirse al grupo.

La cafetería era diminuta, abarrotada de incómodas mesas de los años setenta y la media de edad de los clientes rondaba los ochenta años. Por un momento, incluso me pregunté si, por error, me había metido en un geriátrico y no en una cafetería. Pero no, no me había equivocado. Era una cafetería. La cafetería probablemente más fea de Ginebra, la más estrecha y, sobre todo, la más silenciosa de la ciudad. Ni pianola del Lejano Oeste ni hilo musical de fondo.

Sin saber ni cómo, pues ningún octogenario vino corriendo a ayudarme, conseguí sentarme y sacar mi teta salvadora. Se produjo un nuevo milagro y mi hija, por fin, detuvo sus gritos. Los clientes siguieron con sus quehaceres y el denso silencio se instaló otra vez en el local. Me pregunté, no con poca incredulidad, si Jone solo tenía hambre de nuevo, pero no me sentí muy segura sobre eso.

Al poco rato, una camarera bien entrada en la cincuentena me tomó nota y pedí una Coca-Cola. La mujer me miró con bastante desprecio mientras Jone mamaba, y me di cuenta de que, pese a estar en otoño, yo estaba sudando. También me di cuenta de que, con aquel silencio, los ruidos que hacía Jone al succionar se oían perfectamente. ¿Estaría la camarera violentada por eso? Suspiré un tanto abatida y crucé la mirada con una mujer de pelo blanco sentada en otra mesa. La mujer me miró, miró a Jone y me devolvió una tierna sonrisa que agradecí infinitamente. Pese a todo, pensé con alivio, nuestra especie no está completamente jodida.

Seguí dando el pecho en silencio y me quedé atrapada en esa situación durante más de una hora. Intenté pedirle algo de comer a la camarera, pero en la cafetería «probablemente más fea de Ginebra» no tenían nada que ofrecerme. Solo cuando Jone cayó dormida, pude meterla en su carro como un artificiero manipularía un explosivo y regresar a casa no sin cuestionarme, una y otra vez, por qué algo que parece tan fácil para los demás es una odisea para mí. ¿Seré una inútil como madre?

Ginebra, febrero de 2012

Estamos esperando el bus número 10 y hace frío. Las últimas nieves se han convertido en hielo compactado y este languidece en las zonas menos transitadas de las aceras. Jone ha tenido uno de sus llantos apocalípticos y llevo un buen rato dándole de mamar en la marquesina. Nuestro número pasó hace unos minutos, pero no me vi con fuerzas para enfundar el pecho y subir. Ya hace tiempo que he renunciado al carrito y ahora siempre uso el portabebés porque me parece el mejor sistema para salir de casa y que Jone se sienta más tranquila. Pero hoy tampoco es mi día de suerte.

En la parada, la gente se refugia del frío mientras aguarda la llegada del autobús que les lleve a su destino. Aparece el número 19 y cuando el vehículo se detiene, la gente se arremo-

lina de tal forma ante sus puertas que los que lo abandonan salen de él como lo haría la sangre por una arteria llena de colesterol. Un intercambio abrupto y caótico de pasajeros hasta que el autobús cierra sus puertas y sigue su ruta. Sigue haciendo frío y, a mis espaldas, una mujer muy mayor habla sola.

Al otro lado de la calle, el bus número 10 se detiene y observo el mismo caos. Gente que entra y sale como lo haría la sangre de un órgano enfermo. Las personas fluyen como autómatas. Entre la multitud, a lo lejos, veo un chico de veintitantos que se apresura para alcanzar el autobús. Sortea el hielo con corretear nervioso y de zancadas desordenadas. Un estilo a medio camino entre la necesidad imperiosa de subir al vehículo y el miedo a resbalar en la calle y partirse una pierna. Observo la escena y deseo que lo consiga. Lo deseo con todas mis fuerzas. El chico llega a la parada y acciona varias veces el botón de la puerta. Me digo, con entusiasmo, que lo ha logrado cuando veo que el autobús tiembla y reanuda su marcha dejando al chaval en la calle. Pienso por un momento qué poco le habría costado al conductor abrir la puerta y arrancar un par de segundos más tarde. Sopeso si algo así, varias veces al dia, seria tan trágico para la puntualidad ginebrina del transporte urbano, y me digo que no. Que no lo sería.

Unos minutos más tarde, una mujer cruza la calle con la compra del supermercado y una niña de unos cinco años de la mano. De repente, la bolsa de plástico se rompe y todo queda por el suelo sin que nadie se inmute. Ni siquiera las personas que atravesaron la calle junto a ella. A la desesperada y sin ayuda, la mujer intenta recuperar sus cosas, pero, agobiada por el semáforo que empieza a tintinear, abandona incluso parte de la compra en el suelo y, resignada, prosigue la marcha con su hija. Y justo en ese momento, aparece nuestro autobús, pero Jone sigue mamando con tanta insistencia que decido seguir esperando. Y el autobús desaparece de nuevo.

En la calzada y ajenos al trajín de la ciudad, una lechuga y cuatro yogures conforman un bodegón urbano inusual. Nadie parece reparar en ellos y seguramente solo el servicio nocturno de recogida de basuras lo haga. Me pregunto si alguien tomaría los yogures y la lechuga cual hallazgo maravilloso o si la mujer que los perdió, minutos antes, aparecerá por sorpresa para recuperarlos. La ciudad no se detiene, mi hija sigue mamando y me invade una pena que no sé describir. Me pregunto si es realmente «normal» verse atrapada en pleno invierno en la calle dando el pecho o si lo que pasa es que soy una pésima madre.

Aterrizar en la maternidad de hoy

> La vida es como una caja de bombones. Nunca sabes lo que te va a tocar.
>
> ROBERT ZEMECKIS, *Forrest Gump*, 1994.

Sé que esta es una de las frases más explotadas de la historia del cine, pero mi falta de originalidad, voluntaria y consciente, está justificada. Si hay algo realmente expuesto a los designios del destino (o a la fortuna) es la maternidad. La vida entera está sometida a ese misterio, y no veo mejor forma de empezar este capítulo que con la famosa frase que Forrest Gump lanzó a aquella desconocida en aquel mítico banco.

Por lo que respecta al cine, se da la ironía (o quizá no) de que muchas de mis películas favoritas tienen como protagonistas a personas que, a menudo, tienen alguna discapacidad. También a las que no encajan en su tiempo o que, por su naturaleza, son rechazadas y maltratadas por el resto. Todas distintas, incomprendidas y desheredadas. Algo curioso, ya que, cuando me convertí en madre, tampoco sabía qué «bombón» de la caja me iba a tocar ni que, sin saberlo, yo también sería la madre de una de esas personas atípicas que tanto me gustaba espiar desde la seguridad de mi butaca y como espectadora.

Mis conocimientos sobre bebés antes de ser madre eran casi nulos y mi contacto con la discapacidad, incluso siendo maestra, también había sido más bien escaso. Todo un desconocimiento que el cine y la literatura habían parcialmente rellenado, con referentes de dudosa veracidad.

Forrest Gump es una de mis películas favoritas y necesito verla regularmente, pero estoy cada día más de acuerdo con Javier Fesser (el director de *Campeones*) cuando se cuestiona «cómo habría sido *Forrest Gump* si Robert Zemeckis hubiera hecho un *casting* para encontrar un actor con una circunstancia similar a la de su personaje». Fesser dice que ahora incluso «le chirría ver a Tom Hanks interpretando a Forrest Gump», y, sinceramente, después de todo lo que mi hija me ha enseñado, también siento un poco lo mismo. Sigo adorando a Forrest, pero también siento cierto cansancio ante el maquillaje que aún se emplea para mostrarnos algunas realidades. Como si estas solo fueran consumibles desde una bonita y prudente barrera. O como si la ensoñación o la anestesia fueran los requisitos para dignificar ciertas historias cuando, quizá, el hecho de mostrarlas sin esas imposturas es lo que las haría aún mejores.

Nuestra manera de ver el mundo está condicionada por muchas de nuestras presunciones, y el autismo pone a prueba muchas de ellas. Cuando mi hija nació, todo en ella parecía «normal», pero el autismo, como muchas otras condiciones, no se ve a simple vista. El autismo, como otros trastornos del neurodesarrollo (y como explicaré más tarde), necesita algo de tiempo para hacerse visible. Se nace con él, pero no se nota y cuando se torna visible, como también lo son algunas discapacidades, se vuelve incómodo para muchas personas. Quizá, precisamente, por cuestionar muchas de sus presunciones. Esas que, por otro lado, todos tenemos, aunque no queramos reconocerlo.

En general, mucho de lo que nos resulta incómodo de la vida tampoco está disponible a simple vista, y cuestiones tan inseparables de nuestra existencia como el nacimiento, la enfermedad o la muerte también se mantienen ocultas. Escondidas bajo un parapeto de higiénica distancia traducida en lugares como hospitales, centros de internamiento o funerarias.

Maquillada aún en exceso, la maternidad está conectada, como pocos fenómenos en nuestras vidas, con todo eso que puede parecernos incómodo o aterrador, y por eso se presta a infinidad de contradicciones cuando, por fin, se vive en primera persona. Lo más normal del mundo tras convertirte en padre o en madre es que te sientas, como poco, como alguien descolocado. Emocionado, pero quizá también abrumado e incluso, a veces, estafado.

Nuestras madres fueron, en muchos casos, mujeres que se quedaron en casa cuidándonos. En parte atrapadas entre un modelo previo de familia tradicional y el deseo de un modelo, aún por inventar, más igualitario. Muchas no disponían de formación superior, y cuando se incorporaron al mercado laboral lo hicieron, a menudo, de forma precaria. Bajo el mantra «No hagas como yo, hija, estudia, y ni se te ocurra tener hijos sin ser independiente», muchas de mi generación postergamos la maternidad con la esperanza de que, siguiendo ese consejo, todo sería mucho más fácil una vez fuéramos madres. Y sospecho que, por muchos motivos, ninguna de nosotras nos cambiaríamos por nuestras madres, pero, cuando también tuvimos a nuestros bebés, una losa de realidad nos cayó a todas encima. Los avances no habían sido tan grandes como creíamos y nuestro modelo tampoco era mucho mejor que el de nuestras progenitoras. Solo hace un par de décadas, la escritora Rachel Cusk ya describió su propia experiencia materna y afirmó rotundamente que «cuidar de niños es un trabajo de bajo estatus, solitario, frecuentemente aburrido, implacablemente demandante y agotador». Afirmaciones como esta (y muchas más) le valieron entonces feroces críticas, pero su libro *Un trabajo para toda la vida* sigue aún más que vigente.

Al margen de la precariedad y pese a tener una mejor formación, las mejoras que las mujeres de mi generación nos prometimos no fueron como esperábamos y convertirnos en madres cuestionó todos los avances que supuestamente habíamos conseguido. Quisimos huir de lo que hicieron nuestras madres, pero, cuando nos convertimos también un tanto en ellas, acabamos en un inesperado callejón. Un callejón donde, entre muchas cosas, las bajas de maternidad son un chiste y el sistema económico es muy implacable. Un callejón en el que el modelo social vigente no ve la maternidad de un modo humanizante, sino como un proceso productivo más y en el que la tarea de tener hijos se ha convertido, en el mejor de los casos, en una costosa aventura reservada para unos pocos.

Las anécdotas que explico en mis primeros meses con mi hija en Ginebra también hablan de algo que muchas descubrimos al ser madres. De toda esa soledad sobrevenida y de la hostilidad que el mundo parece proyectar cuando más necesitas la protección de una comunidad. O de una tribu, como muchos dicen aún hoy con acierto. No importa que, como en mi caso, la maternidad te pille en otro país o que te hayas quedado en tu ciudad o en tu pueblo de toda la vida. Tener a la familia en otro continente puede ser lo mismo que tenerla a una veintena de kilómetros. Te conviertes en madre sin saber de qué va todo eso de los bebés y estás más sola que la una. Haces videollamadas y «conectas» de este modo actual (y muchas veces ineficaz) con otros seres humanos en la distancia. Tomas cientos de fotos al día de tu bebé con tu móvil cuando tú misma conservas una escasa docena de tu propia infancia y luego las envías a toda esa gente que te importa, pero que está demasiado lejos. Pues, como bien afirma Mónica de la Fuente, tenemos «la maternidad más retransmitida, más contada, más compartida y, al mismo tiempo, más solitaria que nunca».

Todo es tan paradójico como el hecho de que en las sociedades más avanzadas del mundo, y donde la población está cada vez más envejecida, la obsesión por la juventud convive con la hostilidad creciente hacia la infancia. El bótox corre a raudales, pero el ruido de los críos molesta y hay cada vez una mayor demanda de ocio y espacios sin niños. La crianza es un incordio en el paradigma de modernidad que se va perfilando. Algo que incomoda, pese a ser vital para la salud general de toda la sociedad.

El caso elocuente de todo esto es el de Corea del Sur. Con datos de la OMC, hablamos de la undécima economía del mundo a tenor de su PIB (su producto interior bruto y no sus pelucas inflamables para bomberos). Según un estudio reciente llevado a cabo por el YuWa Population Research Institute, Corea del Sur es el país más caro donde criar un hijo hasta los dieciocho años. El coste equivale a 7,9 veces su PIB per cápita (en Francia, según el mismo estudio, esta cifra es de 2,24 veces su PIB per cápita) así que la broma en Corea del Sur, según este estudio, asciende a 251.562 € por hijo. Y eso solo es hasta los dieciocho años de la criatura. Uno se pregunta en qué se gastan semejante dineral los surcoreanos cuando crían, y la respuesta es que, fundamentalmente, lo hacen en la educación y en el perfeccionamiento de su prole. Otro tema, el del perfeccionamiento de la descendencia, que también abordaré más adelante y que marca la maternidad moderna. Pero, en cualquier caso, con este panorama, la tasa de natalidad en Corea del Sur es de 0,72 hijos por mujer cuando se precisan 2,1 hijos por mujer para que la población se mantenga estable. O dicho de otro modo: Corea del Sur ya está oficialmente en extinción. Sin embargo, el caso de este país no es aislado.

En Japón están asustados con el mismo tema. También según la OMC (la Organización Mundial de Comercio, claro, y no una Organización de Magos de Calahorra), los japoneses son la tercera economía del mundo según su PIB, y su tasa de natalidad, con datos de 2022, es de 1,26 hijos por mujer. En España, la tasa de fertilidad es aún más baja y se encuentra en 1,16 hijos por mujer en 2023 (hablamos aquí, según las fuentes consultadas, de la decimocuarta o decimoquinta economía del mundo). En otros países ricos los datos son similares y la preocupación de los Gobiernos parece (solo parece) crecer por el asunto. Y no es para menos, porque, a tenor de nuestro sistema económico actual, este fenómeno es poco sostenible y la fórmula para evitarlo parece otra entelequia. O quizá no tanto.

Mientras muchos países buscan soluciones a la baja natalidad, un pequeño pueblo nipón parece haber encontrado una fórmula efectiva. En Japón todo el mundo está intrigado por el milagro de Nagi, una población ubicada en la prefectura de Okayama (al oeste del país, para más datos). Con 5.578 habitantes y rodeado por bosques y montañas, este pueblo es un referente nacional para enfrentar el envejecimiento de la población en el país. Nagi no es una gran ciudad, pero tampoco una minúscula aldea, y sus datos son contundentes. Mientras que en Japón la tasa de fertilidad es de 1,3 hijos, en Nagi en 2021 llegó a los 2,68 hijos por mujer y en 2019, con su pico histórico, alcanzó los 2,95 hijos. En Nagi nacen el doble de bebés que en el resto del país.

«¿Y cómo esto ha sido posible allí?», se preguntan, al unísono, varios expertos en demografía mundial reunidos en una sala secreta. «¿Acaso no hay condones en las farmacias de Nagi?», dicen unos. «No, eso sería demasiado intrusivo», responden otros. «¿Es posible que los condones de las farmacias de Nagi estén misteriosamente agujereados?», plantea uno desde el fondo de la sala. «Bueno, podría ser una respuesta», le contesta otro mientras completa un sudoku. Los expertos siguen debatiendo, pero nada es concluyente. Alguien incluso cree en la posibilidad de que exista un perverso programa de embarazos forzosos en el pueblo o que Nagi sea, en realidad, un asentamiento menonita en suelo nipón. El debate es largo, aunque, irónicamente, estéril.

Bromas aparte, la demografía es una ciencia compleja. Dilucidar las causas de fenómenos como la baja tasa de natalidad en Japón no es una tarea fácil y no pretendo con esto que así lo parezca. Sin embargo, el caso exitoso de Nagi sigue siendo sorprendente en dicho escenario. El alcalde de este pueblo, el señor Masachika Oku, explicó en una entrevista que su modelo de gestión se basa en «crear un ambiente en el que las parejas decidan tener hijos y esto incluye no solo las ayudas financieras, sino también otras medidas para no aislar a las familias, especialmente a las mujeres, y crear oportunidades de trabajo flexibles». En Japón, donde es frecuente que las mujeres abandonen su carrera profesional al tener hijos, Nagi ha desarrollado un proyecto en el que se permite a cualquier persona del pueblo realizar trabajos flexibles y en espacios donde pueden llevar a sus hijos. Y el soporte no acaba aquí. El pueblo también ofrece ayudas de hasta 200.000 yenes (1.250 euros) para tratamientos de fertilidad, subvenciona la mitad de los costes de guardería y el material escolar (libros incluidos) es gratuito.

Sin dejar de lado el desafío que comporta este asunto de la fertilidad, ¿alguien se sorprende con el hecho de que estas medidas faciliten la maternidad allí? Yo estoy por encargar a Nagi una escultura de bronce bruñido de su alcalde y ponerla en mi jardín. ¿Es acaso tan difícil comprender lo que se precisa para poder tener hijos y que la sociedad tenga cierto sentido? Desde luego, trasladar medidas que funcionan en un pueblo no es un reto cualquiera y es muy simplista pensar que un caso aislado en Japón puede ofrecer una respuesta categórica para todo el mundo. Algo así parece imposible. ¿Pero es también imposible imaginar un modelo social diferente y alternativo al que tenemos hoy?

En cualquier caso, y por favor, antes de que mi casa sea invadida por hordas enfurecidas de gentes que no quieren tener hijos de ningún modo (y que lo hagan blandiendo antorchas encendidas y horcas), quiero que sepan que su opción me parece fantástica. Tengo buenas amigas (y amigos) que no quieren tener hijos. Es su opción legítima y respetable. Solo faltaría. Lo que he expuesto no es un alegato para que todo el mundo quiera tener hijos. No. Ni para que la gente se lance a tener familias de siete o diez churumbeles. Tampoco. Hagan el favor de apagar sus antorchas. No la tomen conmigo. Tener hijos solo debería ser un derecho libre de ejercer o de no ejercer. Una empresa digna en la que embarcarse, o no. Una opción solo voluntaria y al amparo de un modelo social más humano donde todos juntos, tengamos hijos o no, podamos vivir en una sociedad que merezca la pena ser vivida.

Pero ahora hablemos un poco de autismo y de discapacidad, porque, al fin y al cabo, una sociedad donde merezca la pena vivir no es posible sin que todo el mundo, sin excepción, tenga su legítimo lugar. Y porque de eso es de lo que quiere hablar este despropósito de libro. Convertida en otra madre moderna más, me encontré con las mismas dificultades que todas y todos enfrentamos al tener hijos, pero lo que no sabía es que, además, mi «bombón» venía relleno de TEA. Por si no lo sabes aún, de un trastorno del espectro autista y no de turrón envejecido de Alicante.

Tener un bebé inusual

> Con los hombres fuera combatiendo en la Segunda Guerra Mundial, pocos bebés nacían, así que ¿cómo podría alguien como yo, que jamás había tenido un bebé en brazos, saber si ella era extraña o no?.
>
> EUSTACIA CUTLER (madre de Temple Grandin), *A Thorn in My Pocket: Temple Grandin's Mother Tells the Family Story*, 2004.

¿Conoces a Temple Grandin? Probablemente, si no tienes vínculos con el autismo (o con la zoología), no sepas nada de esta mujer, pero, por si te interesa, hay una buena película sobre su curiosa vida. Se trata de *Temple Grandin*, y se estrenó en 2010. Ahora no me extenderé mucho sobre Temple (ya que aparecerá a menudo en este libro), pero te adelantaré algunos detalles sobre ella para que entiendas por qué he seleccionado este breve extracto escrito, ni más ni menos, que por su propia madre: Eustacia Cutler.

Temple Grandin es mundialmente conocida por ser una prestigiosa zoóloga y defensora del bienestar animal. Doctorada en Ciencias Animales por la Universidad de Illinois, es miembro de la Universidad del Colorado y, entre muchos más hitos, es la responsable de que una buena parte de los mataderos estadounidenses aplique sus métodos para mitigar el sufrimiento de los animales cuando son sacrificados. La historia hasta aquí ya es impresionante, pero lo que hace que Temple Grandin sea alguien extraordinario es que nació en 1947 y es una de las personas autistas más famosas del mundo. Con dos años, y debido a su raro comportamiento, los médicos consideraron que Temple tenía «daño cerebral», ya que el autismo era, por aquel entonces, un gran desconocido. Fue precisamente un psiquiatra suizo, Eugen Bleuler, quien en 1911 habló por primera vez de autismo y lo describió como una manifestación de la esquizofrenia infantil. El autismo, para Bleuler, era una psicopatía y, por lo tanto, algo adquirido. De hecho, años más tarde, en 1943, el psiquiatra Leo Kanner publicó un artículo definiendo el autismo como la «psicopatía autista» y, con ello, tomó la misma senda ya iniciada por Bleuler de que el autismo solo podía ser un problema de la psique. Kanner además se convirtió, para muchos, en «el padre oficial del autismo», pero, más allá de lo injusto de este hecho, lo importante es que el autismo fue considerado durante décadas como un trastorno mental. Algo que tuvo terribles consecuencias para las personas autistas y sus familias. ¡Más tarde lo explicaré!

Retomando el hilo, Temple Grandin tardó muchos más años en recibir su diagnóstico definitivo de autismo, pero, contra todo pronóstico, no fue institucionalizada siendo niña gracias a que su madre lo impidió, y eso fue una excepción en su tiempo. Cuando en 1986 Temple Grandin publicó su propia autobiografía, muchas familias quisieron saber cómo su caso fue posible y qué debían hacer para que sus hijos e hijas, también autistas, pudieran seguir sus pasos. Las razones no eran pocas: Temple, con su diagnóstico erróneo de «daño cerebral», no solo llegó a ser una reputada científica, sino también un referente mundial en la lucha por los derechos de las personas neurodivergentes. Su caso es excepcional por brillante e insólito, pero también por haber sido posible en un momento en el que algo así era impensable para los científicos. Y aquí es donde aparece la madre de Temple Grandin: Eustacia Cutler.

Eustacia Cutler también acompañaba a su hija Temple en aquellas charlas, y un día decidió explicar su propia historia viendo que muchos padres, desesperados, deseaban oír su versión de los hechos. Lo hizo mucho más tarde (habiendo cumplido los setenta) y en un libro espectacular que narra los primeros años de la vida de su hija. Si tienes ocasión, no dejes de leerlo, porque se trata de un relato esperanzador y de gran modernidad. Pero dicho esto, dejemos ahora a Temple Grandin en una sala de espera leyendo unas revistas *Cosmopolitan* y centrémonos en la atípica experiencia de su madre.

Cuando Eustacia Cutler se convirtió en madre solo tenía veintidós años y tampoco sabía nada de bebés. La gente no tenía mucha descendencia entonces porque la guerra se había llevado a los hombres a luchar (y a morir) a Europa, de tal modo que aquellas mujeres americanas también fueron madres, como nosotras, sin tener muchos bebés alrededor. En nuestro caso actual, eso pasa por razones fundamentalmente vinculadas al mercado laboral y en el suyo eso pasó por vivir el desastre humano de estar en guerra. Con todas nuestras décadas de distancia, la experiencia de Eustacia Cutler como madre es muy importante porque también tuvo que enfrentar la maternidad sin saber nada de ella y hacerlo ante un bebé que, como mi hija, tampoco se ajustaba a lo esperado. A unos cánones que, además en aquel tiempo, eran más rígidos y severos que los de ahora. Un tiempo en que el destino que le aguardaba al «diferente» era mucho más desalentador.

El internamiento era la solución que se ofrecía para todo aquel que podía presentar una discapacidad, y en la década de los cincuenta muchas instituciones psiquiátricas eran edificios terroríficos donde se encerraba a la gente de por vida (incluso desde niños), bajo pésimas condiciones y con nulas opciones de mejora. La propia Eustacia visitó personalmente algunos de esos lugares y los filmó para mostrar el despropósito a la sociedad. Por aquel entonces, los psicoanalistas gozaban de gran poder y credibilidad, de tal modo que sus teorías culpando a las madres como únicas responsables de los trastornos de sus criaturas eran las dominantes. La «madre nevera» es seguramente la teoría más tristemente difundida y la responsable no solo de que mucha gente como Temple Grandin acabara en lugares de verdadero maltrato, sino de que, entre la población, se popularizara la culpabilización de las madres por casi todo lo que pudiera acontecer a sus hijos.

Pero al margen de eso, en el seno de una familia con muchos recursos y bien conectada, Temple Grandin nació por cesárea tras un parto inducido y lo único que sorprendió a Eustacia Cutler fue que su hija durmió muchísimo al principio y que su propio bebé no parecía tener interés ni siquiera por su madre. Eustacia notó que su pequeña parecía ignorarla, pero, entre los dolores y el desconcierto de ser madre novata, no supo dar mayor importancia a ese hecho que, más tarde, se hizo evidente, pues Temple siguió creciendo y siguió sin mostrar interés ni por su propia madre ni por otras personas.

En el relato de Eustacia Cutler no hay muchos detalles o extensas descripciones de Temple Grandin en sus primeros meses, pero me quedo con un extracto que, junto a mi propia vivencia con mi hija, me parece que define muy bien la situación ante un bebé que pueda ser autista. Eustacia dice en su libro que, tras su experiencia y tras haber tratado con muchas familias afectadas por lo mismo, «los padres de niños autistas sufren una pérdida de su propio sentido de sí mismos. Pues todos sabemos que un bebé necesita a una madre para saber que él es un bebé y, también igualmente cierto, que una madre necesita a un bebé para saber que ella es una madre».

Cuando leí esta frase la entendí muy bien, porque, cuando hablamos de autismo, ese círculo entre la madre y el bebé, que parece tan obvio y que debe retroalimentarse, no funciona de manera típica. Un hecho que, como madre, te deja en un estado de desconcierto que no llegas ni a identificar. Un proceso que te va sumiendo en una nebulosa que no es la depresión. Es algo distinto. Yo personalmente sentí todo aquello como una fuerza invisible que me fue atrapando poco a poco y aunque sé que suena horrible no encuentro una manera más sincera de describirlo. De hecho, aún hoy el recuerdo de esas sensaciones se correspondería a esa descripción. Pero, en cualquier caso, por cierto, no pretendo establecer ningún paralelismo entre la experiencia de Eustacia Cutler y la mía personal porque lo único que nos une es que ambas tenemos una hija con autismo y nuestra hijas son, como siempre, seres humanos muy distintos. Su historia me interesa porque, con todas las diferencias de época, estatus y educación, su testimonio refleja muy bien los dilemas que cualquiera puede sentir cuando la discapacidad asoma en una familia tras la maternidad y que, aún hoy, siguen vigentes.

Eustacia pertenecía a una familia con recursos. Su padre fue un reconocido ingeniero vinculado a Harvard y el inventor del piloto automático de los aviones, y Eustacia acabó casada con un militar doce años mayor que ella y de familia muy adinerada. De las que, como dicen los americanos, tienen *old money*. Pero, fuera como fuera, cuando Eustacia se convirtió en madre en los años cincuenta, tampoco tenía ni idea de lo que era un bebé y también tuvo que lidiar con uno que era distinto a los demás. Sin embargo, algo en su experiencia fue muy diferente en relación a nuestra maternidad moderna. Mientras nosotras actualmente estamos muy solas cuando nos convertimos en madres, Eustacia destaca que, en aquellos tiempos, aún había noción de comunidad. Algo de tribu que permitía criar a los hijos en conexión con tu vecindario y no de la manera aislada que ahora vivimos. En sus palabras, «el "Voy a decírselo a tu madre" iba para cualquiera a punto de entrar en un comportamiento inaceptable donde su hija Temple no fue una excepción». La tribu aún funcionaba y eso fue especialmente positivo para su hija, porque, de un modo espontáneo, su verdadera inclusión tuvo lugar. Algo paradójico en un tiempo en el que las instituciones psiquiátricas eran la solución para «el diferente» y que aparte de proporcionar protección a su hija, le hizo desarrollar un sentimiento de pertenencia de grupo. Un fenómeno que ahora brilla por su ausencia en nuestras sociedades individualistas y desconectadas. Con todo lo bueno y lo malo que eso, a veces, también tiene.

Pero de vuelta a los cincuenta no caigamos en romanticismos. Eustacia Cutler se opuso a que su hija fuera a una institución y lo hizo mientras su propio marido, y padre de la criatura, se convirtió en su más fiero enemigo durante todo el proceso. Y todo ello en un momento en el que para ninguna mujer, incluso de su posición, era fácil alzar la voz y en un periodo en el que los psiquiatras ondeaban la bandera de «la madre nevera» en sus consultas. Y sin olvidar que, para rematar, en los cincuenta también hubo «la caza de brujas», y cualquier atisbo de espíritu no conservador podía costarte ser acusado de comunista. La ecuación no fue fácil para esta mujer casada con un exmilitar y, por ende, patriota confiable. Pero nada fue fácil entre ambos y, años más tarde, acabaron divorciados.

Los autistas no son azules ni brillan en la oscuridad. El autismo no es visible al nacer y Temple Grandin, como mi hija o cualquier otra persona con autismo, tuvo que crecer para ir mostrando algunos de los rasgos comportamentales que definen esta condición. Temple no hablaba, tampoco emitía balbuceos y tenía unas crisis muy violentas. Mi hija sí balbuceó, aunque las palabras solo llegaron con cuentagotas. Jone era una niña feliz que siempre aparecía sonriente en las fotos, pero sus estallidos podían llegar también de repente y sin que supiéramos la razón. Mamaba con insistencia y de una manera que nada tenía que ver con la de mis otros dos hijos, nacidos años más tarde.

Mucha gente entonces me daba consejos para «mitigar los cólicos del lactante», pero yo sentía que no era eso. Todo su modo de hacer las cosas y de relacionarse era distinto. Al principio de un modo sutil y, más tarde, de un modo evidentemente inusual. De hecho, tuve que esperar hasta tener a mi hijo Corso en brazos para ver y comprender con certeza cuán diferente todo había sido con ella. Y más tarde también con mi hijo Galo, siendo otro ser humano único, tuve la misma sensación. Mi hija era, sin duda, mucho más particular que mis dos hijos. ¿Me habría dado cuenta antes de lo que pasaba si hubiera sabido algo de bebés? Es una posibilidad, aunque no estoy segura. Incluso cuando hablamos de una discapacidad importante, a veces, un bebé de corta edad es indistinguible de los demás. ¿Pero es acaso esto lo más importante de esta historia?

Hay algunas lecciones que también se desgranan de lo excepcional del caso de Temple Grandin y que nos conducen a otro debate más profundo. En primer lugar, Eustacia Cutler pudo hacer lo que hizo por Temple porque ella misma era una mujer especialmente formada y avanzada para su época. Retomó más tarde sus estudios en Harvard, y eso le permitió proteger aún mejor a su hija. En segundo lugar (y fundamental), la familia de Temple contaba con enormes recursos. Sin ellos, costear mucho de lo que Eustacia puso en práctica para su hija no habría sido posible, ya que, sin saberlo, esta mujer pionera implementó algunos de los principios básicos que aún hoy se recomiendan para el acompañamiento del autismo. Y todo eso sigue siendo, en nuestro presente, muy costoso. Y por último, Temple es alguien sobresaliente que, ante esos grandes estímulos, pudo convertirse en la persona que es: una de las más brillantes e inteligentes de nuestra historia reciente.

El castillo de naipes que se oculta tras las vidas de Temple Grandin y de su madre, Eustacia Cutler, es tan sólido como frágil. Seguramente, si hubiera fallado una sola carta, hoy Temple no sería la Temple que conocemos. La cuestión es: ¿cuántas personas como ella se han perdido bajo el maltrato, la pobreza o la falta de recursos? ¿Y cuántas se siguen perdiendo? Ese es, en mi opinión el gran dilema a plantear ante la diversidad funcional. Un necesario debate sobre cómo alcanzar una mayor justicia social y hacerlo de forma inclusiva.

Cuando mi hija nació, lo hizo tras un parto sin dificultades y sin siquiera el uso de epidural. Mi propia comadrona, en el hospital, me dijo que mi hija «no había sufrido nada y que yo me quedé con todo el sufrimiento». Pero no creas que me sometí a ningún ritual cósmico para parir, ya que la comadrona que me dijo esta frase de corte tan «místico» lo hizo porque, según sus propias palabras, «hacía tiempo que no había vivido un parto tan bonito». Y lo fue. Tampoco experimenté algo tan habitual, y todavía menospreciado, como una depresión posparto. Mi experiencia con Jone, como madre, fue la de acoger un bebé absolutamente deseado, precioso y sano a ojos de todos los profesionales que intervinieron en el hospital y en los meses siguientes.

Tuvo que pasar bastante más tiempo de desconcierto creciente hasta que llegamos a aquella carretera en el desierto americano donde, por primera vez, confesé a Marc mis temores. En ese momento, Jone ya tenía casi dos años, pero la aventura solo acababa de empezar. Y lo hizo lejos de nuestra familia y en un país que, con todo su desarrollo, no nos lo iba a poner nada fácil. Dejamos atrás el desierto americano, regresamos a Suiza y la maternidad con Jone se convirtió en algo indescifrable. Nuestra maternidad patas arriba estaba comenzando.

MAMÁ ROSA, MAMÁ MARRÓN

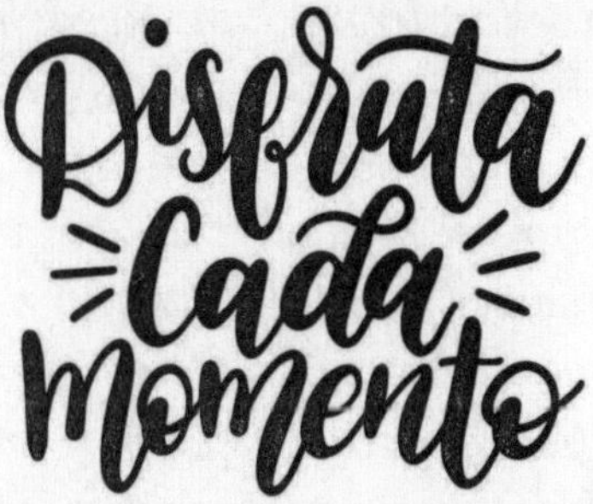

Típica frase motivacional, 2025.

Ginebra, mayo de 2013

Regresamos hace unos días de nuestro viaje por Estados Unidos y seguimos muy preocupados por la posibilidad de que Jone pueda tener autismo. En unos días tendré una cita con la pediatra, pero la espera me parece insoportable. Hoy he corrido la Genevoise, una carrera popular de cinco kilómetros reservada solo a mujeres, y participar me ha ayudado a despejarme. A liberarme también, aunque solo sea por un rato, de mi miedo al autismo. Pero, tras la carrera, ya en casa, cometo el estúpido error de buscar más información en la red sobre el tema y, lejos de sentir alivio, solo llego a conclusiones terribles. Nada de lo que encuentro es alentador, y por un momento desearía vivir en una maldita caverna sin internet ni atisbo alguno de civilización. Me siento tan angustiada que ya no sé qué hacer para anestesiar mis preocupaciones.

Pero más allá del miedo a que todo se tuerza, ahora mismo estoy pasando por una verdadera agonía. Me temo que algunos virus estomacales volaron conmigo desde Estados Unidos y, por lo visto, han aprovechado mi agotamiento tras la carrera para asaltarme. No sé si estos virus entablaron conversaciones con los sirios hace meses, si se compincharon con los norcoreanos o si localizaron un excedente «olvidado» de armas soviéticas. Pero, sea como sea, los malditos virus estomacales acaban de asaltar mi cuerpo armados con Kalashnikovs y lo han hecho sin piedad, en plena madrugada. Estoy secuestrada sin que mi familia sepa aún nada de mi estado y solo rezo para que nadie más sufra daño alguno.

Los virus me han sacado de la cama y me tienen inmovilizada en el sofá. Mi estómago está amenazado a punta de pistola y el pobre ya no puede aguantar tanta presión psicológica. Lo tienen amordazado y torturado. Oigo cómo incluso se burlan de él con risas malvadas. Igualitas a las del conde Drácula de la película de Coppola justo cuando Keanu Reeves estuvo pasando un infierno en su castillo. Pero claro, mientras todo esto sucede y recuerdo al conde Drácula, solo pienso en que Keanu Reeves no estuvo en aquella fortaleza ni con los malditos virus estomacales ni soportando semejante sufrimiento. ¡No, no, no! El señor Keanu Reeves tuvo que lidiar con unas vampiresas de cuerpos perfectos que lo querían matar a polvos, pero no se topó con los virus estomacales. Ya me habría gustado ver a Keanu Reeves en mi estado. Cinco minutos de tormento y lo veríamos atravesar corriendo Transilvania para suplicar a Drácula que le dejara entrar de nuevo en su castillo…

Y mientras estos pensamientos absurdos taladran mi cabeza, recorro una y otra vez la distancia entre el sofá y el lavabo a ritmo vertiginoso haciendo que la noche se convierta en un tormento. En una coreografía fecal. En la furia del papel higiénico. En la tercera guerra mundial del inodoro. ¡En el genocidio de la letrina!

No sabía que se podía transpirar puro hielo y me debato entre seguir a merced de los virus estoicamente o pedir ayuda a mi marido para que algún cuerpo de seguridad disponible pueda dirigirnos al hospital cantonal a toda velocidad. Y de repente, se produce un fenómeno extraño. Mientras me sigo muriendo en el sofá, mi hija aparece a mi lado. Me está mirando fijamente y por un momento me pregunto si la pobre, quizá al notar mi ausencia, se ha despertado para buscarme. ¿Jone me ha echado de menos? ¿Ha notado mi ausencia? Pensar en ello me parece hasta maravilloso y durante un instante olvido mis temores. Acaricio su carita y le digo con ternura:

—Cariño, no pasa nada, mamá está aquí…

Me siento dichosa por tenerla a mi lado, pero entonces Jone acerca su cuerpecito a mi pecho, emite una arcada y me vomita encima.

Sobre heces, fluidos y la matraca de la felicidad permanente

—¿Por qué no te maquillas un poquito?
—¿Por qué no te maquillas tú la polla?

PEDRO ALMODÓVAR, *¿Qué he hecho yo para merecer esto?*, 1984.

La maternidad puede llevarte del rosa al marrón a velocidad supersónica. Casi siempre se trata de una carretera de doble sentido y cualquier ser humano que haya circulado por ella sabe bien de lo que hablo. Cualquiera que tenga hijos conoce bien ese vertiginoso viaje entre heces, orina, sangre, vómitos, leche, sudor, mocos y lágrimas. Disculpa lo explícito, pero los que recorremos esta ruta, al final, dejamos de dar importancia a esta bacanal de fluidos.

La fisiología de nuestra especie en la crianza se torna algo rutinario y casi todos tenemos alguna anécdota, digna de mención, relacionada con ello. Las meadas más desconcertantes de madrugada mientras duermes plácidamente en tu cama. Un vómito inusitado y repentino en la situación más embarazosa posible. Unas cacas explosivas a las que ninguna ley física puede dar explicación y que suceden, por supuesto, cuando no tienes pañal de repuesto o manera alguna de limpiarte. Toda una danza escatológica, en general inofensiva, que pone a prueba nuestro amor y paciencia por la prole. Y te lo digo yo, que ahora mismo tengo unos dolores infernales de barriga y la camiseta llena de vómito de mi hija…

Nuestra relación con los fluidos siempre ha sido complicada. Estigmatizados por razones diversas, algunos de estos tabúes existen desde tiempos antiguos y se extienden a muchas culturas. Pocas cosas, por ejemplo, están más ampliamente estigmatizadas en el mundo que la menstruación y, en nuestro presente, entendemos lo embarazoso que puede ser para un conferenciante descubrir que su camisa tiene unos buenos cercos de sudor en sus axilas. También el revuelo mediático que se genera cuando una superestrella de cine (especialmente femenina) descubre lo mismo en su elegante vestido de firma y en plena alfombra roja.

El sudor sobre el cuerpo aseado no debería ser un gran problema, pero el sudor, como buena parte de nuestros fluidos corporales, está considerado como algo sucio desde que, en el siglo XVIII, se empezaron a implementar medidas higienistas en nuestras sociedades. Mucho ha llovido desde entonces, pero nuestros fluidos y nuestros olores corporales (por razones obvias) se consideran hoy como algo generalmente no deseable. Como algo sucio que puede comprometer nuestra salud, confundir la percepción de nuestro estatus o como algo embarazoso por mostrar algunas de nuestras emociones más incómodas. Como, por ejemplo, lo nerviosos que estamos ante la posibilidad de recibir un Óscar de la Academia.

Nuestros fluidos se conectan también con nuestra sexualidad, con el miedo a la enfermedad, a la vejez y, desde luego, con el terror a la muerte. Probablemente y en definitiva, con los tabúes más importantes de la humanidad y de los que la maternidad se nutre como pocos fenómenos. Como dice Esther Vivas: «La maternidad es incómoda porque se empeña en mostrar nuestra animalidad. Somos seres culturales, pero tenemos una realidad biológica». No podemos escapar de nuestra biología y no podemos escapar de la muerte.

Algo como la lactancia se ve claramente afectado por estos conflictos, de tal modo que, en un mundo hipersexual como el nuestro, una mujer dando el pecho es aún, para muchos, algo obsceno. Durante nuestro viaje por Estados Unidos, por ejemplo, vi a mujeres dando el pecho cubriendo a sus hijos con unas telas especiales para que el bebé quedara oculto (también para la propia madre) mientras mamaba y, en el aeropuerto internacional de Los Ángeles, una mujer americana me recomendó que no diera el pecho donde estaba (en un asiento y de manera muy discreta) porque, en sus palabras, «los pervertidos acechaban por todas partes». Dar el pecho discretamente en Estados Unidos es todavía un tabú, aunque en 2024, y según la plataforma PornHub, este país sigue siendo, con diferencia, el mayor consumidor de pornografía del mundo.

La maternidad está íntimamente conectada a estos tabúes, y, por esa razón, sobre ella sobrevuelan un gran desconocimiento y ambivalencia. Por un lado, el parto representa la explosión de la vida misma y, por otro, por su fragilidad y riesgos, la posibilidad de la muerte, de la enfermedad y, naturalmente, también de la discapacidad.

El parto en nuestra especie es delicado, y ningún sistema sanitario, por moderno que sea, puede garantizar al 100 % que todo saldrá bien, del mismo modo que disponer de salud y de medios económicos tampoco es la protección infalible para que tu bebé nazca sano y fuerte (como tanto esperas). De igual modo —y este sigue siendo un gran tabú—, nada garantiza que tu bebé no pueda fallecer súbitamente, ya sea al nacer o justo antes del parto. La vida es más frágil de lo que deseamos, y lo afirmo siendo la madre de tres criaturas y sintiendo terror cuando imagino algunas de las posibilidades que la vida, a veces, también nos reserva. Pero, irónicamente, aunque mi discurso me parece vitalista, da la sensación de que hoy nada «negativo» de la vida puede ser bienvenido. O siquiera nombrado. Por eso, cuando hablamos de maternidad, y pese al esfuerzo actual para desmontar ciertos mitos, esta se presenta aún bastante edulcorada y hay aspectos de la crianza que siguen cargados de tabúes, porque hoy, más que nunca en la historia de la humanidad, tenemos el deber ineludible de ser felices y de serlo a toda costa. ¡Ya no hay excusas!

¿Qué he hecho yo para merecer esto? ocupa un lugar muy especial en mi imaginario cinematográfico. Cuando la vi por primera vez, en mi pubertad, todo aquel desamparo de extrarradio, con esa gran Carmen Maura en zapatillas, me marcó. Aquella muerte en vida de esa señora anónima me pareció reveladora y tuve muy claro, pese a ser una cría, que lo que le pasaba a esa pobre mujer merecía la pena, porque era terriblemente injusto.

El «¿Por qué no te maquillas tú la polla?» fue la breve y concisa respuesta que, en la película, una mujer deprimida (Amparo Soler Leal) le daba a su marido (interpretado por Gonzalo Suárez) ante su consejo. No sé si Pedro Almodóvar dio una especial importancia a aquella breve escena, pero todavía la encuentro divertida y, sobre todo, de lo más reivindicativa. El absoluto reclamo del, hoy más que nunca, precario pero legítimo derecho a estar mal. ¡A estar mal, sí! Y punto.

Si esa misma escena se filmara hoy, para que fuera realista, el marido no solo propondría a su mujer el maquillaje, sino todo un recetario de rabiosa actualidad. Empezaría por hablarle de las virtudes del *mindfulness*, pasando por el yoga, y le propondría, seguro, un curso de pilates *online* que podría hacer, sin excusa, «echando solo unos ratitos cada día». Le hablaría también de los beneficios de las duchas de agua helada de buena mañana y, para rematar, quizá también le sugeriría que saliera a correr. Incluso pese a saber que su mujer no se ha calzado unas deportivas en la vida o que jamás ha osado correr en la calle, ni siquiera para intentar atrapar un autobús de vital importancia. «¿Por qué no pruebas eso del *ranin*?», le sugeriría el marido, y entre ellos se haría el silencio. «¿Y tú por qué no pruebas el fentanilo?», sentenciaría ella.

Me parece que el *remake* actual no superaría la frescura de la escena original, aunque sí pondría también de manifiesto la cansina necesidad de mejoramiento personal de nuestros tiempos y el obligado deber de estar feliz a todas horas. Ese mantra omnipresente de espantar todo «lo negativo» de nuestras vidas y que explica que las frases motivacionales estén por todas partes. Te las puedes encontrar en una gasolinera y en muchos objetos cotidianos. Te asaltan desde un mechero o desde una pegatina. También, por supuesto, aparecen en camisetas, en cacharros de pretendido uso decorativo y, sin duda, en tazas de tamaños y diseños infinitos. De hecho, me atrevería a decir que las tazas con mensajes de «buen rollo» son, probablemente, el producto estrella. Y están bien, sí. La mayoría son encantadoras y tocarlas puede hacernos desear un café *ipso facto*. O también un buen chorro de whisky.

En la sección de menaje de un súper cualquiera, una señora menuda y en la setentena lee en una tacita rosa chicle esta frase: «Lo ÚNICO imposible es AQUELLO que NO INTENTAS». Muy bonito. La señora —a la que llamaremos Encarna— ha visto la frase por casualidad (pues hoy no necesita comprar una taza), pero el mensaje ya le ha llegado. A Encarna le encantaría seguir intentado muchas cosas. Sería maravilloso que pudiera lanzarse a probar «nuevas experiencias» (otro tema, el de las «nuevas experiencias», ligado a lo mismo) pero, desgraciadamente para ella, convertirse hoy en una *runner* no será posible. Se encuentra en lista de espera desde hace meses para operarse la cadera y tiene unos dolores de mil demonios. Para Encarna, llegar esta mañana al súper ya ha sido una heroicidad.

Al fondo, un tipo alto y en la cincuentena —al que llamaremos Julián— se acerca a la misma sección para buscar unos mondadientes. Por sorpresa, Julián se encuentra con una taza y esta le susurra: «Para triunfar primero debes creer que puedes hacerlo». Fantástico, no dejo de pensar en ello. El hombre tampoco necesitaba hoy una taza, pero el mensaje también ha calado en sus huesos. Él lleva ya casi un año en el paro y su búsqueda de empleo está siendo infructuosa. ¿Te estás esforzando de verdad, Julián? ¡Cree más en ti, hombre! «¡Si TÚ quieres, TÚ puedes!», le espeta otra taza junto a los mondadientes que, por fin, encuentra antes de decidir pagar y regresar a su casa. Podría poner ejemplos hasta el infinito y seguro que a ti también se te ocurren.

A mí personalmente me encantaría encontrar tazas con otro tipo de mensajes, aunque es posible que los estudios de mercado indiquen que apostar por mis preferencias, en términos comerciales, sería suicida. O quizá no tanto. Pienso en una bonita taza con un «¡A LA MIERDA TODO!» o un elegante «Hoy no me toques más los cojones», y no me parece tan improbable que Encarna o Julián las compraran. Pero al margen de mis bromas de mal gusto, no hay duda de que estamos inmersos en esta corriente estética y filosófica del «buen rollo». Y si en nuestro mundo tangible estas frases abundan, un paseo virtual te puede asfixiar en ellas. Internet y las redes sociales están plagadas de esta corriente denominada, ya por muchos, como «positivismo tóxico».

Whitney Goodman define la positividad tóxica como «el consejo que podríamos querer integrar técnicamente, pero somos incapaces de sintetizar en el momento y, en cambio, típicamente nos deja sintiéndonos silenciados, juzgados e incomprendidos». Esa especie de modo de vida aspiracional en el que la felicidad es una meta de obligado cumplimiento para todo el mundo. La felicidad es el premio al esfuerzo constante que sí realizan esas personas felices (y exitosas) frente a esas personas no felices (y no exitosas), por lo que, si algo sale mal o no te sientes bien, puede que la clave resida en tu actitud durante esa búsqueda y no en todas las circunstancias que puedan acompañarte en tu vida.

Este fenómeno se manifiesta en muchos ámbitos: la salud, los ideales de belleza, el éxito profesional, las relaciones personales y, naturalmente, la crianza. Respecto a la crianza, esto también se traduce en el deseo creciente de tener hijos «perfectos y felices» a toda costa y que tiene su influencia posterior en las expectativas sobre la infancia. En el ámbito sanitario, por ejemplo, esta «positividad tóxica» se articula cuando se insta a un paciente a enfrentar el cáncer como si de «perder» o «ganar» una batalla se tratara. Como si «la actitud» pudiera ser lo determinante en la evolución o el pronóstico de su propia enfermedad. Algo irreal e injusto que impacta en el estado anímico de quien se encuentra ante una situación tan estresante. Y es algo que nos rodea. Fantaseamos con tener el control de nuestras vidas y, ante la adversidad o un enorme sufrimiento, la sociedad actual apisona el malestar y responsabiliza a quien lo padece de sufrirlo. Como si pudiéramos controlar completamente nuestras vidas.

Por un lado, el positivismo tóxico dota al individuo de la fuerza y de la responsabilidad casi plena en sus tomas de decisiones en la vida, pero, por otro lado, niega o borra sus características en tanto que individuo asociadas a su origen, estatus social o recursos económicos. Elementos que, si no son determinantes, sí juegan un rol importante en el desempeño que cada persona puede llevar a cabo en la sociedad en la que vive y que más tarde tendrá un impacto directo en su acceso al sistema de salud, su nivel de estudios y, en consecuencia, en su poder adquisitivo. Tu problema no es vivir en un barrio deprimido y con escasas posibilidades de acceso a la educación. No. ¡Tu problema es tu falta de actitud!

La positividad, por cierto, no es mala de por sí. En absoluto. Tener una actitud optimista ante la vida es fundamental para encajar, precisamente, todo lo duro y difícil que la vida ofrece. Pero el «positivismo tóxico» es algo más. La positividad se vuelve tóxica cuando, según Whitney Goodman, se utiliza, por ejemplo, «en conversaciones donde alguien busca apoyo o validación y en su lugar se encuentra con una trivialidad, o cuando alguien, quizá sin mala intención, avergüenza a una persona haciéndole sentir que no está haciendo lo suficiente, trabajando lo suficiente o que sus emociones difíciles no son válidas». De algún modo, todos estamos expuestos a ella y somos también, en mayor o menor grado, víctimas y verdugos de sus reglas.

Respecto a la maternidad y, más concretamente, a la maternidad de un hijo con una discapacidad, todo este contexto es especialmente dañino, pero, como el gran tabú que sigue siendo, no se habla lo suficiente de ello. La maternidad de un hijo con discapacidad puede percibirse como un proyecto fallido y, a ojos de una parte importante aún de la sociedad, como algo de menor interés o no prioritario. Actitudes que se traducen en desamparo legal y en pobres medidas sociales para las familias y las personas que conviven con una discapacidad. Algo de interés político residual.

El positivismo tóxico respecto a esto también se articula cuando, pongamos por caso, la maternidad de alguien con discapacidad interesa solo si hay «una historia de superación» y donde se puede poner el foco en el «éxito» de ese hijo o hija que, pese a su naturaleza, «ha conseguido ser feliz o hacer algo importante en la vida». Como si únicamente estas historias de superación fueran las importantes y el necesario debate sobre las trabas e injusticias que, aún hoy, persisten para las personas con discapacidad no fueran lo central del asunto.

Y si nuestro mundo tangible está afectado por esta corriente «positivista», el mundo virtual está desbordado por ella. Las redes sociales no solo reflejan este sentir colectivo, sino que también lo moldean, y es necesario hablar de ello porque la maternidad tampoco escapa de su influencia. Queramos o no, se trata de una realidad que nos afecta a todos, en mayor o menor grado, y por eso no puedo eludir el asunto aunque, en mi caso, ni siquiera sea usuaria de Instagram mientras escribo este párrafo o, en su momento, solo tuviera abierta una cuenta de Facebook durante un mes. Sí, querido lector, he dicho que no uso Instagram. Pero no, no nací en los albores del siglo XV, sino en 1978. Y sí, también tengo un *smartphone*. No, no duermo en un sarcófago…

¡No sucumbas a tu histeria! Voy a cambiarme esta camiseta vomitada y voy a adentrarme en este mundo efervescente de madres *influencers*. Ven conmigo y acompáñame en mi salida de la caverna, si así es como te gusta imaginarme. Echemos juntos una mirada a esta maternidad *instagrammer*.

La maternidad *instagrammer*

> Si a mí, en cualquiera de mis embarazos, me hubieran dicho que tenía que organizar un *baby shower*, o una fiesta de llegada del bebé, como también se conoce, me hubiera dado, seguro, un ataque de risa con fuga urinaria estilo cataratas del Niágara de la que no te salva ni una TENA Lady extra plus prémium —no existen, no las busquéis.
>
> MÓNICA DE LA FUENTE, *Adiós expectativas, hola realidad*, 2022.

> Deberíamos preocuparnos por la cultura de las mamás *influencers* y tenemos que preocuparnos por ella porque está generando miles de millones de dólares en comercio.
>
> SARA PETERSEN, *Momfluenced*, 2023.

En una caverna húmeda, una mujer en la cuarentena se echa unas pieles por encima y se dispone a salir al exterior. En su camino, encuentra una imagen inesperada en el suelo y la estudia con detenimiento. Se trata de la foto de una mujer muy delgada y en el final de su embarazo. Su vientre abultado, de hecho, es el único signo evidente de su avanzada gestación, y la mujer cavernaria se sorprende. Sigue caminando y sin querer pisa otra foto. No sabe cómo estas cosas han llegado hasta su cueva, pero la mujer mira la nueva imagen con curiosidad. Para su sorpresa, comprueba que se trata de la misma mujer embarazada de antes, pero que ahora aparece sin barriga y rodeada, ni más ni menos, que por sus ocho hijos. «Impresionante», piensa la mujer cavernaria mientras se rasca la cabeza. De repente, un haz de luz ilumina la cueva y la mujer, asustada y ciega, se tira al suelo dando un brinco. Se levanta con torpeza, olvida en el suelo las fotos de la misteriosa mujer y ya en el exterior descubre algo insólito. ¡Una vieja computadora sobre un escritorio!

No creo necesario prolongar esta parodia cutre de *2001: Una odisea del espacio*, pero si después de confesar que no uso Instagram solo puedes imaginarme como una mujer de las cavernas, lo acepto. Visualízame ahora mismo, por favor, con unas pieles mal curtidas por encima, el pelo enmarañado, las uñas ennegrecidas y sentada frente a un viejo ordenador. No hay problema.

Como dice Esther Vivas, «el posparto de color rosa que nos vende la prensa del corazón, con famosas que a los pocos días de parir vuelven a estar "estupendas", recuperan su figura y reemprenden la vida pública, nos hace un flaco favor como madres. La maternidad y el posparto no son eso». Efectivamente, no lo son. Sin embargo, aunque no seamos lectores asiduos de la prensa del corazón es casi imposible vivir al margen de determinadas imágenes que, de un modo u otro, también nos acaban llegando. Con Instagram pasa lo mismo y ni siquiera es necesario ser usuario de esta aplicación para haber visto alguna imagen, por ejemplo, de Verdeliss. Una *influencer* española reconocida también por *Forbes* y que, con más de dos millones de seguidores solo en Instagram, a veces también aparece en prensa ordinaria.

Sara Petersen es periodista y explora este fenómeno en su libro *Momfluenced* (2023), donde analiza el impacto de Instagram en la percepción de la maternidad. Colaboradora de medios de comunicación importantes como *The New York Times* o *The Washington Post*, Petersen se sintió durante mucho tiempo fascinada e incluso adicta a consumir determinadas *influencers*, de tal modo que, desde la autocrítica, decidió dar una mirada distinta a este asunto con el ánimo de descubrir qué era tan poderoso de este medio y por qué ella misma había caído, nunca mejor dicho, en sus redes. Su caso nada tiene que ver con el mío, pero su investigación es incisiva sobre este complejo y reciente fenómeno, especialmente en Estados Unidos (cuna de esta forma de vida).

Kevin Systrom y Mike Krieger crearon Instagram en 2010 como una aplicación con voluntad artística basada en nuestra psicología como especie. Como muchas otras aplicaciones, Instagram fue diseñada para ser adictiva e influir en el comportamiento del consumidor gracias a que sus filtros permitían transformar imágenes cotidianas en algo, de repente, artístico. Un recurso que inundó internet y que muchas marcas usaron hasta el infinito. Airbnb, creada en 2008, sería un buen ejemplo pero no el único que se aferró a todo este imaginario de lo cotidiano como algo estético y trascendente. A todo ese mar de tazas humeantes en atmósferas cálidas de luz brillante o a todos esos atardeceres desde Dios sabe dónde. Cualquier imagen cotidiana tratada con filtros para parecer más bonita y, en consecuencia, ser más atractiva para su consumo. Las redes están llenas de todo este imaginario.

Como explica Sara Petersen, el término *influencer* se convirtió en algo habitual a partir del 2018 y designaba «a alguien que comercializa un estilo de vida o una identidad con el propósito de vender algo, ya sea un producto, una idea, una creencia o una forma de ser». En esa línea, el concepto de mamá *influencer* apareció en 2019 de la mano de la periodista Lyz Lenz cuando, en un artículo para la revista *Topic*, afirmaba que «una mamá *influencer* es alguien que puede representar la maternidad con un *hashtag*». O en otras palabras: una mamá *influencer* es alguien que monetiza su identidad como madre en una plataforma de redes sociales. Así de simple y así de reciente.

En parte podríamos decir que las mamás *influencers* eran herederas de los blogs de madres, aunque con algunas diferencias importantes. Como señala Esther Vivas, «mientras Instagram o Pinterest contribuyen, en general, a crear una imagen edulcorada de la maternidad, otros instrumentos, como los blogs, ofrecían una mirada más personal y realista». Algunos blogs de madres, efectivamente, eran ácidos y hablaban sin tapujos de los aspectos más íntimos de la maternidad. De la parte más cruenta del parto, de temas tan delicados como la depresión posparto o de las consecuencias corporales de haber parido. Eran blogs escritos con una voluntad de cambio y de dar visibilidad a los aspectos más escondidos de la maternidad. De un asunto que, aún hoy, pertenece a la esfera privada, pero que tiene un enorme impacto en la sociedad por ser algo vertebrador de la misma.

En Instagram, los contenidos patrocinados transformaron rápidamente la plataforma, y esta se convirtió en la ideal para monetizar casi todo por mucha gente. Pero, para conseguirlo, el contenido tuvo que cambiar hacia un modelo más visual y directo. La voluntad literaria aquí ya no tenía cabida y brillaba por su ausencia, aunque el gran cambio llegó cuando, en 2019, Instagram ofreció a aquellos con al menos 10.000 seguidores la opción de cambiar a una «cuenta de creador» y esto permitió, tanto a las marcas como a los propios *influencers*, ver datos importantes sobre sus seguidores (edad, área de residencia, flujo y foco en las visitas…). Instagram cambió para que su uso estallara entre los *influencers*, y así lo hizo.

Respecto a las mamás *influencers*, el impacto en el consumo de todo esto es aún opaco y difícil de calcular, incluso para los expertos en redes sociales o ciberconsumo. Solo en Estados Unidos, y para que nos hagamos una idea, se estima que las madres toman la mayoría de decisiones de compra en el hogar y que, solo ellas, gastan más de dos billones de dólares al año. Algo no tan extraño dado que históricamente, y viene de lejos, los publicistas han explotado las ansiedades de las madres para vender casi cualquier cosa. Al fin y al cabo, la maternidad cubre convenientemente casi todo lo que cualquiera podría necesitar o querer comprar. Pues solo en Estados Unidos, y como afirma el periodista Kyle Chayka, «el hogar promedio estadounidense posee más de trescientos mil artículos y los estadounidenses compran el 40 % de los juguetes del mundo, a pesar de tener solo el 3 % de los niños del mundo».

El consumo en nuestras sociedades modernas lo es todo, y con el consumo como eje central, el suculento pastel de mercado vinculado a las madres es gigante y la madre primeriza es un objetivo prioritario. Las marcas están ansiosas por atraer a todas esas madres deseosas de tener cochecitos de bebé, hamacas y un sinfín de productos que (lo diré claramente) muy a menudo son inútiles, pero que nos los cuelan como imprescindibles. Lo que toda «buena madre» necesita. Todo este mercado es enorme, pero respecto a las mamás *influencers*, y contrariamente a lo que mucha gente cree, muy pocas pueden ganarse la vida con esta actividad y solo un 8 % genera recursos económicos suficientes para vivir completamente posteando su vida en la red. Según Sara Petersen, para ser mamá *influencer* de éxito (y poder monetizar tu trabajo) es necesario también hacer una inversión económica importante para confeccionar una imagen comercial conveniente de lo que es (o debería ser) una «buena madre» y, obviamente, no todo el mundo puede permitírselo.

La maternidad «sin filtros» parece menos vendible, y no es de extrañar que, por esa razón, algunas imágenes se censuren o que el comercio de algo tan mundano y necesario como un sujetador de lactancia no sea una tarea fácil. El algoritmo y las preferencias sociales siguen poniendo un altavoz a un modelo concreto de maternidad y un estrato social privilegiado donde ciertos valores estéticos son posibles solo para unos pocos. Sea por convicción o por seguir las leyes del mercado, según Petersen, «por cada mamá *influencer* que es valiente y comparte la realidad de la maternidad en su forma más cruda y menos glamurosa, hay muchas más que continúan perpetuando la fantasía romántica de la madre perfecta con un hogar perfecto, hijos perfectos y una vida perfecta». Y todo ello contribuye a que determinados perfiles de *influencers* sean más exitosos y, como puedes imaginar, el sistema favorece a las mamás *influencers* blancas, de mejor poder adquisitivo y guapas (o físicamente ajustadas a determinados cánones estéticos). Un contexto comercial y estereotipado en el que no es de extrañar que el reciente fenómeno de las llamadas *tradwifes* (mujeres tradicionales) esté creciendo…

En oposición a esta visión idealizada de la maternidad, en España el llamado «Club de Malasmadres» merece una mención especial. Creado por Laura Baena hace ya una década, el «Club de Malasmadres» es una plataforma para, precisamente, desmontar toda esta maternidad estereotipada y al servicio de un sistema productivo que no beneficia a nadie, pero que, sin duda, perjudica mucho más a las mujeres. La conciliación es el objetivo estrella de esta iniciativa y en su web (clubdemalasmadres.com) podemos encontrar relatos de madres (y de padres) que exponen sus dificultades y que denuncian las trabas que todos encontramos tras tener hijos. También dispone de un blog en el que podemos encontrar artículos que hablan abiertamente de temas que, aún hoy desgraciadamente, son bastante tabú, como la depresión posparto, la maternidad en solitario o la muerte de un hijo. La maternidad de un hijo con discapacidad también tiene su espacio, por lo que este «club» ofrece un balón de oxígeno virtual en este mar de madres aún bastante azucarado.

Las madres son más que conscientes de que la maternidad *instagrammer* suele ser una mentira, pero, como afirma Matt Klein (un teórico cultural que estudia nuestras relaciones con la tecnología), «el efecto de este fenómeno en la forma en que gastamos nuestro dinero (y tiempo) sigue siendo en su mayoría no examinado y no muy bien comprendido». Se sospecha que su influencia es mayor de lo que creemos y que su potencial para condicionar nuestro consumo va mucho más allá del mercado de la maternidad. Pues el consumo, no lo dudes, es la clave de todo este asunto.

Un buen ejemplo del gran impacto que puede generar una *influencer*, de hecho, sería el de Marie Kondo. Esta mujer japonesa publicó su primer libro *La magia del orden* en 2010, y su método para ordenar se hizo viral en 2014. Las redes se llenaron de fotos y vídeos con sus trucos infalibles para doblar toallas y el llamado método KonMari sigue todavía inundando Instagram. Sin embargo, se da la ironía de que Marie Kondo, madre ahora de tres hijos, reconoció que «tras la llegada de su tercer hijo, ya no sigue ni su propio método». Y el mundo agradece su sinceridad, aunque, a tenor de la avalancha de imágenes de ropa ordenada con escuadra en Instagram, parece que tales declaraciones no han tenido efecto alguno en sus fervientes seguidores. Quizá muchos de ellos no tienen hijos o poco les importa que su creadora no siga ni sus propias doctrinas, pero confieso que la vida de esta mujer ahora me interesa más que nunca. Me imagino a la mismísima Marie Kondo en esa carretera parental, ya sabes, llena de fluidos, y me encantaría ver cómo esta mujer, otrora obsesionada por el orden, reacciona cuando descubre un buen pegote marrón en su camiseta blanca nuclear. ¡Ánimo, Marie Kondo, la carretera parental entre mocos y cacas no es infinita! Pero casi…

El impacto de las redes sociales es aún un terreno inexplorado. No solo hay factores económicos y comerciales en juego, sino también implicaciones psicológicas y de salud pública que afectan tanto a los creadores de contenido como a sus seguidores. La maternidad en nuestras sociedades modernas es una tarea demasiado solitaria y todavía altamente devaluada. Dada la gran precariedad, hay madres que, por ejemplo, no tienen acceso a sanidad ni tienen un lugar seguro donde recibir orientación o consejos sobre crianza. Incluso sabiendo que lo que vemos de las mamás *influencers* es una «fantasía irreal», para muchas mujeres es un soporte y un acompañamiento en momentos donde necesitan orientación o simple entretenimiento. Una realidad que invita también a plantear un debate sobre el hecho de que personas no cualificadas o con intereses comerciales sean un referente sanitario, educativo o incluso psicológico para mucha gente en situación de vulnerabilidad. ¿Cuál es el impacto en la salud mental de muchas personas que, en estado precario, consume todo esto? ¿Y por qué la maternidad es tan frágil en las sociedades más ricas y avanzadas? Quizá, como afirma Sara Petersen, «en lugar de juzgar, tal vez podríamos intentar comprender que, en un mundo que no apoya ni valora adecuadamente a las madres, no deberíamos culpar a las mujeres por hacer lo que sea necesario para sobrevivir y prosperar». Y quizá tenga razón.

Dejando de lado a las mamás *influencers* y devolviendo mis pieles a la caverna, cuando tu hijo y tu maternidad no se ajustan a lo esperado, el desconcierto y el dolor pueden ir de la mano. No importa que no seas consumidora de redes sociales o seguidora de algunas influencers. Yo no lo era cuando nació mi hija ni tampoco lo soy ahora. Sin embargo, nuestras expectativas sobre ser madre siempre responden a ciertos estereotipos. A ciertos ideales, incluso, aunque te sientas al margen de todo ello.

Cuando mi hija nació, no sentí tener «especiales expectativas». No esperé con ahínco que ella se convirtiera en «alguien» o que hiciera «algo», pero sí me imaginé siendo la madre de una niña que querría jugar conmigo y que me llamaría «mamá». Cosas «simples» que me hacían ilusión y por las que deseé ser madre. Durante mi embarazo tuve muchas fantasías sencillas sobre las etapas que recorrería con Jone. Sobre sus juegos inocentes, sus aventuras en el parque o sus primeras palabras. Cosas que, al final, como madre, no me sucedieron con ella, y fue muy doloroso. Expectativas, al fin y al cabo, que no se cumplieron.

Creo que haber tenido la posibilidad de refugiarme en Instagram cuando Jone empezó a mostrar dificultades no habría sido para nada reconfortante o saludable. En las redes podemos encontrar comunidades de madres unidas por las mismas circunstancias, pero, sinceramente, me parece que todas esas fotos de «madres perfectas», con «hijos perfectos» y con «cocinas perfectas» también me habrían ahogado. Por lo que he visto, en esa maternidad más comercial y estereotipada, la discapacidad no parece tener mucha cabida ni ser un producto idóneo para ser vendido. Muchas mujeres, como yo, descubren en los meses siguientes de haberse convertido en madres que sus bebés tienen algún problema de desarrollo importante, pero encontrar sus relatos en las redes sin todo este interés mercantil y una pretendida voluntad estética no es fácil. Un fenómeno que invisibiliza a quienes se encuentran en esa situación y que puede ser, además, perjudicial para quienes no disponen ni de recursos económicos ni de soporte social.

Antes de que cumpliera los dos años, Jone nos dio muestras importantes de que algo en su desarrollo era distinto. Nuestra hija decía algunas palabras, pero su interés por nosotros y por el entorno era mínimo. Alineaba los juguetes, y sus preferencias por algunas cosas eran obsesivas. Podía hacer el mismo dibujo durante mucho tiempo y sus berrinches estallaban sin previo aviso y sin que aportarle consuelo fuera posible. Internet me conducía irremediablemente al autismo, y la ansiedad en mí, como madre, aumentaba día a día. También la culpa. Habría sido muy duro, en ese escenario, haberme proyectado en una maternidad que, a todas luces, me parecía inaccesible. Pero en unos días, gracias a mi pediatra, saldría de dudas. O eso creía. Incluso entre los pediatras más expertos, los trastornos del desarrollo son difíciles de detectar, y mi hija, tan bonita y sana como era, parecía «otro bebé perfecto más». Y en este ancho mar de positivismos y de estereotipos, todos estamos atrapados en muchas presunciones. Los pediatras, a veces, también.

SEGUNDA PARTE
LA MATERNIDAD ACCIDENTADA

Donde duelen los hijos

A mi padre solo le he visto llorar cuatro veces en toda mi vida. Cuando mi hermano Alfredo nació, un terremoto fuera de escala hizo temblar los cimientos de toda mi familia. Mi hermano venía con problemas de salud, y durante el parto los médicos también temieron por la vida de mi madre. Pero mi madre sobrevivió y trajo al mundo a mi hermano. La mujer no solo dio a luz a su cuarto hijo, sino que, pese a casi perder el conocimiento, pidió ver a su bebé. «Tenía ricitos y era precioso, pero el pobre movía la boquita como un pececito fuera del agua», explica siempre mi madre y siempre finiquita su explicación imitando con su propia boca los gestos desesperados de aquel bebé en apuros. Pero, en realidad, la mujer casi no pudo ver a su hijo recién nacido porque rápidamente el personal que asistió el parto se lo llevó. Y tenían motivos para hacerlo. Mi hermano se ahogaba como lo haría un pez fuera del agua.

Mientras mi madre seguía pasando un infierno en aquella sala de parto, mi padre fue abordado por los médicos en la sala de espera, y allí, a quemarropa, le dijeron que su hijo podía morir esa misma noche. Mi padre tenía entonces veintinueve años y mi madre solo veintiséis. Era el mes de diciembre de 1980, y todo eso pasaba en la ciudad de Barcelona.

Mi hermano nació con una malformación congénita del esófago y tuvo que ser intervenido de urgencia. Los médicos no se sentían optimistas, pero un joven doctor sí sintió que aquel pequeño podía tirar adelante y él mismo decidió llevar a cabo la operación. Mientras preparaban todo lo necesario para la intervención, mi padre observaba a su hijo recién nacido con asistencia respiratoria y tumbado en el interior de una incubadora.

Mi padre no era un hombre religioso ni muy creyente, y en esos momentos no supo a qué aferrarse. Roto de dolor, entregó su suerte al destino y solo pudo tener una idea. Mis padres habían decidido que si el bebé era un niño le llamarían Alfredo, pero mi padre también quiso, en ese mismo momento, llamarle Álvaro. El hombre tampoco era muy místico aunque recordó que, por su significado, ese nombre podía ser el acertado para un guerrero. Y quizá estuvo en lo cierto. Mi hermano Alfredo Álvaro (el hombre que está en guardia) fue operado por aquel joven doctor y no solo no murió aquella noche, sino que creció para ser nuestro hermano, convertirse en un hombre y también, muchos años después, en el padre de una niña y de un niño. Y, curiosamente, nunca le hemos llamado Álvaro. Siempre ha sido, y será, solo Alfredo.

Aquel día de 1980 mis padres circularon a toda velocidad por una carretera que bien podría haberse parecido a nuestra carretera americana. Y podríamos ver la escena perfectamente. Una carretera infinita, desierto a ambos lados y una joven pareja con un recién nacido en brazos en un coche que, de repente, pierde el control sin que nada ni nadie pueda evitarlo. El coche derrapa y se adentra violentamente en el desierto levantando polvo mientras la pareja grita aterrorizada. Aferrada a un volante que no responde y a un bebé que apenas respira. Todo pasa a doscientas millas por hora hasta que, sin razón aparente, el coche regresa a la carretera y sigue su viaje como si nada hubiera pasado. Los gritos cesan, el coche desaparece en el horizonte y la escena se acaba. Fin.

Cuando mi padre me explicó en detalle esta historia, por supuesto, no me habló de ninguna carretera ni de ningún viaje accidentado. Sin embargo, al rememorar a mi hermano en aquella incubadora, el hombre no podía articular palabra debido a la congoja que aquel recuerdo aún le producía. Todos en casa conocíamos cómo Alfredo nació, pero mi padre nunca antes me había explicado lo que sintió cuando mi hermano, en aquella incubadora, esperaba una operación que pudiera salvarle la vida. Él lloraba y lloraba mientras recordaba aquel frágil bebé que un día fue su hijo, y lo hacía pese a haber sido testigo privilegiado de que aquel pequeño, respirando entonces a duras penas sobre el filo de una navaja, siguió creciendo hasta convertirse en el hombre que ansiaba conocer. En el hijo que aquel día temió perder para siempre.

Mi padre ocultaba una herida profunda producida por el terror de ver morir a un hijo. Su hijo no murió, pero lo cercano de aquel suceso le dejó traumatizado y el dolor aún habitaba en su cuerpo. Mi madre, por otro lado, también escondía una gran herida. Todo pasó en 1980 y la mujer estuvo muchas horas sin saber nada del destino de su bebé. Pues nadie tuvo entonces la suficiente sensibilidad de decirle nada sobre el paradero de su hijo, y ella también vivió el terror de una madre que no sabe si su recién nacido ha muerto. Mi hermano se salvó aquella noche, aunque fueron necesarias muchas más semanas para que su vida no corriera peligro y fuera dado de alta. Pero esa, como se suele decir, es otra historia.

Mis padres quedaron para siempre con un zarpazo bajo la piel y aquel episodio les removía en lo más profundo. Sabedores del terror que se siente ante la posibilidad de perder un hijo, experimentaron a fuego vivo el miedo más universal que existe. Porque los hijos, a veces, duelen. Y cuando duelen, duelen en el alma. Y quizá eso también sea universal.

SOCORRO, MI PEDIATRA NO SABE NADA DE AUTISMO

Un diagnóstico de autismo puede hacerse tan pronto como el bebé tiene entre 18 y 24 meses; alrededor de esta edad los síntomas característicos del trastorno pueden ser distinguibles de un desarrollo típico así como de otros desórdenes del desarrollo.

JINAN ZEIDAN *et al.*, «Global Prevalence of Autism: A Systematic Review Update», 2022.

Comparados con padres de otros niños diagnosticados con otros trastornos del desarrollo, los padres de niños diagnosticados con autismo suelen experimentar mayor demora en ser atendidos y sus preocupaciones sobre el desarrollo de sus hijos suelen ser más ignoradas, minimizadas o tomadas con menor seriedad.

DONALD P. OSWALD *et al.*, «Parental Report of the Diagnostic Process and Outcome: ASD Compared with other Developmental Disabilities», 2017.

Ginebra, mayo de 2013

La pediatra me mira inexpresiva mientras le explico varias anécdotas de nuestro viaje por Estados Unidos. Jone cayó enferma poco después de nuestro regreso, pero para la doctora mis anécdotas parecen irrelevantes. Para ella lo único importante de Jone hoy, y mi motivo «de peso» para estar en su consulta, son unos fuertes vómitos y diarreas tras nuestro vuelo desde Los Ángeles. ¡Y qué diarreas!

Pero yo no desfallezco y prosigo. Le explico que, en nuestro viaje, he tenido la sensación clara de que algo no va bien con nuestra hija y que tengo miedo. Le cuento que los berrinches de Jone son inesperados y que cuando estallan son casi imposibles de consolar. También que, aunque Jone dice algunas palabras, su manera de comunicar es muy pobre y que, comparado con otros niños de su edad, me parece que existe un retraso importante en ciertos hitos. Jone no muestra interés por el entorno y nunca nos enseña cosas como sí hacen los niños de su edad. Le explico muchas cosas, pero su cara sigue siendo inexpresiva. Empiezo a rendirme cuando la pediatra gira ligeramente su cabeza para mirar a Jone y me dice con un gesto igualmente inexpresivo:

—Me parece que su hija tiene un aspecto muy saludable...

—Doctora, su aspecto no me preocupa. Siento que hay algo que no va bien en mi hija y que su desarrollo no es como el de los otros niños —le contesto.

La doctora me suelta entonces un gran discurso sobre el ritmo que cada niño tiene y sobre la importancia de no precipitarse. Alterna estas explicaciones con algunas anécdotas de sus hijos (tiene tres, por lo visto) y me repite que, en su opinión, puede que todo eso que yo veo tan raro solo sea el carácter de nuestra hija. Y entiendo lo que dice, pero le respondo que no me parece suficiente para explicar por qué, por ejemplo, cada vez que vengo a su consulta, Jone tiene un berrinche descomunal. O por qué razón algunos hitos en su desarrollo no se han producido todavía. La doctora lanza entonces una nueva batería de anécdotas sobre cuán duro es para muchos niños ir a la consulta del pediatra (cosa que es cierta) y me repite que, desde su punto de vista, no hay que forzar el calendario de hitos. Pero me siento sola en la consulta y veo claramente que mi pediatra no me presta atención.

La doctora no me escucha y su rostro muestra ahora signos de total condescendencia. Solo parece ver que soy una madre primeriza y que aún tengo mucho que aprender sobre esto de ser madre. Y si bien todo eso es cierto, siento con impotencia que nada de lo que le explico le parece relevante y ya no sé qué hacer para mejorar las cosas. Le digo que en nuestro viaje también coincidimos con la familia de mi hermano y con mi sobrina, seis meses menor que Jone. Le confieso que para mí fue evidente que algo es diferente en nuestra hija, porque su manera de interactuar no tenía nada que ver con la de su prima, siendo esta incluso más pequeña.

—Doctora, he consultado información a través de internet y creo que Jone puede tener autismo. Estoy muy asustada, la verdad…

La mujer se incorpora entonces lentamente en su escritorio, cruza los dedos de sus manos y me dice:

—Entiendo su preocupación por todo lo que me cuenta, pero desde hace un tiempo el autismo está de moda…

Y ahí la pediatra prosigue con otro discurso sobre el excesivo alarmismo que últimamente existe en relación al autismo, y vuelve a la carga con la importancia de respetar el ritmo que tiene cada niño. Me dice que debo dar tiempo a nuestra hija y que cuando empiece la guardería, en septiembre, segu-

ramente Jone habrá hecho sus avances. Intento convencerme de que la guardería será algo positivo, pero todo junto, lejos de reconfortarme, me lleva a la triste sensación no solo de que a Jone le sigue pasando algo, sino de que a su pediatra le importa un comino.

La importancia de cuidar a nuestros médicos

> El médico solo tiene que mostrar su placa; la experiencia es mi enemiga. Temo su látigo y me tenso como una niña llamada a la oficina del director.
>
> EUSTACIA CUTLER, *A Thorn in My Pocket: Temple Grandin's Mother Tells the Family Story*, 2004.

Eustacia Cutler tuvo buenas razones para temer a los médicos, y no me sorprende que, en sus visitas, se sintiera como una cría ante la mirada severa del director de una escuela. La madre de Temple Grandin era muy consciente del poder de los doctores en el tiempo que le tocó vivir y de las consecuencias que sus juicios podían representar para el futuro de su hija. La mujer no pudo evitar que Temple recibiera un diagnóstico, pero, dadas las circunstancias en aquellos años, decidió no exponerse demasiado a esos expertos por miedo a que, para su hija, las consecuencias fueran incluso peores. Y seguramente, dado el desenlace de su historia, su opción fue un acierto.

Mi pediatra no era un personaje sombrío salido de una película de terror. Hasta donde sé, no parecía una ferviente seguidora del psicoanálisis más radical ni tampoco tenía el aire de una científica perturbada deseosa de llevar a cabo atroces experimentos con quien entrara en su despacho. Nada de eso. Nunca tuve miedo de ella y siempre tuvimos una cordial relación. Pero cuando le hablé de mis temores sobre Jone y la posibilidad de que fuera autista, su respuesta profesional fue simple: «El autismo está de moda».

Cuando aquel día salí de su consulta, mis miedos sobre Jone no se mitigaron y sentí además que la confianza con mi pediatra se había roto. A la culpa por no entender por qué razón mi hija se comportaba como lo hacía —y a mi convencimiento de ser una madre inútil—, se unió la inseguridad de que lo que yo veía en Jone eran «alucinaciones» sin importancia. Mi hija ya tenía algunas banderas rojas en su desarrollo, pero mi pediatra hizo caso omiso de ellas. Lo peor fue que, pese a sentir que la respuesta de la pediatra no fue profesional, todavía me aferré a su consejo como a un clavo ardiendo y esperé que el paso del tiempo obrara una especie de milagro en mi hija. Esperar fue un gran error, y cuando rememoro el episodio, aún hoy, me doy cuenta de que tal cosa fue posible porque me encontraba en un estado anímico frágil. Preferí, empujada por el miedo y pese a mis buenos motivos para no hacerlo, seguir confiando en mi experta tras su escritorio y, sin saberlo, perdí un tiempo valioso para mi hija y para todos nosotros.

¿Me topé acaso con la peor pediatra de Ginebra? ¿De verdad tuve tan mala suerte? Y si era tan mala profesional, ¿por qué no salí corriendo de su consulta? Son preguntas que todavía me hago, incluso desde la culpa. El paso del tiempo no obró el «milagro» con Jone que la pediatra vaticinaba, y nuestro recorrido hasta recibir un diagnóstico se retrasó muchos meses más. Sin embargo, cuando nuestro camino se cruzó con otras familias con hijos e hijas autistas, descubrí que lo que me pasó con mi pediatra no fue algo inusual. En algunos casos sí encontré familias que fueron bien aconsejadas por sus pediatras, pero confirmé que muchas otras, por desgracia, tenían historias similares a la nuestra. Relatos en los que otros profesionales también minimizaron sus inquietudes e incluso, en algunos casos, les responsabilizaron de los problemas de desarrollo de sus hijos. Con doctores que, de nuevo, tampoco escucharon a sus pacientes.

¿Tuvimos todos mala suerte con nuestros pediatras? ¿Está Ginebra plagada de malos doctores? Me gustaría poder decir que nuestros casos fueron ejemplos aislados de mala praxis y que, en general, las familias recibimos una adecuada atención médica cuando el desarrollo de nuestros hijos nos preocupa, pero lamento manifestar que no tengo buenas noticias sobre este tema.

Múltiples estudios confirman que, a menudo, las familias reciben un apoyo médico inadecuado ante sus primeras inquietudes sobre el desarrollo de sus hijos. Más aún cuando el autismo aparece en la consulta como la posible causa del desarrollo atípico. El autismo está todavía menospreciado y esto tiene consecuencias en su detección temprana, incluso aunque tu hijo pueda mostrar algunas «banderas rojas» en su desarrollo y merezca atención.

En Europa faltan pautas armonizadas para la detección temprana del autismo, así como para su diagnóstico e intervención. Por esa razón, en 2023 el estudio «Autism Care Pathway in Europe» se interesó por analizar la atención médica de los niños con autismo en Reino Unido, Italia y España para ver qué trato recibían en estos países las familias afectadas. Según sus resultados, el 46 % de las familias en Italia, el 44 % en el Reino Unido y el 36 % en España afirmaron no haber recibido orientación o apoyo después de expresar sus primeras preocupaciones a su profesional asignado. Además, el 49 % de los encuestados en el Reino Unido, el 22 % en España y el 15 % en Italia esperó más de un año hasta que se llevó a cabo una cita de detección. Y aquí solo hablamos de Reino Unido, Italia y España. Países ricos con sistemas sanitarios sólidos, universales y parecidos en su articulación.

Según el mismo estudio, «los padres o familiares, en un 70 % de los casos, fueron los primeros en comunicar las sospechas, seguidos por el personal escolar o de guardería, con un 19 %, mientras que solo el 6 % de los profesionales de la salud pública (por ejemplo, enfermeros, pediatras, médicos de familia) expresaron tales preocupaciones».

Parece significativa que la diferencia entre la familia y el personal sanitario sea tan grande y quizá, según el estudio, esto se debe a «la falta de programas de selección en las clínicas de atención infantil y la falta de profesionales de salud y educación capacitados en autismo». Pero, como decía antes, esto es solo lo que sucede en Reino Unido, Italia o España. Y este no es el único estudio que aborda esta cuestión.

En 2017, otro estudio estadounidense confirmó que, incluso entre los padres que notan a los doce meses que su bebé tiene algún problema de desarrollo, muchos recibían también el consejo profesional de «no preocuparse» alegando que ciertos «rasgos» pueden simplemente malinterpretarse como «timidez». Sin embargo, una cosa es la «timidez» y otra el autismo. Del mismo modo que una cosa es el autismo y otra muy distinta «una moda».

De nuevo en Estados Unidos, el estudio más extenso al respecto (con el seguimiento de más de mil familias que convivían con el autismo) llegó a conclusiones que confirmaban que la atención recibida por las familias no era la adecuada. Este estudio comparó el tiempo de espera en recibir atención entre quienes presentaban autismo y quienes tenían otras condiciones. El estudio estimó que «los niños del grupo de TEA recibieron su diagnóstico alrededor de siete meses más tarde, en promedio, que los niños en el grupo con otro retraso en el desarrollo». En resumen, el estudio expone que el tiempo total estimado de incertidumbre para muchas familias con autismo es de casi tres años hasta que el diagnóstico finalmente llega. Y esto solo es para recibir el diagnóstico. La búsqueda de soporte terapéutico que viene después es, a menudo, mucho más costosa e imposible para muchas familias. Un tema que abordaré más tarde.

De vuelta a Europa, el caso de mi hija era el de una niña sana que rara vez caía enferma y con un crecimiento físico bueno. Jone nació tras un parto sin complicaciones y su desarrollo era «normal», excepto en lo relativo a la comunicación y el lenguaje (donde ya manifestaba retrasos importantes). Su aspecto, como bien señalaba mi pediatra, era estupendo, aunque mis temores, como es habitual en el autismo, fueron claros antes de que Jone cumpliera los dos años. ¿Pero por qué es tan difícil sospechar de algo como el autismo para una niña así? ¿Por qué hay todavía tanta confusión?

Según la Asociación de Psiquiatría Americana (APA), el autismo se considera un trastorno del neurodesarrollo caracterizado por las dificultades en la comunicación e interacción social, junto con patrones de comportamiento, intereses y actividades restringidos y repetitivos. Estos síntomas deben estar presentes en la primera infancia y la APA reconoce que el autismo es un espectro —de ahí el concepto «trastorno del espectro autista»— porque los rasgos que lo conforman pueden variar ampliamente en cada persona. O dicho de otro modo, pese a ciertos aspectos similares, no hay dos personas iguales con TEA. Cada autista puede ser totalmente distinto en su comportamiento, así como en el número y la intensidad de sus rasgos característicos. Y sumado a esto, cada persona autista también puede presentar una evolución muy dispar sin que se sepa la razón.

El autismo es un tema muy complejo no solo por su dimensión estrictamente médica (o clínica) sino por su dimensión social. Una dualidad que alimenta muchos debates y que genera no pocas fricciones entre los profesionales, las personas autistas y sus familias. Muchos consideran, no sin razones, que el lenguaje empleado para definir el autismo desde el ámbito clínico ha alimentado una visión muy negativa en la sociedad sobre quienes son autistas y, por ello, desde hace un tiempo la visión del autismo por parte de la APA no se considera la más adecuada, aunque sigue siendo vigente. El autismo se considera una forma de neurodivergencia (como también lo son el TDAH, la dislexia o la discalculalia, entre otras) y, para muchos, definirlo como un «trastorno» contribuye a su estigma, especialmente para quienes son autistas pero han aprendido a enmascararlo debido a la presión social y a costa de mucho sufrimiento.

Por esa razón, en abril de 2025, la Real Academia Nacional de Medicina de España emitió un importante comunicado sobre la situación actual en el que quedó manifiesto que la comprensión social y médica del autismo ha cambiado. Hoy el autismo se considera un desarrollo neurológico atípico, pero no necesariamente patológico y, por todo ello, esta importante corporación científica expuso con este comunicado que la denominación de «trastorno» para referirnos al autismo «no parece la más adecuada para el conjunto de las personas autistas», y que solo debería emplearse «para aquellas situaciones que requieran atención médica o de otro tipo». En suma, lo más adecuado es hablar del autismo como de «una condición» o «una identidad». Un cambio significativo que nos alienta a modificar nuestra mirada sobre quienes son autistas aunque, y ya puedo decírtelo, no todo el mundo comparte. Pero, aun así, y al margen de esta discusión, ¿por qué es tan complicada la detección del autismo para algunos profesionales?

Por encima del debate sobre la consideración médica y social del autismo, su prevalencia sigue siendo controvertida entre los expertos, ya que los datos disponibles varían bastante en función del estudio y de las muestras de población. Por ejemplo, un estudio del Centro de Estudios Infantiles de Yale en 2011 afirmó que en Corea del Sur uno de cada treinta y ocho niños en edad escolar presentaba autismo. Una cifra que fue alarmista cuando se hizo pública, aunque no es muy distinta a las de otros estudios.

Preocupado por el asunto, el Parlamento Europeo aprobó en 2014 una inversión en la investigación en autismo para esclarecer su prevalencia y el coste que en Europa tendrían su detección e intervención precoz, así como su seguimiento posterior en la edad adulta y durante la vejez. El proyecto, llamado «El trastorno del espectro autista en la Unión Europea» (ASDEU), recopiló datos de doce países europeos distintos (de cuatro a nivel nacional y de diecinueve regiones del resto de los países participantes) y los resultados son tan heterogéneos respecto a la prevalencia del autismo, que no se puede dar una cifra concreta. El estudio finalmente admite que las cifras son parecidas a las de otros estudios extensos y que estas oscilarían entre el 1,3 % y el 2,9 % de la población. De hecho, y como dato más reciente, en 2023 el Centro de Control de Enfermedades de Estados Unidos indicó que uno de cada treinta y seis menores de ocho años había sido diagnosticado en el país con «algún tipo de autismo», pero, como referencia mundial, la OMS considera que la prevalencia del autismo es del 1 % de la población, aunque, como vemos, la disparidad en los datos es grande y desconcertante para la comunidad científica.

La prevalencia del autismo sigue siendo motivo de polémica entre los expertos, pero los intentos por aclarar la respuesta están contribuyendo a hacer visibles, curiosamente, otras cuestiones de vital importancia no solo para las personas autistas y sus familias. La revisión y el análisis de muchos estudios sobre esta condición están evidenciando las grandes desigualdades que la población general experimenta para recibir atención sanitaria y pediátrica adecuada. Y esto es importante, no solo para quien convive con el autismo, sino para cualquier ciudadano potencialmente vulnerable o que pueda estar expuesto a otra patología, pues parece que son estas disparidades para acceder a la sanidad las que explicarían los resultados tan variables. Y en el caso del autismo, esta disparidad en el acceso médico no solo dificulta a los investigadores poder obtener conclusiones claras sobre su prevalencia, sino que obstaculiza averiguar los factores que determinan su mejor pronóstico y posterior evolución. Y esto, como siempre, también se aplica a otras condiciones y a otros trastornos del desarrollo.

Es comprensible que los pediatras puedan errar, ya que el calendario de visitas es limitado y, muy a menudo, estos profesionales están también desbordados. Sería demasiado fácil e injusto culpar a los pediatras, porque la realidad es más compleja. Pese a mi mala experiencia en este momento tan crucial de mi vida, no pretendo señalar a los médicos ni al personal sanitario como responsables de la situación. Todo lo contrario. Tengo un gran respeto por los profesionales de la salud y estoy convencida de que ellos sufren directamente por esta situación, siendo los primeros en lamentarlo y denunciarlo. Pues las muchas trabas a las que estos profesionales se enfrentan en su día a día son ampliamente conocidas y bien expuestas desde que la pandemia por coronavirus estalló en el mundo.

Solo en España, y pese a disponer de un sistema sanitario importante, la Asociación Española de Pediatría de Atención Primaria sostiene que «con datos actualizados a febrero de 2023, un total de 523.636 niños, niñas y adolescentes carecen de pediatra asignado, ni de ningún otro médico». Y en todo el territorio nacional, esta misma asociación, y según datos del 2025, afirma que casi dos millones de menores tampoco disponen de pediatra en su ambulatorio. Un dato preocupante en nuestro país que además se combina con la precariedad denunciada por el personal médico, así como el maltrato que sufren por parte también de las instituciones. Los médicos no quieren trabajar sin un mínimo de condiciones que permitan una mejor escucha de sus pacientes. Algo fundamental, como podemos deducir, en su práctica profesional.

Pero esto que pasa en España tampoco es excepcional. Suiza también tiene un déficit preocupante de pediatras. Según un extenso estudio publicado por la RTS (Radio Televisión Suiza) en julio de 2023, en los cantones romandos «casi la mitad de los distritos tienen menos de diez pediatras por cada 10.000 niños en su territorio». Y más allá de los cantones romandos, recientemente ha trascendido que solo en Zúrich faltan un centenar de pediatras. Una carencia que empujó a algunas familias, desesperadas por tener médico, a escribir «cartas de solicitud» a los pediatras con las fotos de los niños. Sí, estoy hablando de Suiza y de Zúrich, una ciudad habitual entre el top de «las ciudades más caras del mundo» y en el de «las ciudades con mayor calidad de vida». Datos que plantean, como siempre, otro tipo de reflexiones de corte más social.

El acceso a la sanidad por parte de la ciudadanía debería ser uno de los pilares fundamentales de cualquier sociedad que quiera definirse a sí misma como avanzada. Debemos cuidar mejor a nuestros médicos para que estos puedan hacer mejor su trabajo, y los estudios específicos sobre la prevalencia del autismo coinciden siempre en sus recomendaciones. Estos nos alertan de lo poco que el derecho a la sanidad está garantizado para toda la población y de las grandes asimetrías en su acceso. Algo obvio pero básico para que, por lo menos sobre el papel, todo el mundo pueda tener las mejores oportunidades posibles. Pues es bien conocido que las diferencias en el acceso a los servicios médicos son muy dispares según sea tu raza, tu origen o tu renta. Y todo esto solo es una parte de lo que sucede cuando, en el inicio de tus sospechas como madre o padre, crees que le pasa algo a tu hijo. Aún queda todo ese camino de eventual diagnóstico, de búsqueda de terapia adecuada y de todo lo demás. Y los datos sobre este tema no son mejores.

Cuando aquel día salí de la consulta de mi pediatra, no lo hice aliviada. Su consejo no me tranquilizó, pero, empujada por sus palabras y por mi desesperación, tomé un camino que hoy me parece el equivocado y que jamás aconsejaría. Decidí confiar en las «bendiciones» del paso del tiempo y en el efecto positivo que la guardería podría tener para mi hija. Me aferré como pude a una especie de milagro que lo cambiara todo. ¿Podría la guardería evitar, por arte de magia, que Jone se lanzara a esta «moda del autismo»? ¿Sería eso posible? Las respuestas pronto llegaron y, como puedes imaginar, nuestro paso por la guardería no nos llevó a la pasarela Cibeles…

EL PROBLEMA DE NO SER «NORMAL»

> Para nosotros, el autismo es la normalidad, así que ni siquiera podemos saber qué es lo que vosotros llamáis «normal».
>
> NAOKI HIGASHIDA, *La razón por la que salto*, 2007.

Organización Europea para la Investigación Nuclear (CERN)
Ginebra, octubre de 2013

El café con leche del restaurante principal del CERN es bastante bueno, pero mi taza ya se ha enfriado sobre la mesa. El restaurante 1 (conocido como el R1) siempre ofrece un variado desayuno. Su sección de pastelitos es muy colorida, aunque hoy no me he dejado tentar. La verdad es que no tengo apetito y lo único que hago con mi café, ya frío, es darle vueltas y vueltas con la cucharilla.

Hoy el día está nublado y desde mi mesa, junto a un gran ventanal, puedo ver un enorme prado sobre el que reposa un fragmento del tubo que se ha empleado para construir, a más de cien metros de profundidad, el mayor acelerador de partículas del mundo. Un enorme anillo subterráneo que es la joya del CERN. La sección expuesta en la superficie es de color azul y debe medir unos cinco metros. Un trozo muy pequeño, dado que todo el acelerador, en el subsuelo, mide veintisiete kilómetros.

Sin dejar de dar vueltas a mi café, abandono la contemplación del tubo azul y regreso al interior del R1. Mi estado anímico no es el mejor estos días, aunque las cafeterías y los restaurantes de los lugares de trabajo siempre me han parecido agradables. Confieso que me reconforta poder reposar mientras otros no lo hacen, o quizá lo que me reconforta es poder ser espectadora de un flujo del que no formo parte. Poder ser invisible y fantasear con esa vida oculta y paralela que transcurre en lugares como hospitales o toda suerte de centros de trabajo. Pero hoy ni mi imaginación ni mi humor me permiten fantasear con las historias que, seguro, se ocultan entre los ingenieros, físicos y estudiantes que me rodean. Todo el mundo sigue con sus quehaceres y yo sigo invisible.

Ya han pasado unos dos meses desde que Jone empezó en la guardería del CERN, pero su adaptación no llega. Siempre recibo una llamada de socorro para que vaya a recogerla antes de tiempo. A veces, esa llamada se produce solo una hora después de haberla dejado o incluso antes. Y en algunas ocasiones, dejarla en la guardería no ha sido ni posible. Pero, para mi sorpresa, echo un vistazo a mi móvil y me doy cuenta de que hoy estamos de enhorabuena. Jone sigue en la guardería y todavía, tras más de dos horas, no he recibido ninguna llamada. Me pregunto si se está obrando «el milagro» o si una explosión en el acelerador ha inutilizado la red móvil. Pero vuelvo a mirar por la ventana y constato que el tubo azul sobre el prado sigue en la misma posición, así que, aliviada, me digo que, a falta de columnas de humo negro y de bomberos corriendo por el prado, este récord solo puede tratarse de un milagro y no de una explosión en el acelerador. Y no es para menos.

Desde el inicio de curso siempre pasa lo mismo. Dejo a Jone en la guardería (con pataleta gigante incluida), me instalo en el R1, se produce la llamada de socorro y voy corriendo al rescate. Tras el rescate, charlo un rato con la maestra sobre lo sucedido y nos despedimos hasta la mañana siguiente donde, nuevamente, el ciclo vuelve a empezar. Y ya van dos meses. Dos meses de adaptación en los que Jone no se adapta a la guardería y en los que yo empiezo a parecerme a Bill Murray en Atrapado en el tiempo.

Algunas mamás, quizá por compasión y sin mala intención, me dicen la sobada frase de que «no debo preocuparme porque cada niño tiene su ritmo». Pero siempre constato que el ritmo de sus hijos nada tiene que ver con el de mi hija, y para ellas dejar a sus retoños en la guardería ya es liberador y una simple rutina más en sus vidas desde hace semanas. Mi reloj me confirma de nuevo que nuestra mejor marca ha sido pulverizada. Jone ha completado su primera mañana en la guardería y ha llegado el momento de abandonar mi café frío para recogerla.

Recorro los escasos metros que separan la cafetería de la guardería deseando que el milagro por fin se haya producido y fantaseo con la posibilidad de que la maestra tenga un relato muy distinto al habitual. Llego a la guardería y allí coincido con algunas madres mientras los niños ya están jugando en el patio. Muchos corretean alegres hacia sus madres y se produce una de esas bonitas coreografías caóticas cotidianas. Siluetas adultas rodeadas de críos, pero entre las que no encuentro a mi hija, ni siquiera junto a las maestras.

Rosine es una mujer espigada, de pelo negro corto y de ojos azules muy claros. Una mujer en la cincuentena que al sonreír sigue rejuveneciendo un par de décadas. Al verme, me sonríe como siempre, aunque esta vez su sonrisa no tiene el efecto rejuvenecedor habitual. Cuando me encuentro cara a cara con ella, mi estómago se contrae como lo haría una pelota de espuma a merced de una mano musculosa. Una sensación que lleva ya un tiempo acompañándome y que empieza a ser insoportable. Intento sonreír, pero noto mi cara rígida como una careta, y sospecho que mi gesto se queda en una mueca. La mujer baja entonces la mirada y me pide que la acompañe.

En el interior del edificio todo está en calma y solo nos cruzamos con una cría de unos cuatro años que arrastra su chaqueta mientras corre hacia la salida. Cuando llegamos a la clase, Rosine vuelve a sonreírme y me invita a pasar. Una vez dentro me señala, en silencio, el rincón del aula para la lectura y allí, escondida tras una estantería, Jone está profundamente dormida sobre unos cojines en el suelo.

Cuando la descubro me siento solo parcialmente aliviada. Me digo que nada terrible ha pasado, aunque, por otro lado, me siento abatida. Como si mis esperanzas por ver avances con Jone hubiesen quedado en nada. Me acerco a mi hija para acariciarle la cara y veo que tiene el pelo pegado a sus mejillas. Rosine me dice entonces que lleva dormida más de dos horas tras haber tenido un espectacular berrinche y que, a punto de llegar al final de la jornada, prefirió dejarla descansar. De algún modo, por todas las dificultades, entiendo que la maestra optara por eso y no busco, a mi pesar, mayores explicaciones. No tengo fuerzas para hacerlo.

Mientras empiezo a debatir en mi mente de qué modo despertar a mi hija sin que todo acabe en una nueva crisis, la maestra me pide que charlemos un rato sobre estos dos meses de Jone en la guardería. Y la mano musculosa que aprieta mi estómago se cierra con todas sus fuerzas. Pero miro a Rosine a los ojos y siento que ella también tiene una mano atenazando su estómago.

La situación no es fácil. Aprecio el esfuerzo por escoger sus palabras con delicadeza, pero una parte de mí desea que me dispare su opinión a bocajarro. Y su opinión llega. Rosine me dice que entiende las preocupaciones que le he manifestado en nuestras charlas durante estos dos meses y cree que son fundadas. Explosión. Me dice que Jone no mira a los ojos. Explosión. Que no tiene interés ni por el entorno ni por las personas. Explosión. Que lamenta las llamadas de auxilio todas las mañanas. Explosión. Que sus crisis son preocupantes. Explosión. Que podría ser autismo. Explosión. Explosión. Explosión.

Digiero como puedo sus palabras y siento que mis ojos se cierran como buscando un poco de paz en la oscuridad. Permanecemos un momento en silencio, y cuando miro de nuevo a Rosine, la mujer parece deprimida. Para ella, me digo, hoy tampoco ha sido un día fácil. La maestra toma aire y me pregunta si estaría de acuerdo con que Jone fuera observada por un profesional del servicio ginebrino de la llamada «Guidance» y activar así el protocolo de observación y diagnóstico precoz de la infancia. Columnas de humo negro. Cierro los ojos nuevamente, tomo un poco de aliento y, con simple resignación, le digo que sí. Que empecemos de una vez con todo esto. Bomberos corriendo por todas partes.

Rosine me dice que lo siente mientras me acaricia el hombro en un gesto que encuentro sincero. Cuando se levanta para regresar al patio, me aconseja que me tome mi tiempo y que no dude en llamarla si lo necesito. La mujer desaparece y yo me quedo en la misma silla durante un momento.

Me levanto con el ánimo por el suelo y me acerco a mi hija. La pobre sigue dormida y se me hace una montaña lidiar con su segura pataleta tras despertarla. Mirando por la ventana, confirmo que en el patio solo quedan algunos padres rezagados y que la coreografía caótica parece llegar a su fin. Pero una profunda pena me invade al ver a una niña correteando divertida hacia su padre mientras este, sin percatarse, sigue charlando con otra madre con su hijo ya en brazos. ¿Me pasará eso a mí algún día? ¿Formaré parte de ese baile caótico?

Tras el muro de la guardería y fuera de mi vista, se encuentra el prado sobre el que reposa el tubo azul. Por un momento, me encantaría ver cómo ese tubo vuela por los aires tras una explosión. Pero nada explota, en realidad. Bajo tierra, el acelerador sigue funcionando. Mi estómago está revuelto y solo, en mi pecho, mi corazón se ha hecho trizas.

Sobre el destino y las oportunidades

> La gente cree que Marv está loco, pero yo no creo que sea así (...) Solo ha tenido la mala suerte de nacer en la época equivocada. Se sentiría como en casa en un campo de batalla, o matando gladiadores en un circo romano. Y entonces, le habrían tirado desde la grada chicas como Nancy...
>
> FRANK MILLER, *Sin City, vol. 2: A Dame to Kill For*, 1993.

No sé si al incomprendido Marv le habría ido mucho mejor en la vida luchando en el Coliseo durante el siglo II d. C. Tampoco sé si como mercenario medieval, Marv habría hecho fortuna o si, en el presente, la vida le habría sonreído al servicio de un ejército privado en África subsahariana. Me temo que tampoco. Todos esos escenarios, en realidad, son parecidos al que Marv ya tiene en Sin City, y solo cuando pienso en un tablero verdaderamente distinto para él, me pregunto si este hombre podría haber tenido una sola oportunidad en la vida. Si alejarlo tanto como fuera posible de la violencia, y sin importar la época o el lugar, nos dejaría ver de qué puede ser capaz un tipo como él. Uno de esos desheredados que tanto me gustan.

Como Marv, muchas personas tienen la mala suerte de nacer en la época equivocada y, además, en el lugar menos propicio. La definición y la magnitud de nuestros problemas dependen estrechamente de ambos factores. Hoy no es lo mismo ser homosexual en Arabia Saudí que serlo en España, y tampoco es lo mismo ser hoy homosexual en España que serlo cuando el dictador Franco estaba vivo. Quizá algún día ser homosexual deje de ser un problema en ninguna parte, y eso será fantástico. Mientras tanto, el «problema» de ser homosexual tendrá un impacto muy diferente según el contexto y la época en la que nos toque vivir. Y así para cientos de miles de situaciones y «problemas» distintos. Para el autismo también.

Naoki Higashida es japonés y nació en 1992. Naoki no hablaba y recibió un diagnóstico de «autismo severo» en 1998. Años más tarde, con la ayuda de su madre y de una maestra, aprendió el abecedario y con ello pudo comunicarse a través de una «tabla de letras» que su madre le fabricó. Gracias a este sistema, Naoki pudo, por fin, expresarse, y con trece años escribió su libro *La razón por la que salto*, en el que ofreció respuestas sobre su modo de ver y entender el mundo. Naoki Higashida fue diagnosticado con autismo severo en su infancia, pero hoy, ya en la treintena, ha escrito varios libros y mantiene un blog activo. Aunque Naoki ya puede decir algunas palabras, él mismo explica que su «tabla de letras» y el ordenador son, aún hoy, «sus métodos básicos de comunicación», así que es difícil imaginar cómo sería su vida sin la tecnología y el acompañamiento de gente que lo ama. Pero más allá de lo excepcional de su caso (y que no pretendo ofrecer como la norma en el autismo), es obvio que nuestro destino debe mucho al dónde y al cuándo hemos nacido. La vida de Naoki Higashida es un ejemplo de esta encrucijada, y la de Víctor de Aveyron otro muy distinto.

En la Francia de 1797, tres cazadores encontraron en los bosques de la región de Aveyron a un niño desnudo y sucio, al que incluso confundieron con un animal. Calcularon que, por aquel entonces, el crío no debía de tener más de diez años y los cazadores lo dejaron al cuidado de una viuda que, por cierto, lo encerró en una cabaña. El niño consiguió escapar, pero fue apresado nuevamente en 1798. Sin embargo, logró huir una vez más y perderse en los bosques. Solo y prácticamente desnudo, sobrevivió a la montaña y a un invierno especialmente frío hasta que, ya en 1800, fue atrapado y enviado a un orfanato. Del orfanato ya no pudo escapar y el llamado «salvaje de Aveyron» fue un acontecimiento nacional en la Francia de la reciente revolución.

El niño fue observado por dos naturalistas reconocidos de la época, quienes terminaron considerándolo un caso perdido e incorregible. Más tarde, el médico Jean Itard vio en el crío la posibilidad de estudiar el rol que la naturaleza juega en nuestra formación como seres humanos y lo tuteló. Le llamó Víctor y destinó muchos esfuerzos a su rehabilitación, aunque la mejora del niño fue escasa. Una mujer, *madame* Guérin, ayudaba también a Víctor con su aseo personal y con otros cuidados, y Jean Itard documentó todo el proceso en un par de extensas memorias que, con el tiempo, han sido revisadas desde nuevos puntos de vista.

La reconocida psicóloga y experta en autismo Uta Frith, en 1989, consideró que el caso de Víctor de Aveyron podría haber sido, en realidad, el de un niño autista. Una teoría que esta psicóloga planteó preguntándose si las discapacidades cognitivas y afectivas de Víctor fueron causadas por sus años en la naturaleza o si, de hecho, fueron el motivo de su abandono por parte de unos padres no dispuestos o incapaces de cuidarlo. Algo no tan improbable, a tenor de los duros rigores de la época.

Revisando el trabajo de Itard, Uta Frith describió al crío de este modo:

> (…) Víctor nunca jugaba con juguetes, pero reía encantado cuando le dejaban chapotear y salpicar el agua del baño. Lleva-

ba a las personas de la mano para mostrarles lo que quería. Cuando había visitantes que se quedaban demasiado tiempo, les daba sus sombreros, guantes y bastones, los empujaba fuera de la habitación y cerraba con fuerza la puerta. Se resistía al menor cambio que se produjera en su entorno y tenía una excelente memoria para recordar la posición de los objetos de su habitación, que siempre le gustaba mantener exactamente en el mismo orden. Le encantaba palpar las cosas y tocaba y acariciaba la ropa, las manos y la cara de las personas que conocía, pero, en un principio, parecía completamente insensible (...).

Leo esta descripción y, sin ser experta en autismo, veo que mi hija Jone es muy parecida a este crío sin haber estado durante años a la intemperie ni haberse alimentado de raíces. Y en cualquier caso, otro hecho sorprendente y paradójico es que un crío como Víctor, considerado muy «deficiente», hubiera sido capaz de sobrevivir en soledad a unas condiciones tan extremas en la naturaleza. Yo no callaría ni desde el fondo del lago Leman, pero si me abandonaran desnuda en la montaña, no sobreviviría ni una semana. En cambio, este crío tan «deficiente» resistió así varios años. Sinceramente, creo que ni el ultracorredor de montaña Kilian Jornet mejoraría esa marca oficiosa desnudo en la montaña. Y con Kilian Jornet estoy apuntando a lo más alto.

Víctor de Aveyron, por cierto, fue atendido por *madame* Guérin gracias a una pensión vitalicia que el Gobierno francés le concedió hasta que murió, en la cuarentena, quizá debido a una neumonía. El caso de Víctor no tuvo el desenlace «exitoso» que se esperaba, pero la vida le devolvió algo de la dignidad que en su momento le fue arrebatada. Y eso, en sí mismo, ya es un éxito.

Pese a su decepción con el caso de Víctor —o quizá empujado por ello—, Jean Itard dedicó su vida a la rehabilitación y mejora de muchas personas con discapacidades diversas. Especialmente se centró en la gente con sordera y ceguera como médico jefe del Instituto Imperial de Sordomudos. Considerado como uno de los pioneros de la educación especial, Itard estableció las bases para el método de lectura braille (Louis Braille fue su discípulo) y promovió un trato más humano hacia las personas con discapacidad. Importantes hitos de este médico que un día quiso «recuperar» a aquel misterioso crío abandonado en el bosque. Y esto nos devuelve al tema de cómo nuestro nacimiento puede condicionar nuestras vidas.

No pretendo comparar los casos de Naoki Higashida y de Víctor de Aveyron, ya que, al de ambos, podríamos unir el de Temple Grandin o el de tantas otras personas anónimas también expuestas a estos designios. Y nuestra hija Jone solo sería otro caso más. Esclarecer qué habría sido de Temple abandonada en el bosque es tan improbable como saber qué habría hecho Víctor a finales del siglo XX y en el seno de una familia como la de Higashida. Todo habría cambiado. Quizá Víctor jamás habría sido tan brillante como Temple o como Naoki, pero seguramente ni Temple ni Naoki habrían sobrevivido solos en el bosque. Y lo mismo podríamos plantear para cualquier persona vulnerable cambiando sus escenarios y, por supuesto, también para mi hija. El desempeño de una persona en la vida depende en gran medida de las oportunidades que tenga y de las personas que encuentre en su camino. Pero, más allá de cada caso particular, lo esencial es que la dignidad sea siempre un derecho asegurado para todo ser humano. Sin importar ni su lugar de nacimiento ni la condición que lo acompañe.

Si nos fijamos solo en la sordera, según la OMS, 34 millones de niños en el mundo la presentan. En el 60 % de los casos, se debe a causas prevenibles, pero en los países en vías de desarrollo solo el 3 % de la población tiene acceso a audífonos. Una tecnología sencilla que permite un aumento de la calidad de vida inmediata y sin riesgo para quien lo necesite.

En relación con la sordera y las oportunidades, recientemente se conoció la historia de un niño de once años que recuperó la audición gracias a un tratamiento génico pionero en Estados Unidos. La sordera de Aissam, de origen marroquí, se debía a la mutación de un solo gen y, como él, solo 200.000 personas en todo el mundo presentan esta rara sordera congénita. El joven Aissam, como recoge la noticia, «creció en un pueblo pobre, en medio de un completo silencio, donde se expresaba mediante un lenguaje de signos inventado por él que le permitía comunicarse con su entorno». Aissam nunca fue escolarizado hasta que se mudó a Barcelona, y en una escuela para niños con discapacidad auditiva aprendió el lenguaje de signos en castellano. También en la Ciudad Condal, un otorrinolaringólogo consultado por la familia consideró a Aissam adecuado para el ensayo clínico de esta terapia y le postuló para ello iniciando toda esta cadena de acontecimientos que acabaron llevando a este niño marroquí a oír sus primeras palabras en la lejana Filadelfia. Un bonito ejemplo no solo de que la globalización también tiene cosas positivas, sino de que el acceso a la educación y a la correcta asistencia médica puede cambiar la vida de todo ser humano. Como el caso de Aissam, quizá en un futuro la tecnología permita crear terapias para tratar trastornos de origen genético que hoy comportan extrema dependencia, pero, como siempre, la clave no residirá únicamente en que esas tecnologías sean posibles, sino en que estas estén al alcance de quien las necesite.

Volviendo a nuestro universo personal, cuando Jone empezó la guardería y su «milagro» no ocurrió, como familia solíamos refugiarnos en la fantasía de vivir en otra época. Paseábamos por los bosques cercanos a nuestra casa y fantaseábamos con ser una simple familia de recolectores del Paleolítico. Nos imaginábamos formando parte de una tribu más extensa y en un lugar en el que el autismo no tuviera ninguna importancia, pues el frío y el hambre serían, con diferencia, riesgos mucho mayores. Entre risas, siempre llegábamos a la conclusión de que nuestra casa era mucho mejor que una cueva y agradecíamos, pese a todo, la existencia de IKEA. No había duda de que, de entre muchas posibilidades, Jone podía tener sus opciones, y eso era una suerte.

Abandonando el Paleolítico y de regreso al presente, Jone no mejoraba y algunos hitos en su desarrollo estaban en evidente retraso. Su observación en el aula por una experta empezaría pronto y estábamos asustados. Temíamos el desenlace y éramos muy conscientes de que nuestra fantasía prehistórica era, en realidad, una huida romántica al dolor que, como padres, nos producía que nuestra hija no «encajara». Una posibilidad angustiosa desde el momento en que las alarmas suenan alrededor de un hijo y el miedo a la diferencia le sobrevuela. Incluso desde la mejor de las suertes.

Sobre la «normalidad» y los hitos del desarrollo

Nuestra hija no era «normal», aunque eso que llamamos «normalidad» tampoco parece ser ni lo ordinario ni lo «normal». En los años cuarenta, la Fuerza Aérea de Estados Unidos constató nuestra diversidad como especie mediante un famoso estudio sobre la mejora de las cabinas de sus aviones de combate. Por aquel entonces había demasiados accidentes aéreos, y el ejército creyó que el problema era que las cabinas de sus aviones habían sido diseñadas tomando las medidas promedio de cientos de pilotos en 1926. Los expertos pensaron que quizá, tras unas décadas, sus actuales pilotos ya no encajaban con esas mediciones, así que los americanos se pusieron manos a la obra y en 1950 tomaron medidas (atención) a más de cuatro mil pilotos. Pero no solo eso. A cada piloto se le hicieron un total de ciento cuarenta mediciones corporales distintas, y todo el mundo creyó que una nueva cabina ideada con esos nuevos parámetros sería la solución. Sin embargo, un joven teniente de veintitrés años tuvo dudas al respecto. Se llamaba Gilbert S. Daniels y decidió realizar unas comprobaciones previas con todos los datos recogidos.

Gilbert S. Daniels tomó solo diez de las mediciones más importantes de cada sujeto y después comparó a cada uno de los 4.060 pilotos con los resultados promedios obtenidos en cada medida. Antes de llevar a cabo su estudio, expuso a los expertos militares su modo de trabajo y la mayoría creyó que sería un método adecuado y que seguramente una buena parte de los soldados encajarían con el prototipo resultante. Pero cuando Daniels hizo todas las comprobaciones, el número de soldados que se ajustó al promedio le dejó de piedra. Cero. Ni un solo piloto de entre los 4.060 coincidió con el promedio y los expertos militares sufrieron espasmos incontrolables por no saber cómo mejorar sus dichosas cabinas.

No obstante, lo que le pasó al joven Gilbert S. Daniels tampoco era nuevo. Siete años antes, el Health Museum de Cleveland (en asociación con la Escuela de Medicina de Cleveland y la junta educativa de la Facultad de Medicina) anunció un concurso para encontrar a la mujer promedio americana. Para ello las candidatas debían parecerse a la escultura llamada «Norma», presentada en sociedad en la exposición del Health Museum de Cleveland. «Norma» fue creada por un ginecólogo famoso, el doctor Dickinson, en asociación con un escultor, Abram Belskie, que basó su trabajo en los datos recogidos de quince mil jóvenes americanas. «Norma» fue considerada en ese momento como el estandarte promedio de «la mujer normal» y después de «la mujer ideal» americana.

La ganadora del concurso «Norma» fue Martha Skidmore, una joven americana que, siendo además cajera de cine y amante de los bolos, encarnó aún mejor el estereotipo de «mujer americana normal» que se buscaba. Pese a ello, algo sorprendente volvió a pasar cuando comprobaron las mediciones de todas las candidatas. Ninguna de las 3.864 participantes se acercó un poco a «Norma» y ni siquiera la ganadora del concurso rozó las medidas promedio de la escultura. No había dudas. La mujer americana «normal» no existía.

Ni las mujeres americanas ni los pilotos americanos eran «normales», y había gente que se tiraba de los pelos por ello. Los médicos y los militares constataron ambos hechos, pero tomaron actitudes distintas ante la evidencia. Los médicos no cuestionaron que «Norma» fuera un ideal desencaminado, sino que creyeron que el problema era que las mujeres americanas de la posguerra estaban en mala forma física. La culpa la tenían ellas por no parecerse a «Norma». Los militares, en cambio, emprendieron otro camino.

Daniels, ante la evidencia y más humilde, afirmó en 1952 que «la tendencia a pensar en términos del "hombre promedio" es un peligro con el que muchas personas tropiezan», y en su informe para la Armada —«El hombre promedio» («Average Man»)—, recomendó que las cabinas se adaptaran a los individuos y no al contrario. Con diligencia, pronto los ingenieros americanos (que de tontos no tienen un pelo) hallaron buenas y baratas soluciones. Idearon pedales adaptables, cascos y trajes también ajustables y, lo más importante, asientos regulables que hoy, por cierto, están en todos los coches. La misma tecnología que permite la magia de que individuos tan distintos como Shaquille O'Neal o Danny de Vito puedan conducir, si lo desean, el mismo SEAT Málaga.

Mientras aquellos médicos atribuyeron el problema a las mujeres, los militares adoptaron un enfoque diferente y lograron mejorar la eficiencia de su aviación. ¡Bendita ingeniería militar! ¿Qué sería de nuestras vidas sin ella? Sin gafas de sol, sin SuperGlue, sin estabilizadores de cámaras, sin cinta americana... ¡Sin internet!

Abandonando las bendiciones de la industria bélica (que algunas tiene), estas dos anécdotas pusieron de manifiesto que la llamada «normalidad» no parece muy «normal». Y en ambos casos esto solo se constató para cuestiones morfológicas. La diversidad neurológica de nuestra especie es aún menos ajustable a unos parámetros rígidos de «normalidad» y son muchos los estudios que así lo demuestran, pero, de nuevo, parece que pocos hacen caso del teniente Daniels sobre la importancia de adaptar el medio al individuo y se espera con mucho más ahínco que sea el individuo el que, a toda costa, se adapte a un ideal concreto. Nuestros sistemas educativos, y pese a las recomendaciones de muchos expertos en esta cuestión, serían el mejor y más universal ejemplo de cuán errados estamos al seguir apostando por esta visión «normativa» de nuestra especie. Una insistencia más perjudicial, si cabe, cuando hablamos de autismo o de cualquier otra neurodivergencia.

La idea de «normalidad» parece artificial y por eso quizá la frase de que «cada criatura tiene su ritmo» no es errada, aunque hay matices en cómo o cuándo usar esta afirmación. Por ejemplo, muchos progenitores sufren con las llamadas tablas de percentiles, pero, como afirma el famoso pediatra Carlos González sobre ellas, «es un error muy frecuente pretender que los niños vayan por encima de la media; la mitad de los niños, por definición, están por debajo del percentil 50». Y es cierto. La interpretación deficitaria de estas tablas proviene, a veces, de algo tan sencillo como no comprender los conceptos matemáticos básicos en las que estas se fundamentan.

Carlos González señala que la frase «mi niño no me come» es una de las más frecuentes en consulta y, a juzgar por la preocupación de muchas madres ante las tablas de percentiles, parece tener razón. Sin embargo, quizá también es cierto que entre algunos pediatras mucha de su praxis se basa en estas tablas y de ahí que no pocas madres tengan aprensiones al respecto.

Mi hija fue uno de esos bebés afortunados que siempre estaban «por encima de las medias» y, tras nuestro camino, a veces pienso que su excelente desarrollo físico enmascaró, a ojos de su pediatra, que pudiera tener otro problema importante del desarrollo. Y lo que le pasó a Jone no fue un caso excepcional. Conocí a otros padres de críos autistas que también tuvieron esos bebés «por encima de la media» y que pasaron inadvertidos para sus pediatras cuando recibieron las primeras alertas de la familia. No sé cuál pudo ser la razón en cada caso, aunque, como me dijo un día uno de esos padres, «quizá aún somos incapaces de asociar problemas de desarrollo importantes a un niño hermoso». Y puede que esta afirmación no sea tan descabellada. Como Carlos González también apunta, no deberíamos ver estas tablas de crecimiento como algo rígido y sería más sensato centrarnos en el desarrollo que cada niño tiene y en su propia evolución, centrarnos en el individuo.

En ese sentido, y olvidando ahora los percentiles, también tenemos unos marcadores conocidos como «hitos del desarrollo». Los hitos del desarrollo son comportamientos y habilidades que se observan en nuestra especie desde que nacemos y a medida que crecemos. Estos hitos son variados y pertenecen a diferentes áreas del desarrollo. Conocerlos, sin obsesionarnos, puede evitar preocupaciones innecesarias y ayudar a detectar posibles problemas en el desarrollo de nuestro hijo. Estos hitos (que puedes consultar en Unicef o en la OMS) no son, por cierto, tablas cinceladas en piedra ni debes sacrificar corriendo una cabra en un santuario a la mínima que un hijo no los cumpla. No, por favor.

Cada hito tiene, además, un período orientativo en el que suele producirse. De tal modo que, por ejemplo, para el hito de «caminar» este sucede aproximadamente entre los doce y los dieciocho meses pero, atención, esto no significa que no pueda pasar un poco antes o un poco después. Seguramente, tú también has conocido a alguna madre (o padre) que, con mucho orgullo, se vanagloria porque su criatura ha caminado mucho antes de lo «normal» o quizá hayas sufrido porque el bebé de tu vecina empezó a andar con once meses y el tuyo, con quince, todavía no lo ha hecho. Conocer estos hitos nos ayuda a evitar preocupaciones innecesarias. Si tu hijo no camina a los quince meses, no hay motivo de alarma. ¿Y qué pasa si mi criatura tiene diecinueve meses y nunca ha dado un paso? Pues aquí es donde, en mi humilde opinión, es oportuno planteárselo a tu pediatra y, si fuera el caso, no aceptar tan a la ligera la frase de que «cada niño tiene su ritmo». Eso siempre es así, pero si un hito empieza a tener un retraso, de nuevo y sin histeria, no está de más ser especialmente atento a su evolución y a las causas que quizá intervienen. Y este va a ser el único consejo que me voy a atrever a dar en este libro. No soy pediatra. Cada ser humano es único y ningún bebé encaja perfectamente en un promedio de desarrollo ni se ajustaría a un supuesto modelo estándar creado artificialmente. De todos modos, una visión respetuosa del individuo no es incompatible con el conocimiento de ciertas generalidades de nuestro desarrollo como especie.

La gente cercana seguía quitando hierro al asunto de las dificultades de Jone diciéndonos la típica frase de que «cada niño tiene su ritmo», pero esa afirmación nos caía como una losa de varias toneladas. Jone demostró estar aún más lejos de esa quimera de la «normalidad», y la guardería inició, con nuestro consentimiento, su proceso de observación en el aula. Su maestra, Rosine, fue una pieza fundamental en este periodo y tuvimos mucha suerte de tenerla a nuestro lado. Otros padres con hijos e hijas que no se ajustan a la «normalidad» encuentran trabas enormes ya en la guardería, y eso impacta muy negativamente en sus vidas, ya que pronto comprueban lo mucho que la sociedad penaliza «la diferencia».

Las guarderías juegan un papel muy importante en nuestras sociedades, pero, como sucede con el resto de las tareas asociadas a los cuidados, por desgracia, no reciben el reconocimiento que merecen y, en muchos casos, no están preparadas para atender la gran diversidad de nuestra especie. Y cuando tu hijo está muy lejos de la quimera de lo «normal», desde muy pronto el sistema puede ser implacable.

CUANDO LOS MIEDOS SE CONFIRMAN

Hoy hay casi 240 millones de niños y niñas en todo el mundo con algún tipo de discapacidad. Aproximadamente, 1 de cada 10.

UNICEF, «Seen, Counted, Included», 2021.

Organización Europea para la Investigación Nuclear (CERN)
Ginebra, noviembre de 2013

Desde que comenzó el proceso de observación de Jone en el aula, noto mi vientre pesado y duro como una roca. Una maldita mano musculosa no ha dejado de apretarme el estómago desde que Rosine me anunció la necesidad de iniciar todo este trámite y lo único que siento es malestar. Solo me he cruzado un par de veces con la persona enviada por la Guidance, y hoy, por fin, conoceremos sus impresiones en una reunión en la que Rosine también estará presente.

Antes de salir de casa, hago las camas y dejo todo recogido en una especie de ritual que, supongo falsamente, me proporciona cierta sensación de control de mi vida, pero, pese a mis esfuerzos, me siento como descendiendo por un tobogán que nunca quise probar y del que no veo el final. Aún tengo ganas de hacer cosas y fantaseo con planes futuros, pero una pena, que nunca antes había sentido en mi vida, me acompaña a todas partes. Me pregunto si lo que me pasa es una depresión, pero no lo sé.

Aunque me encanta conducir, ir en autobús al CERN me da cierta paz. El otoño está avanzando y la bruma matutina proporciona al paisaje un aire fantasmagórico relajante. Este año parece que el invierno llegará antes de lo habitual y es frecuente que los campos que bordean la ruta amanezcan ya completamente helados. Cuando miro por la ventana, descubro un caballo solitario en un campo. Su imagen, cual fantasmagoría entre la niebla, me resulta lúgubre, pero estoy tan aterrorizada por la idea de que nuestra hija tenga autismo que, si supiera hacerlo, montaría ese animal y huiría con él al galope.

Cuando salgo del autobús, me cuelo en el CERN uniéndome a los matemáticos, ingenieros, físicos y estudiantes que entran en tromba por la puerta reservada solo para el personal. Sé que no debería colarme con ellos, pero mi fechoría no me parece tan grave, dada la actitud tranquila de los guardias.

Avanzo con la marea humana por un largo pasillo de estética bastante retro que conduce hasta el hall *principal. El pasillo tiene oficinas y otros corredores por los cuales la gente va canalizándose hasta que, como suele ser habitual, me quedo sola en mi camino hacia el R1. Un pequeño paseo clandestino que me deja fisgonear todo eso que sucede en las oficinas que tienen las puertas abiertas o entreabiertas.*

Tras una puerta, alguien se mece en una silla ergonómica frente a varias pantallas de ordenador. En otra oficina, montañas de papeles y de tazas de café vacías reposan sobre una mesa enorme de los años ochenta. Junto a esta, un tipo con pelo desaliñado se rasca la cabeza mientras observa una pizarra llena de fórmulas matemáticas incomprensibles para mí.

Más adelante, unos tablones de anuncios ofrecen informaciones de toda suerte. Un gato gris, de nombre Willy, se ha perdido. Un cartel colorido del CERN Dancing Club invita a bailar salsa y otro anima a correr la Course de l'Escalade de este año. Abandono el tablón de anuncios y, de repente, una mujer bajita sale de una oficina sorbiendo un café mientras corretea en dirección contraria a la mía. En una repisa, unas plantas marchitas intentan sobrevivir en unas macetas aparentemente olvidadas. Un tipo de pelo blanco largo y gafas aparece entonces de la nada luciendo una camiseta negra con más fórmulas matemáticas. En un rincón de otro despacho descubro un sofá verde raído que bien podría estar en un rastro, en la casa de un hípster *o bajo un puente lleno de yonquis. Más adelante, me topo con otra planta malmuriendo en otra maceta. Un tipo corpulento irrumpe en el pasillo hablando por teléfono a gritos y en un idioma que no identifico. Desaparece de mi vista y sorteo una fotocopiadora funcionando sin supervisión alguna y sobre la que reposa otra taza de café vacía. Como un golpe de viento, un hombre asiático calzado con unas Asics me adelanta por el pasillo con su portátil bajo el brazo mientras, en otro rincón sombrío, decenas de teclados viejos, cientos de cables y material electrónico obsoleto aguardan su destino en unos contenedores polvorientos. El sueño lubricante de un comando terrorista o del mismísimo MacGyver.*

De repente, se abre otra puerta y aparece una chica joven con pelo azul, gafas verdes y tejanos gastados. «Bego, el CERN está lleno de personas atípicas...», me dice siempre Marc bromeando, sabedor de que quizá él mismo es una de ellas. Pero intento imaginar si Jone podría parecerse a la chica de pelo azul, y cuando fantaseo con ello me tiemblan los ojos y se me llenan de lágrimas. Todo eso me parece tan remoto como que hoy la reunión con esa psicóloga saldrá bien. Y la maldita mano musculosa vuelve a la carga.

Cuando llego al restaurante principal, compro un solitario café con leche y dejo para otro momento zamparme uno de los cruasanes de chocolate que hoy han dispuesto junto a las macedonias. Por un momento me pregunto si, en este templo de la ciencia, encontrar las aburridas macedonias junto a los cruasanes rebosantes de chocolate forma parte, en realidad, de un estudio sociológico secreto sobre el impacto del deseo primario en nuestro consumo cotidiano. Me digo que todo es posible y que hoy va a sobrar mucha macedonia en el R1.

Tomo asiento junto a uno de los ventanales y empiezo a centrifugar mi café con leche. A lo lejos, la réplica del tubo azul del acelerador sigue en el lugar de siempre, descansando sobre la hierba. Pienso en la reunión de hoy y fantaseo con que el tubo salga volando definitivamente tras una explosión, pero ningún temblor se produce y justo un tipo bien entrado en la cincuentena, de silueta esquelética y pelo alborotado, se sienta en la mesa de enfrente. El tipo ha comprado un expreso y uno de esos cruasanes de chocolate junto a las macedonias. Mientras sigo con mi triste café, veo cómo el hombre de pelo alborotado muerde su cruasán con lujuria y me pregunto si justo en este momento, en un cuartucho oscuro en el subsuelo, otros científicos con batas blancas están observando la jugada.

—¡Atención! 9:30 de la mañana, sujeto 3067, físico experto en teoría de cuerdas opta por cruasán de chocolate pese a tener artritis reumatoide.

—Cuán interesante…

—Activen cámara 24 y amplíen imagen. ¡Ahora!

Abandono mi locura y regreso a mi café como lo haría un perro forzado a roer un trozo de apio. Miro mi reloj y compruebo que solo falta media hora para nuestra reunión en la guardería. Tengo el estómago hecho polvo y lamento sentirme así, pero no consigo deshacerme de esta sensación. De este pesar. Doy un sorbo a mi taza y justo otro hombre, también en la cincuentena pero calvo y de vientre generoso, se detiene para saludar al hombre de pelo alborotado. Tras un cordial gesto de invitación, el tipo se sienta y, maldición, compruebo que también ha comprado un cruasán de chocolate. Pero no solo eso. También ha comprado un capuchino espolvoreado de cacao. ¡Porca miseria! Y en el cuartucho secreto se produce otro revuelo:

—¡Atención! 9:37 de la mañana, sujeto 2678, doctorado en matemática computacional, opta por cruasán de chocolate pese a presentar hipertensión arterial y haber sufrido un amago de infarto hace siete meses.

—¡Comuníquenme con el Pentágono!

Regreso a mi desahuciado café, y Marc aparece a mi lado. Me atrapa cariñosamente un mechón de pelo, me da un beso y me dice:

—¿Bego, solo has pillado un café?¿No tienes hambre?

—No…

Como aún tenemos algo de tiempo, Marc se sienta a mi lado y aprovecho para explicarle mi hipótesis absurda sobre el estudio secreto en torno a los cruasanes de chocolate. Y nuestra charla, lejos de detenerse, se convierte en todo un delirio conspiratorio en torno a cada uno de los desayunos de las personas que se encuentran a nuestro alrededor. Nos reímos y el tiempo nos pasa volando hasta que llega el momento de levantarnos.

Caminamos unos metros, y Marc saluda con un gesto casual a un señor mayor robusto y de aspecto informal. El hombre le devuelve el saludo de manera simpática, y, cuando sonríe, sus ojos se achinan como si estuviera mordiendo un limón. Lleva una camiseta verdosa de manga corta muy desgastada y luce un pelazo blanco despeinado. Con los andares que podría llevar Tony Manero en la setentena, el tipo se aleja de nosotros y se dirige al restaurante. Me pregunto si el buen hombre también comprará un vil cruasán de chocolate y, justo entonces, Marc me dice en voz baja:

—Mira, Bego, ese señor mayor que nos hemos cruzado tiene un Premio Nobel...

—No me digas... —le suelto también en voz baja.

—Sí, se llama Jack...

Me giro de nuevo para buscar al hombre nobel y lo encuentro, a lo lejos, deambulando entre los mostradores del restaurante como lo haría un jubilado más, buscando una ganga en un mercadillo. Y de repente, mi esperanza por ver volando el dichoso tubo azul tras una explosión en el subsuelo aumenta exponencialmente. «Ojalá Mr. Nobel se cepille un cruasán de chocolate...».

Seguimos caminando en silencio y, cuando llegamos a la guardería, mi estómago me pesa como si albergara un ladrillo. En el edificio todo está en calma y nos encontramos a Rosine junto a la psicóloga de la Guidance, una mujer joven de tez aceituna, pelo negro ondulado y voz melosa. Tras los saludos reglamentarios, Rosine nos pide que entremos en una clase que parece en desuso y allí todos tomamos asiento alrededor de una pequeña mesa para niños de parvulario.

Cuando nos sentamos, y sin dejar de notar mi ladrillo en la tripa, siento que todo mi cuerpo tiene dificultades para estar cómodo en las sillas infantiles, pero, de un modo un tanto cómico, ver las siluetas encorvadas del resto de los participantes me alivia. Solo la psicóloga, de complexión menuda, parece mantener mejor la compostura, aunque algo sutil en su rictus ya me confirma que nada de lo que vamos a escuchar será fácil. Escudriño entonces los gestos de la mujer, supongo, con la intención de preparar mi cuerpo para recibir mejor los envites que, a todas luces, ya me parecen inevitables.

Acaba el preámbulo de cortesía y la psicóloga inicia su exposición sobre lo que ha observado durante la semana. Su manera de hablar es muy cuidada, aunque cada una de sus frases es dolorosa. Cree que Jone presenta muchos rasgos que pertenecen al trastorno del espectro autista y que, en su opinión, poco del desarrollo de nuestra hija parece responder a lo que se considera «neurotípico».

—¿Quiere decir que Jone tiene autismo? —la interrumpo tímidamente.

La mujer me mira compasiva y me dice que hoy no puede darme un diagnóstico firme, pero que, en su opinión, debemos iniciar una evaluación completa.

Cuando oigo su respuesta, una cascada de recuerdos comprimidos en el tiempo estalla en mi cabeza. La vida de Jone aparece ante mis ojos desde el momento en que la parí hasta llegar, sin saber aún ni cómo, a esta sala improvisada de reuniones donde, sentada en una silla infantil, me informan de que mi hija, mi bebé, puede ser autista.

Todos los recuerdos con mi hija se me caen literalmente como lo harían cientos de sábanas y toallas mal dobladas al abrir un armario destartalado. De algún modo siento que mi maternidad se parece bastante a esa sensación de intentar, en vano, ordenar un armario destartalado, y me doy cuenta de que llevo meses temiendo este momento. El momento en que mi armario se desmonta completamente y todo su contenido me cae encima sin saber qué puedo hacer para arreglarlo. Sin saber siquiera si existe solución alguna para arreglarlo. Pues quizá no hay nada que arreglar.

En mi cabeza el miedo se torna desconcierto. «¿Por qué está pasándonos esto?», me repito una y otra vez. Y el desconcierto alimenta un tsunami de culpa que me ahoga. «¿Qué he hecho tan mal?», me pregunto sin descanso. El miedo, el desconcierto y la culpa se mezclan en una espiral que solo parece acelerar sin fin.

La psicóloga, como leyendo mi mente, me dice entonces:

—Lamento que estén pasando por esto. Es muy doloroso, pero ustedes no han hecho nada malo a su hija. Su hija nació así…

Se instaura el silencio, y cuando miro a Rosine, sentada en su silla infantil, veo que sus ojos están húmedos. Me doy cuenta de que los míos también lo están y que ya noto el peso de las lágrimas cuando estas se tornan densas. Justo en ese momento donde su caída por las mejillas es inevitable y cuando miro a Marc, a mi lado, descubro que su cara ya está mojada.

En mi cabeza, a velocidad vertiginosa, se suceden sin parar decenas de anécdotas con Jone. Momentos en los parques donde notaba que nada pasaba como esperaba. Muchas veces en las que he sentido una especie de ausencia en su forma de mirar. Toda esa soledad siempre difícil de definir aun pasando todo el día con ella. Las veces en las que Google, ante mis dudas sobre desarrollo infantil, me conducía a webs sobre autismo. Todo el miedo que llevo acumulando durante meses. Mi armario patas arriba sigue vaciándose de toallas y de sábanas y, sin saber por qué, empiezo a hablar:

—Cuando quise ser madre nunca pensé en «grandes planes» para mis hijos —les explico mientras me tiembla la voz—. El otro día en un parque una cría de dos años le llevaba a su madre cositas que encontraba. Una piedrecita. Un trocito de papel. Una flor… La madre estaba hablando por teléfono y no prestaba mucha atención al asunto —me tiembla la voz nuevamente—, pero no juzgo que así fuera… De repente, la cría le trajo una colilla y la mujer le pegó un grito. No sé por qué me reí de la situación, pero después sentí muchísima envidia… —empiezo a quebrarme—, porque me di cuenta de que nunca me pasaban esas cosas con Jone y me sentí muy triste… —Miro a Rosine y, al verla llorar, me quiebro por completo.

Empiezo a llorar como si el tsunami de emociones que me llena hubiese encontrado una salida. Una escotilla por la que lloro con la congoja que quizá solo un niño puede sentir cuando no encuentra consuelo ante algo grave. Llorar me duele, pero no lo puedo parar. Marc me abraza y juntos lloramos en un desconsuelo que no sé si jamás podré describir con palabras. Permanecemos así un tiempo. Quizá solo fueron unos minutos. No lo sé. Son esos momentos que parecen poner a prueba nuestra noción de la realidad, aunque no sé cómo describirlo. Sin saber ni cómo, nos recomponemos y la reunión se acaba con el mensaje claro de que es necesario un diagnóstico para Jone.

Todos nos levantamos de la mesa infantil y recuperamos así nuestra silueta, por lo menos en apariencia, adulta. Nos despedimos de Rosine y de la psicóloga con una mezcla extraña de tristeza y alivio, supongo, la sensación que solo un llanto a bocajarro proporciona. Rosine nos da un abrazo y abandonamos finalmente el edificio como lo haría una pareja de ancianos que, con huesos molidos, necesitan el uno del otro para avanzar.

Cuando llegamos a la mitad del patio, vuelvo a llorar, y Marc me abraza de nuevo. Me dice al oído que todo irá bien y que no me preocupe. Pero, por el momento, no siento nada parecido a eso. Marc me da un beso y me lame las lágrimas. Me dice, bromeando, «que están saladitas», y se me escapa una risa. Estamos tan jodidos que todo parece de mentira, pero, de repente, y sin previo aviso, algo inesperado sucede. Mi vientre se relaja y el peso del ladrillo en mi interior desaparece. No me siento feliz, pero me siento mejor. Me cuesta articular palabra, pero, cuando lo consigo, le digo a Marc:

—¿Sabes qué quiero hacer ahora?

—No…

—Comerme un cruasán de chocolate contigo…

La gran misión de las guarderías

> La educación infantil es probablemente la inversión más potente en términos de rentabilidad que podemos hacer.
>
> JAMES J. HECKMAN, Premio Nobel de Economía.

De aquella reunión salimos destrozados pero también sentimos una especie de alivio. Quizá el mismo que algunas familias describen cuando obtienen la respuesta que explica el comportamiento de sus hijos. O quizá, en nuestro caso, llorar como lo hicimos nos sanó un poco. No lo sé con certeza. Nuestro inesperado camino con Jone apenas comenzaba y, en aquella mañana de desamparo, unos cruasanes de chocolate nos ayudaron a olvidar las penas y a retomar fuerzas. Fue entonces cuando decidimos tener un perro, una idea que siempre nos rondó por la cabeza y que se convirtió en un nuevo e ineludible objetivo familiar. Nuestro perro llegó a casa unos meses más tarde, pero eso, como siempre, es otra historia. Aquel desayuno quedó suspendido en el tiempo, mientras nuestro proyecto familiar imaginario también parecía flotar en el aire. Sin embargo, éramos muy conscientes de nuestra suerte por ir de la mano de una maestra como Rosine.

En los primeros años de vida se asientan las bases del desempeño posterior de todo ser humano gracias a un complejo proceso que se considera clave en nuestra futura maduración como individuos. Las guarderías y los centros de educación infantil hacen una labor crucial, pero, por desgracia, no disponen ni de la consideración política ni del reconocimiento social que merecen.

A nivel internacional, la educación infantil se define como el conjunto de programas y servicios destinados al cuidado y la educación de la primera infancia, atendiendo su desarrollo y bienestar desde el nacimiento hasta la entrada en la educación obligatoria. La educación infantil beneficia a todos los niños y las niñas pero los beneficios son aún mayores para aquellos que proceden de hogares desfavorecidos, y su labor permite compensar, al menos parcialmente, las desigualdades de origen.

Expertos como el economista James J. Heckman afirman que es mucho más eficaz proporcionar acceso a educación infantil de calidad que invertir en medidas para compensar las desigualdades educativas y sociales en etapas posteriores de la vida (tales como refuerzos en primaria y secundaria o planes de formación para el empleo). Sin embargo, la evidencia muestra que los esfuerzos de los Gobiernos van en la dirección opuesta. La educación infantil y el cuidado de la infancia están muy desatendidos, incluso en algunos de los países más ricos del mundo. Un asunto que suele interpretarse más como un gasto que como una magnífica inversión.

Las bajas de maternidad serían, para empezar, el primer despropósito al respecto. En ese sentido, un estudio de Unicef centrado solo en los países más ricos muestra que el permiso de maternidad tiene un promedio de 19 semanas en esos países y que se paga al 77 % del salario promedio nacional. Pero esto es un promedio, y ya sabemos lo que ocurre con los promedios.

Si diéramos una vuelta rápida por los países ricos veríamos que el permiso más generoso lo ofrecen Rumania (92 semanas de pago completo), Estonia (84 semanas de pago completo), Bulgaria (70 semanas de pago completo) y Hungría (68 semanas de pago completo), y que en el otro extremo, con menos de 10 semanas de pago completo, tendríamos a Australia, Irlanda, Nueva Zelanda y Suiza. Pero, al margen de lo variado de cada uno de estos países, es curioso el modo tan asimétrico que tienen de legislar sobre lo mismo. De hecho, el caso más sorprendente entre los países más ricos es el de Estados Unidos, ya que es el único país sin licencia de maternidad, paternidad o permiso parental pagada a nivel nacional. Datos curiosos que delatan las prioridades de cada país y también algunas de sus inconsistencias.

El estudio de Unicef desarrolló una clasificación de los países ricos respecto a sus medidas de cuidado de la infancia, valorando, por un lado, las bajas de maternidad que estos ofrecen y, por otro, los servicios de cuidado y de educación a las que los padres, una vez las bajas concluyen, pueden recurrir para sus hijos. Según este estudio, Luxemburgo, Islandia y Suecia ocupan los primeros lugares en la clasificación, ya que ofrecen permisos generosos tanto a las madres como a los padres, además de proporcionar espacios de cuidado infantil organizado asequibles y de calidad. Y en el extremo opuesto tendríamos a Chipre, Eslovaquia y (atención) a Estados Unidos. En estos países las inversiones tanto en permisos de maternidad y paternidad como en el cuidado infantil accesible son débiles, y muestran que el cuidado infantil se entiende como una misión privada y no como una responsabilidad pública.

Todos conocemos el desafío que representa tener hijos en nuestras sociedades supuestamente «civilizadas» y cualquiera comprueba rápidamente lo difícil que es compaginar la vida laboral con la familiar o hasta qué punto la crianza tiene un impacto económico insospechado y escasamente salvaguardado por nuestras instituciones. En ese sentido, este estudio de Unicef solo pone de manifiesto lo que nuestra experiencia de campo parental nos confirma y que, en general, penaliza mucho más a las mujeres.

Como bien señala un informe de Save the Children sobre esta cuestión, solo en España está aún socialmente muy establecido que «el trabajo de "conciliación" es una responsabilidad de la mujer». Y, en efecto, son mayoritariamente las madres las que buscan soluciones que permitan esa conciliación y, como suele pasar también, son las mujeres las que, ante la gran dificultad que el reto supone, hacen las renuncias profesionales que sean necesarias para que eso sea posible.

Por un lado, las bajas de maternidad son insuficientes en la mayoría de los países y, por otro, los servicios para la infancia no deberían ser lugares donde nuestros hijos pasan largas jornadas solo para satisfacer a un mercado laboral que se muestra, a menudo, insensible con la crianza. Sin embargo, el mercado laboral no solo se muestra insensible con la crianza. El correcto balance entre la vida personal y la vida profesional no solo debería ser legítimo para quien tenga hijos, pues tener hijos, repito, no es ni una obligación ni un deber ciudadano. Al margen de tener o no descendencia, cualquier trabajador debería tener derecho a poder conciliar su vida profesional con su vida personal. Pero sí parece claro que añadir la maternidad a este balance lo hace todo mucho más difícil y que, a falta de la protección social suficiente, es más fácil que el trabajo se precarice, o incluso se pierda, tras tener hijos.

Las guarderías deberían ser algo central en nuestras políticas educativas y sociales, pero no lo son. Diversos estudios confirman que la disponibilidad de servicios de educación infantil tiene un impacto positivo sobre la natalidad, precisamente, al reducir el conflicto entre las expectativas laborales y el deseo de tener descendencia y formar una familia. A pesar de todo, el acceso y el uso de las guarderías entre la población depende del modo en que cada país diseña sus políticas.

Unicef estima que, en Europa, aproximadamente la mitad de los niños menores de tres años son cuidados únicamente por sus padres, pero esta proporción varía desde el 22 % en los Países Bajos hasta el 70 % en Bulgaria. Solo en España, y por ver las asimetrías dentro de un mismo país, en Ceuta el 13,2 % de niños y niñas están en guarderías mientras que en Euskadi lo están el 52,5 %. Datos muy distintos, como vemos.

El servicio de guardería suele representar un gasto importante, y para las familias más desfavorecidas puede ser un sacrificio económico inabordable. En ese sentido, en todos los países, las familias con rentas más altas son las que hacen mayor uso de estos servicios y las más pobres, en ausencia de mecanismos compensatorios, las que menos. Algo que empeora aún más su situación económica al no poder trabajar y que depara un fenómeno que se conoce como el «efecto Mateo» («Porque a cualquiera que tiene, se le dará, y tendrá más; pero al que no tiene, aun lo que tiene le será quitado», Evangelio según san Mateo, 13:12). Pues aunque suene terrorífico, así es como se denomina a esta situación.

Dinamarca, por ejemplo, tiene la mejor y más accesible calidad de cuidado infantil mientras que Irlanda, Nueva Zelanda y Suiza tienen el cuidado infantil menos asequible para la clase media. En Suiza, una pareja necesita gastar entre un tercio y la mitad del salario promedio para tener servicio de guardería toda la jornada laboral. Y Suiza, de hecho, es un caso curioso en este estudio de Unicef, porque, siendo un país muy rico, dispone de pésimas bajas por maternidad y de escaso uso de cuidado infantil fuera de la familia. Y esto puede explicarse por varias razones. En Suiza, el 90 % de las guarderías y servicios infantiles de cuidados son privados y muy costosos. Y esto es clave para entender las dificultades de acceso que esto comporta, del mismo modo que esta tarea se facilita cuando este servicio se torna de interés público. Por ejemplo, en Dinamarca, las guarderías son de gestión municipal y todo crío tiene una plaza garantizada en su municipio (la use o no) hasta que empiece la escuela primaria, y en este país se considera un derecho de obligado cumplimiento para las Administraciones. Hasta el punto de que el Ayuntamiento que no lo cumple puede sufrir importantes sanciones.

En España, las competencias en educación son ejercidas por el Estado y por las comunidades autónomas, pero la educación infantil de primer ciclo (la de cero a tres años) está delegada parcialmente en los Ayuntamientos. Según el informe de Save the Children, la mayoría de la oferta en España para la etapa del cero-tres es totalmente privada o pública, pero de gestión privada. No obstante, dadas las dificultades presupuestarias que tienen muchos Ayuntamientos, el aumento de la oferta de plazas públicas no es suficiente para cubrir la demanda existente. En España, las plazas públicas o concertadas con ayudas de gratuidad son muy escasas y no satisfacen siquiera la demanda actual. Según el mismo estudio, tan solo el 6 % de las plazas disponibles son gratuitas, y estas solo permiten dar cobertura a un escaso tercio de la pobreza infantil que afecta a España. Como vemos, el acceso a un buen servicio de atención de la infancia es deficitario incluso en los países más ricos. Tener un hijo nos expone a sufrir mayor precariedad porque el sistema ni siquiera es capaz de ofrecer alternativas asequibles y de calidad a aquellas familias ya sumidas en la pobreza.

En Suiza, en 2022 y según datos publicados por la Office Fédéral de la Statistique, el 78 % de las mujeres trabajaban a tiempo parcial frente solo al 14 % de los hombres. Por ejemplo, en el cantón de Vaud, cuando un crío empieza la escuela, los miércoles no hay clase por la mañana y solo asisten a la escuela una tarde a la semana. Por esa razón, es frecuente que en Vaud los niños de primer curso escolar complementen su horario lectivo asistiendo a guarderías, pero, de nuevo, estas son caras, y por eso muchas mujeres (para variar) hacen las renuncias profesionales para compensar estos horarios. En Suiza, solo una mujer de cada cinco con hijos trabaja a tiempo completo y este fenómeno alimenta la brecha de género existente.

Los beneficios que un buen sistema de guarderías y de prestaciones por maternidad y paternidad comportan son conocidos, pero la realidad dibuja un paisaje bastante desalentador. El Consejo Europeo reconoció en 2019, que «en muchos países, la profesión de cuidado infantil tiene un perfil y estatus bastante bajos». Algo que va en contra de lo que se necesita para proporcionar cuidado infantil de calidad. Según Unicef, solo un tercio de los países europeos requieren que el personal que trabaja con niños menores de tres años tenga al menos un diploma de licenciatura. Un hecho que devalúa el trabajo de los profesionales que se encargan del cuidado de los niños pequeños ya que se les concede un menor estatus social que a la educación «formal». Una visión nuevamente despectiva de esta labor que en la sociedad, y como afirma el informe de Save the Children, es entendida como el trabajo realizado de forma «natural» por las mujeres en el hogar y que, por tanto, no requiere de cualificación para hacerse. Algo falso, porque la atención y los cuidados en las escuelas infantiles van mucho más allá. Pero sumado a esto, trabajar en una guardería es en sí mismo precario y solo en España, según el mismo informe, en 2019 se estimaba que el personal de las guarderías solo cobraba entre 800 y 900 euros netos al mes. Asociado esto, además, a un fuerte componente de género, ya que un 97,5 % del personal de los centros de educación infantil son mujeres.

Nuestro sistema económico precariza profesionalmente a las mujeres convertidas en madres y, a su vez, a las mujeres a las que las madres recurren para que cuiden de sus hijos mientras trabajan. La precariedad y la desigualdad se ceban en esta cadena del cuidado infantil cual fenómeno que permite entender mejor por qué la natalidad sigue descendiendo en los países más ricos. Pues, a estas alturas, ¿aún alguien se sorprende por ello?

La conciliación y los cuidados infantiles deberían ser prioritarios en nuestras sociedades; sin embargo, hoy por hoy representan los principales obstáculos en la maternidad. Y todo ello, incluso cuando tu hijo es una de esas piezas «normales» que «encaja» bien en el sistema establecido. Pues lo realmente complicado llega, más si cabe, cuando no es el caso.

¿Y si necesitas guardería para tu hijo «diferente»?

Seré muy directa. ¿Qué crees que pasa cuando un crío tiene problemas de desarrollo o una discapacidad importante y necesita guardería? ¿Te lo puedes imaginar? Pues es extremadamente complicado, sí. Cuando un niño es una pieza «diferente» y no encaja en este complejo puzle productivo, las consecuencias pueden ser muy difíciles de gestionar para las familias. Nosotros tuvimos mucha suerte porque Rosine era una maestra formada y alguien que, personalmente, se implicó en el proceso de atención a nuestra hija. En Suiza, las guarderías son privadas y ni disponen ni invierten en recursos adicionales para acoger nuestra diversidad como especie, porque, sin ayudas estatales, les resulta inabordable. Y esto no solo pasa en Suiza.

La educación infantil tiene un enorme potencial como sistema de alerta de alteraciones en el desarrollo y permite poder intervenir cuanto antes en los niños que más lo necesiten. Pero dicho todo esto, el sistema de cuidado infantil no tiene a menudo los recursos necesarios y no siempre hay equipos de orientación educativa suficientes ni especializados en esta etapa. Rosine fue una persona sensible y competente que conocía el dispositivo de detección precoz de Ginebra, pero sé que otras familias, también con hijos autistas en otras guarderías ginebrinas, no tuvieron ni mucho menos la misma suerte ni recibieron el mismo trato. No solo no fueron dirigidos a estos servicios de detección precoz, sino que algunas familias fueron expulsadas de los centros o sufrieron tantas trabas diarias que ellas mismas decidieron renunciar a que sus hijos siguieran inscritos en ellos.

Procap es la organización más grande de soporte a personas con discapacidad en Suiza, y en su extenso informe de 2021 sobre el acceso a guarderías para las familias con hijos con alguna discapacidad, encontramos datos que ejemplifican muy bien lo que aquí expongo. Según Procap, «se estima que 9.000 niños con discapacidad en edad preescolar viven en Suiza (de estos, 6.750 tienen una discapacidad leve y 2.250 una discapacidad grave). A diferencia de las familias cuyos hijos no tienen una discapacidad, las familias de estos 9.000 niños a menudo no tienen ni opciones en cuanto a la búsqueda de cuidado infantil fuera de casa, lo que conlleva consecuencias negativas desde el punto de vista de la política de igualdad y económica».

Según Procap, el 34 % de las estructuras de acogida participantes en su estudio indicaron que el tema de la inclusión de niños con discapacidad estaba integrado en sus directrices, en un concepto interno o bien en su reglamento. El 15 % rechazó la existencia de un concepto de inclusión, y cerca del 50 % ni siquiera respondió. Solo el 6 % de las estructuras de infancia de su informe (unas 267 en total) afirmaron haber contratado personal capacitado para atender la diversidad. Sin embargo, algo más grave es que, en este informe, el 86 % de los poderes públicos del país consultados incluso desconocían el número de niños en edad preescolar con alguna discapacidad. Otra evidencia de que en un país como Suiza, y pese a todo su desarrollo, tampoco están muy preocupados por este tema. Un hecho que deja a las familias de niños y niñas con discapacidad, a menudo, a merced de la buena voluntad de las estructuras de cuidado que encuentren o de su suerte.

En la mayoría de los cantones, los niños con una discapacidad grave no tienen la oportunidad de ser atendidos en centros de este tipo. Y de todos modos, esto no es algo que solo afecte a los casos que precisan mayores atenciones, porque, como dije, familias con hijos autistas sufren muchas trabas para disponer de guardería sin que sus pequeños requieran mucho soporte. Una muestra de los obstáculos que enfrentan las familias fuera de la «normalidad» también en este rico y avanzado país.

Para entender el esfuerzo económico que una familia con un hijo con una discapacidad debe hacer en Suiza, veremos el ejemplo de las tarifas de una guardería que sí acepta niños con diversidad funcional. Según el informe de Procap, para las guarderías Imago el precio para un niño sin discapacidad es de 120 francos por día y cuando un niño tiene una discapacidad leve el precio aumenta hasta los 140 francos. Pero, a medida que la discapacidad es mayor, la tarifa puede incrementarse hasta los 420 francos diarios. O en otras palabras, los costos adicionales por una discapacidad pueden ascender a 295 francos más al día. Sí, al día. ¿Quién puede permitirse ese incremento y la mensualidad a tiempo completo? La respuesta es que casi nadie. Pero lo peor, como se extrae de este informe, es que algunas autoridades suizas consideran que no deben asumir estos costes adicionales debido a la discapacidad porque ya existen las ayudas de «inválidos» y las asignaciones para «impotentes», los subsidios conocidos como AI (Assurance d'Invalidité) y las API (Allocation pour Impotent). ¿Y qué opinas, por cierto, del uso del lenguaje en la Suiza de 2025 para hablar de la discapacidad? A mí —lo confieso— me parece una invitación a comprar un lanzallamas.

Pero abandonando las armas incendiarias, aunque estas prestaciones existan, muchos menores con discapacidad no las reciben en edad preescolar. En este grupo de edad, los requisitos para tener derecho a ellas son muy estrictos, ya que el derecho de los seguros sociales parte del principio de que los niños y niñas sin discapacidad «también representan una gran carga de trabajo». Así que, en definitiva, ¿quién crees que puede hacer frente al impacto de semejante situación? Pues poquísima gente. Y aquí solo hablamos de Suiza. De la rica, desarrollada y *civilizada* Suiza.

Rosine fue una ayuda extraordinaria en un periodo que fue muy duro para nosotros. Su implicación personal y su amor por la infancia ayudaron a que nuestra hija pudiera avanzar, a su ritmo, en su clase. Los días nunca fueron fáciles, pero nuestra hija, y no es poca cosa, pudo tener oportunidades gracias a esta maestra. Más de lo que mucha gente llega a tener jamás. Rosine apostó por un modo distinto de hacer su trabajo, y siempre le estaré agradecida por ello, porque disponer de guardería es básico para poder seguir con la vida laboral y es un reto cuando tu hijo es *atípico*.

Las dificultades para acceder a la guardería son, de hecho, solo una antesala de lo que vendrá después con la búsqueda de escuela. Pues conseguir educación para un hijo con discapacidad, y ya puedo adelantártelo, no es más fácil que encontrar una guardería. Tampoco en Suiza, aunque, en aquel momento, esa misión parecía todavía lejana para nosotros.

Con un cruasán de chocolate en el estómago, la vida se percibe de un modo más amable, y una futura valoración de nuestra hija, dadas las circunstancias (y con el chocolate aún en los labios) tampoco parecía tan terrible. Nuestra pediatra nos hizo perder un tiempo valioso, pero quejarnos ya no nos serviría de nada. Necesitábamos un diagnóstico para Jone y era urgente. Pero si Víctor de Aveyron tardó un par de siglos en recibirlo, nosotros tampoco íbamos tan mal... ¡No pasa nada!

TERCERA PARTE
LA MATERNIDAD EN EL CASINO

Señoras y señores, hagan juego

Bienvenido a este gran casino. «Hagan juego...», sigue diciendo una voz perdida en el tiempo, y cuando te das cuenta ya has lanzado unos dados. Haber llegado hasta aquí de la mano de un pasadísimo Johnny Depp salido de *Miedo y asco en Las Vegas* habría sido hasta gracioso. Pero no sabes ni cómo has llegado ni hace cuánto que estás jugando. Solo sabes que acabas de lanzar unos dados y que, no muy lejos, ya estás delante de la ruleta. Aquí no das abasto y el juego nunca se detiene. Ni para ti ni para nadie.

Puede que tengas muchas fichas o que no tengas ninguna, y en ese caso aquí solo puedes jugar a un juego. En los márgenes sombríos de este lugar que parece infinito, mucha gente sin fichas forma fila aguardando su destino, y únicamente pueden jugar a la ruleta rusa. Disparo. Disparo. Disparo. Y entre ellos también hay tontos de los que sí tienen fichas. A veces nosotros somos de esos tontos y salimos indemnes. A veces ni siquiera sabemos que hicimos el tonto. Y a veces esa tonta jugada también acaba en disparo. Disparo. Disparo. Disparo. Este casino nunca cierra y también es divertido. Muy divertido. Algunos tipos vestidos con elegantes trajes negros y con pinganillos en sus orejas custodian el lugar y acabas comprendiendo que solo ellos pueden indicarte la salida. Puede que estés arruinado y quieras irte, pero nunca te harán caso. Puede que ya que no desees jugar a nada más, pero eso tampoco les importa. «¡No, por favor, no me saquen ahora, estoy en lo mejor!», grita alguien desesperado al fondo, y entonces comprendes que, aunque estés en tu mejor racha, el juego puede acabar para ti de repente. O continuar, pese a todo.

En el Valladolid de principios de los cincuenta, mi padre perdió a su hermana por lo que hoy se consideraría una negligencia médica. La cría tosía y tenía algo de fiebre sin aparente importancia, pero mi abuela Carmen hizo venir al médico y este le administró un medicamento con fatales consecuencias. La que fuera mi tía y que nunca conocí, tuvo un ataque anafiláctico y falleció al momento. La niña solo tenía cuatro años y, entre muchos, tuvieron que agarrar a mi abuelo Agapito para que no asesinara a aquel doctor esa misma noche. Mi padre, muy pequeño cuando esto pasó, siempre explicaba que Carmen «jamás se recuperó de aquello» y que Agapito, que era un magnífico pelotari y mejor bailarín, «arrastró una herida en el alma para siempre». Nunca esclarecieron nada del suceso, y mi padre siempre pensó que quizá su hermana era alérgica a la penicilina. Aquel doctor, por cierto, jamás pidió disculpas y nunca sabremos si Agapito siempre se arrepintió de no haberlo asesinado aquella noche. Doble o nada.

En el Bilbao de los setenta, mi padre estaba convencido de que jamás traería hijos a este mundo, pero un día conoció a una chica estilosa de piernas muy largas. Decidieron visitar Mundaka juntos y cuando, días más tarde, mi padre se dirigía a Bilbao en coche para recogerla, una piedra proyectada por un camión en sentido contrario convirtió su parabrisas en un caleidoscopio hecho de millones de pequeños cristales. Ciego al volante, tuvo que parar su SEAT 1430 para romper el cristal completamente y llegar hasta Bilbao sin luna delantera. Pero corría el mes de noviembre y mi padre tuvo que parar de nuevo para dotarse de un ingenioso método contra el frío. Cuando la chica de piernas largas lo vio llegar al lugar convenido, y en uno de los encuentros amorosos más surrealistas de la humanidad, no dio crédito al descubrir que su cita venía forrado de papel de periódico y conduciendo un coche sin parabrisas. «Toma el tuyo, va muy bien para el frío...», le dijo mi padre, extendiéndole otro periódico a través del parabrisas roto y la chica no supo si salir corriendo o llamar a la policía. Pero no hizo ni una cosa ni la otra. Se forró también de periódico y se fue con él a Mundaka. Tras acabar la visita del pueblo, regresaron al coche y se lo encontraron lleno de gente que, aprovechando que no tenía luna delantera, se metió dentro a pasar el rato y decidieron leer aquella montaña de periódicos. La última y a casa. Pero mi padre y aquella chica siguieron viéndose...

Poco después, mi padre tuvo un nuevo episodio al volante camino a Bilbao. Su SEAT 1430 salió de la carretera derrapando y tuvo un aparatoso accidente que dejó el coche maltrecho, pero del que mi padre salió ileso. O quizá no del todo. En un arrebato de efervescente iluminación, mi padre empezó a ver el mundo con otros ojos y su chica de piernas largas se convirtió en mi madre, aunque la cosa no quedó ahí. Mi padre, que nunca quiso tener hijos, acabó teniendo cuatro con aquella chica quien, por cierto, ya tenía otro de una relación anterior. Les salió el gato y seguimos para bingo. Pero la suerte está echada y el que no arriesga, no gana.

En la Barcelona de 1985, mi madre hablaba con un vecino mientras esperábamos que mi hermano Alfredo saliera del colegio. Con él ya se llevaron un susto de muerte cuando nació, pero seguíamos para bingo y mi hermano escondía muchos ases en la manga. El chirrido del frenazo de un coche detuvo la conversación y un estruendo de gritos llenó la calle. «Ay, por Dios, que han atropellado a un crío....», dijo mi madre llevándose la mano al pecho y, de repente, salió corriendo con sus tacones en una *performance* que

Usain Bolt habría aplaudido. El crío que había sido atropellado era mi hermano Alfredo, y mi madre lo supo al instante porque reconoció, a lo lejos, sus botitas de agua asomando bajo el coche. Mi padre siempre decía, bromeando, que aquellas botas de agua le dieron suerte y que por eso a mi hermano no le pasó nada. A mi madre tampoco, pero al hombre que conducía aquel coche casi le dio un infarto. Doble o nada.

No mucho más tarde, mis padres decidieron reformar el cuarto de baño de nuestro piso y el nuevo bidé estuvo en el lavabo durante unos días esperando a ser instalado. Una noche, de madrugada, el ruido que haría un enorme jarrón de porcelana al romperse nos despertó a todos. Mi hermano Alfredo se había subido al bidé suelto, en sus palabras, «para mirarse en el espejo un granito que le picaba en la espalda», pero resbaló y el bidé se rompió bajo sus pies. No llevaba puestas sus botas de agua de la suerte, aunque seguía teniendo sus ases en la manga. Y menos mal. La cerámica rota del bidé, como si de una navaja se tratara, le profirió un largo corte quirúrgico tras una de sus rodillas. Mi madre descubrió horrorizada el charco de sangre y mi padre lo llevó corriendo al hospital. Los doctores sentenciaron que mi hermano había tenido «muchísima suerte» porque, por muy poco, no sufrió un grave corte en uno de sus tendones y de allí solo salió con otra cicatriz espectacular en su cuerpo. Mi hermano aún explica que solo notó un calor húmedo en la pierna y, gracias a mi madre, nosotros nunca vimos aquel charco de sangre. Todo al rojo.

Y seguimos en los salvajes ochenta. Un día volvimos de la playa y mis padres se dieron cuenta de que habían perdido las llaves de casa. «¡Hostias! ¿Y ahora qué hacemos, nenes?», lanzó mi padre al viento con la espalda quemada mientras mi hermano Joseba ya urdía un plan.

Recordando que la puerta de nuestro balcón se había quedado abierta, mi hermano sugirió que él mismo, hábil y ligero, podría acceder a nuestra terraza fácilmente saltando desde el balcón de los vecinos que, seguro, estarían en casa. «¡¿Pero te has vuelto loco, hijo?!», gritó mi madre, enarbolando la sombrilla, aunque nadie la escuchó. Los vecinos claro que estaban en casa, y mi padre subió con mi hermano Joseba mientras nosotros nos quedamos en la calle junto a mi madre que, entre dientes, escupía toda suerte de improperios. «¡Mira, *ama*, ya están en el balcón!», anunció mi hermana Ainhoa inocentemente, y mi madre solo podía taparse los ojos mientras juraba y juraba que iba a matar a nuestro padre. Unos deseos asesinos razonables ya que vivíamos en un tercer piso. ¡Esta tragaperras está ardiendo! Pero mi hermano Joseba, descalzo y en bañador, completó su plan a la perfección en las alturas y nosotros, en la calle y como público, lo celebramos como si hubiéramos ganado la lotería de Navidad en pleno agosto. Todos, menos mi madre, que, tras perder súbitamente su bronceado, solo pudo respirar aliviada y decidió no matar a mi padre. ¡No más apuestas! Pero las apuestas nunca cesan...

Y entramos en los noventa. Mis padres mejoraron su situación económica, pero decidieron inmolarse comprando una casa con jardín en un pueblo cercano a Barcelona. Embarcados en unas obras faraónicas que nunca terminaban, el cumplimiento de aquel sueño americano a la española se tornó una especie de pesadilla surrealista. *All in!* Las obras avanzaban a trompicones, y mientras algo se acababa, otra cosa se rompía. Nuestro jardín, lejos de parecer un lugar urbanizado, se asemejó a un campo de batalla durante años. El lugar ideal para que jugáramos como salvajes sin miedo a romper nada o a partirnos la crisma. Y seguimos para bingo.

Durante semanas, un andamio estuvo instalado en nuestra casa para hacer trabajos en la fachada trasera y, con mis hermanos, trepábamos por él inventando todo tipo de juegos. ¡Números calientes! Nuestra casa era de dos plantas y mis padres no supieron nada de nuestro nuevo entretenimiento hasta que una vecina, tras casi sufrir un infarto al verme en lo alto, nos delató. Mi padre nos vertió una descomunal bronca con ojos inyectados en sangre, pero todos continuamos subiendo por aquel andamio hasta que fue finalmente desmontado. Una gran pena. ¡Pero seguimos para bingo!

Mi padre tenía mejores intenciones que habilidades cuando se encargó personalmente de muchos trabajos de nuestra casa y la instalación eléctrica fue su mayor obra. Encender varios electrodomésticos al mismo tiempo siempre requería de delicados cálculos. La televisión, la lavadora y la batidora, por ejemplo, podían funcionar al mismo tiempo, pero unir la secadora a la orquesta hacía «saltar los plomos». Eliminar la batidora del grupo no surtía efecto alguno y apagar la televisión tampoco. La lavadora y la secadora jamás pudieron funcionar juntas aunque, de hecho, nada podía estar encendido si la secadora estaba en marcha. Una tía chunga, nuestra secadora. ¡Y ahora todo al negro! Se estropeó el interruptor de uno de los lavabos y mi padre, mucho más desbordado que Tom Hanks en *Esta casa es una ruina*, nunca encontraba el momento para arreglarlo. Aquel lavabo quedó a oscuras durante semanas y su pared, a falta de interruptor, custodiada por dos cables desnudos y retorcidos. Un milagro que nadie se electrocutara allí. Y otro milagro que la casa jamás se incendiara. ¡Triple siete y la ruleta sigue girando!

En mi casa, el tiempo pasa y el juego se intensifica. Crecemos, aunque al mismo tiempo no lo hacemos y nuestros padres navegan entre huesos rotos, broncas, insomnio y muchas visitas al hospital. Un fémur que desgarra una pierna. Un brazo roto jugando al fútbol. Un coche siniestrado del que todo el mundo sale ileso y otro coche que descarrila, años más tarde, sin que tampoco pase nada grave. Y más cartas van saliendo. Malas notas, malas compañías, problemas de pasta, muchos gritos y un infarto que a mi padre, de la mano de los hombres de negro, casi lo deja fuera del casino. Pero el hombre puede seguir jugando y el juego nunca se detiene. Tres golpes más de suerte y las cartas mejoran. La ruleta se acelera y mis hermanos y yo misma nos convertimos en adultos de verdad. Mis padres finalmente respiran, aunque en este casino solo puedes seguir jugando. Y es una suerte cuando puedes hacerlo y cuando sabes que lo estás haciendo.

Nuestra hija es autista y esa jugada nos pilló a todos por sorpresa. ¿Hablará algún día? ¿Qué futuro le aguarda? No tenemos ni idea, pero este casino nunca cierra y todo el mundo está obligado a jugar. ¡Hagan sus apuestas! Aquí el juego nunca se detiene y esta partida solo acaba de empezar.

LA JUGADA DEL DIAGNÓSTICO

Ginebra, 2 de abril de 2014

El día ha amanecido soleado y el bosque que enmarca la carretera luce con orgullo su nuevo traje de hojas verdes. Tras un invierno especialmente frío, la primavera ha llegado y lo ha hecho con mucha fuerza. El sol se cuela a través de los árboles ofreciendo un espectáculo de luz maravilloso y me sorprende descubrir que el navegador me indica que circulamos sobre la «ruta del Fin del Mundo», la route du Boute-du-Monde.

De un modo extraño, el descubrimiento me resulta hasta poético porque, en mi mente, imaginar una «ruta del Fin del Mundo» poco tiene que ver con el placentero paisaje que esta carretera nos ofrece hoy. Sinceramente, mi idea de «ruta del Fin del Mundo» se parece a un camino pedregoso hacia Mordor infestado de orcos, así que agradezco que la versión suiza de esta «ruta» sea mucho más agradable.

Marc está, como siempre que va en el coche, leyendo uno de sus libros de matemáticas, y Jone, en su sillita, parece entretenida mirando en silencio por la ventana. No sé si en reali-

dad nuestra hija presta mucha atención a todo lo que pasa fuera, pero es una bendición cuando el viaje parece de su agrado. Hoy ni me he molestado en poner mi música, y en la radio Rod Stewart canta su tema «Da Ya Think I'm Sexy?» haciendo que una mezcla absurda de ideas se desate en mi cabeza. No sé si el señor Rod Stewart se siente en realidad muy sexi, pero prefiero ir con él sobre esta «ruta del Fin del Mundo» y no con un pelotón de orcos mugrientos persiguiéndonos, deseosos de cocinarnos en una barbacoa.

Mientras devuelvo la vista al bosque, me imagino al señor Stewart, en la setentena, contoneando su cuerpo huesudo entre los árboles. Llevando con soltura una camiseta de leopardo y unos pantalones de cuero apretados. Moviendo su melenita rubia al viento y repitiéndome, una y otra vez, si «él me parece sexi». Pese a lo absurdo, me encantaría salir del coche y adentrarme en el bosque para decirle al señor Stewart que lo de su melena es muy meritorio, pero que hoy mi día no se presenta sexi…

—¿Y cómo es eso, my darling? —me preguntaría Stewart, con un fuerte acento británico, tras dejar de cantar y bailar.

—Es que hoy vamos a recibir el diagnóstico de Jone y la cosa no pinta bien…

—Pues cuánto lo siento, my darling… —añadiría mientras, con un gesto coqueto, retiraría un poco de musgo pegado a su melena.

El sol seguiría brillando en el bosque, aunque, si por casualidades de la vida pudiera hablar con Rod Stewart de tal modo, mi relato no sería ni entretenido ni divertido. Le explicaría que en unos minutos vamos a recibir los resultados de todas las sesiones que hemos hecho en el servicio de la Guidance. Le daría algunos detalles sobre lo duro que es ver cómo tu hija es observada minuciosamente por un experto en cada gesto que realiza. La impotencia que sientes cuando tu pe-

queña parece «fallar» una y otra vez, y cómo, con cada «fallo» o «gesto inesperado», el experto lo anota en su libreta, incluso cuando pretende hacerlo con discreción. Le confesaría que no me siento esperanzada y que tampoco siento eso que algunos padres relatan sobre «lo positivo» de hallar una «respuesta». Le diría que no siento, por ahora, ningún alivio por confirmar un nombre que me permita describir el porqué de la naturaleza de mi hija. Ni que el hallazgo de la «etiqueta adecuada», como así siento todo este proceso, vaya a aliviarnos de algún modo. ¿Pero quién sabe? Quizá a nuestro regreso del «Fin del Mundo» mi visión sea distinta.

—¿Usted qué cree, señor Stewart?

—Pues no tengo ni idea, my darling… *—sentenciaría, y me abandonaría en el bosque, en busca de alguien que sí pudiera encontrarle sexi por hoy.*

Cuando regreso a nuestro coche, la canción «Da Ya Think I'm Sexy?» sigue sonando. Falta muy poco para nuestra cita y seguimos avanzando por «la ruta del Fin del Mundo». Miro de nuevo el bosque y me pregunto si mi querido Rod Stewart encontrará «compañía sexi» o si, por el contrario, se topará con los orcos mugrientos. Esos orcos asquerosos que seguramente pueblan como es debido también esta «ruta del Fin del Mundo», por muy bucólica, primaveral y suiza que parezca.

El tema de Rod Stewart se acaba, y, cuando llegamos a Ginebra, nos adentramos en el barrio de Champel, un vecindario acomodado y bien surtido de parques.

—Marc… ¿qué nos van a decir?

—Pues no sé… —suspira, mientras suenan unos anuncios con las ofertas de los supermercados Coop.

Tomamos la avenue Louis-Aubert, los anuncios acaban, y empiezan los acordes del tema «We Are the Champions», de Queen. Escuchamos la canción en sepulcral silencio y en nuestro coche se instala una solemnidad que no sé describir. Cuan-

do observo la calle, todo parece ajustarse con perfecta sincronía a la música, y siento que una esperanza renovada invade mi corazón. Miro a Marc y noto que él, conmovido también en su asiento, ha sentido lo mismo. Como si por un momento fuera posible imaginar que quizá todo dará un nuevo giro y nuestra cita en la Guidance quedará en nada. En una anécdota hasta graciosa para explicar a nuestra hija en un futuro o, incluso, a nuestros nietos. «¡Es que vuestra madre era tan rara que hasta le hicimos exámenes y todo!». ¡Sí, eso mismo diremos en un futuro! Por un momento lo veo tan claro que tomo la mano de Marc con fuerza y me uno a los Queen en su célebre estribillo.

—Weeeeeee are the champioooooons, my frieeeeeeends… —canto mientras alzo la mano de Marc como si hubiésemos ganado alguna competición absurda. Pero en nuestro coche no hay ni Champions League ni batalla por librar, y sigo entonando el temazo de Queen hasta que Marc, que no es nada cantarín, también canta conmigo a grito pelado. Cantamos como si, además, nos hubiéramos tomado varias cervezas en el desayuno y, milagrosamente, Jone sigue calmada detrás como si nada.

—Weeee are the champiooooons, weeeee are the chaaaampioons!!! Nooooo time for loooooosers cause weeeeee are the chaaaaapiooooooons…

Un aparcamiento libre aparece y meto nuestro coche, convencida de que solo la intervención divina ha hecho posible el hallazgo. Eso y que además Jone sigue tranquila, pese al delirio de sus padres.

—Of the wooooooooooooooooooooooooorld!!!!!!! —vociferamos y nos abrazamos en el coche hasta que el tema de Queen se acaba y la cortinilla de la emisora Nostalgie nos devuelve al presente. Tenemos una cita, y no estaría bien desperdiciar el hallazgo divino de aparcamiento llegando tarde.

Cuando llegamos a la Guidance, la psicóloga que ha hecho el seguimiento de Jone nos recibe con su sonrisa habitual. Con un gesto divertido, la mujer nos invita a pasar a su despacho y nos instalamos frente a su escritorio. Jone no ha saludado ni ha hecho ningún gesto de reconocimiento, pero sigue tranquila y se instala en el sofá de un rincón. Muy cerca hay libros y juguetes, pero nuestra hija tampoco se muestra interesada por ellos.

La psicóloga se sienta en su sillón y, tras un poco de charla casual, aborda el asunto y dispone frente a nosotros unas hojas con unas gráficas que, por lo visto, contienen los resultados de Jone. Las gráficas bien podrían ser esas que se usan para ilustrar la evolución del índice Dow Jones. Pero no. No contienen el Dow Jones. Tampoco muestran la evolución de los precios del alquiler en Varsovia ni mucho menos el punto de rocío de las Alpujarras durante el último semestre. No. Estas gráficas son la traducción de todos esos datos que la psicóloga ha ido apuntando sobre Jone en su libreta durante las sesiones.

La especialista siempre se muestra cálida con sus explicaciones, aunque para mí su actitud contrasta con lo frío del uso de una gráfica para mostrar el estado de nuestra hija. En el gráfico, además de la línea de Jone, aparece una línea recta que, por lo visto, corresponde al nivel medio de los críos de su misma edad en todos esos hitos de desarrollo observados. Por un lado, aparece el Dow Jones de Jone y por otro el Dow Jones medio de todos los niños y niñas sobre la faz de la tierra o, por lo menos, de todos aquellos de los que hay datos, digamos, registrados. Más allá de la controversia filosófica que todo el asunto me sugiere, lo único claro es que la línea de nuestra hija siempre va por debajo de esa otra que, aunque nadie nos lo dice abiertamente, se corresponde a la «normalidad».

Mientras observo la línea y escucho como puedo a la psicóloga, me doy cuenta de que Marc, a mi lado, también inten-

ta procesar cuán ruda es una evaluación de este tipo y cuán lejos parece esa quimera de la «normalidad» para nuestra hija. Con cada hito recibimos una explicación, pero siempre llegamos a la conclusión de que con cada hito solo hay un elemento más que en nuestra hija no se «ajusta» a ese canon. Jone, a todo esto, sigue en el despacho aparentemente ausente y me pregunto qué tipo de recuerdo tendrá de este proceso.

Cuando vuelvo a las explicaciones y al gráfico, me siento literalmente como si estuviera metida en esa hoja intentando que mi hija consiga cruzar, de algún modo, esa línea que solo parece lejana. Pensando en alcanzar esa línea, y por estas cosas de estar en Suiza, de repente me asalta el recuerdo de la última escena de la película Resplandor en la oscuridad, *protagonizada por Michael Douglas y Melanie Griffith. No recuerdo nada de su trama, pero sí que se trataba de una película ambientada en la Segunda Guerra Mundial.*

En la escena en cuestión, Michael Douglas se hace pasar por un oficial nazi de alto rango y lleva consigo a una Melanie Griffith desmayada con el objetivo de atravesar juntos la frontera alemana y llegar hasta Suiza. Solo recuerdo que en esa escena el señor Douglas, tras ser descubierto por la guardia fronteriza, echa a correr con la señora Griffith en brazos hacia Suiza y que en su camino los nazis le cosen a tiros. Para salvarse, Douglas necesita cruzar la línea blanca que separa Alemania de Suiza, pero recibe tantos disparos que el pobre hombre las pasa canutas para conseguirlo. Recuerdo que en la escena aparecen unos amigos que, ya en territorio helvético y presenciando el tiroteo, gritan al soldado suizo que se encuentra en la torre de vigilancia que dispare a los nazis para evitar que lo maten, pero este les responde, muy neutral, que no puede hacer nada hasta que no pisen Suiza. ¡Muy bonito, hombre!

Ni Marc tiene pinta de oficial nazi impostor, ni yo gasto la melena rubia de Melanie Griffith pero estamos igual de deses-

perados por atravesar una línea que parece inalcanzable. En nuestro caso, yo no he perdido el conocimiento y Marc no me lleva en volandas. Nosotros somos los que llevamos a hombros, cual líder galo, a nuestra hija, y, como a Douglas, también nos están disparando. ¿Serán unos nazis desde sus torres de vigilancia? No, hombre, no. A nosotros no nos disparan esos mierdas. A nosotros nos atormenta la horda de orcos mugrientos que, claro que sí, nos venían siguiendo desde la ruta del Fin del Mundo. Los muy indeseables, llegan ahora después de haber dado buena cuenta del cadáver a la parrilla de Rod Stewart y no han dejado ni las uñas. Para colmo, han tenido la desfachatez de hacerse unas pulseras con su camiseta de leopardo y ahora nos están atacando a pedradas y flechazos. Nosotros, para más inri, ya estamos en Suiza, así que de ningún modo nadie va a defendernos. ¡Pero si esta psicóloga también es suiza! ¿No podría lanzar unas chocolatinas a los orcos? ¿O un poco de queso? No, ella no está aquí para eso. Me doy cuenta de que esa línea inalcanzable está entre nosotros y la psicóloga, y que ella solo está aquí para certificar que, de ningún modo, vamos a franquearla. Y ella es una buena profesional que ha hecho su mejor trabajo para que todo este proceso sea lo más agradable posible y, sin embargo, no sé de qué manera nada de todo esto puede beneficiar a nuestra hija.

En la película, Michael Douglas recibe varios tiros, pero consigue cruzar la línea y, con ello, permite que el guardia suizo dispare a los nazis en revancha. Al final de la escena, Michael Douglas y Melanie Griffith yacen en territorio suizo inconscientes, pero salvan sus vidas heroicamente. En nuestro caso, ya estamos en Suiza, pero no hemos pasado la línea. Los orcos nos han dejado hechos polvo y, la verdad, no me siento nada heroica. Nuestra hija sigue tranquila y solo deseo que este dolor le sea ajeno. Y sospecho que Marc siente lo mismo.

La psicóloga nos confirma nuestros temores y recibimos el diagnóstico: Jone es autista. Aun así, me doy cuenta de que no siento, para nada, ese alivio del que otros padres hablan cuando conocen la respuesta oficial. Sospecho que todo esto es solo el principio de un largo camino por recorrer y, sinceramente, no sé ni a dónde debemos dirigirnos para poder empezar a caminarlo.

—¿Cree que nuestra hija hablará algún día?

La mujer me mira con una mezcla de lástima y desconcierto.

—Eso es algo muy difícil de predecir cuando hablamos de autismo…

—¿Y qué podemos hacer ahora?

Permanece unos instantes en silencio, y cuando finalmente me responde, confirmo por qué siento que todo este proceso de diagnóstico me resulta vacío. En su intento por darnos ánimos para encontrar un buen soporte para nuestra hija, confirmo que ni ella misma puede orientarnos hacia esa ayuda profesional y confirmo que de allí solo saldremos con una «etiqueta». Y nada más. Observo de nuevo el gráfico con la línea de nuestra hija y siento que, para nada, esa línea define a Jone. Ninguna línea puede describir a nadie, y aunque puedo entender que primero debemos definir «el problema» para saber qué hacer al respecto, no concibo que después el sistema te deje a tu suerte.

Nuestra cita acaba, nos despedimos de la psicóloga y salimos de su oficina con Jone en los brazos de Marc. Sigue tranquila, pero la notamos muy cansada, y cuando volvemos al coche todos estamos molidos. No me siento triste ni con ganas de llorar, pero sigo sin encontrar ese consuelo del que a veces se habla cuando, por fin, tienes la respuesta. Sigo sin sentir alivio y soy aún más consciente del desamparo que el sistema nos ofrece. Del desamparo que el sistema ofrece a nuestra hija.

Tras dejar Jone en su asiento, Marc y yo nos abrazamos con fuerza.

—Marc, ¿qué crees que nos habría dicho Freddie Mercury?

—Me parece que el pobre hombre también pasó lo suyo…

Nos besamos, pero no tenemos muchas ganas hablar y lo único que queremos es llegar a casa. Cuando arranco, retomo el camino de vuelta y en la radio suenan las noticias. Miro por el retrovisor y veo que Jone se ha dormido.

Las noticias prosiguen y de repente un anuncio llama nuestra atención. El locutor declara que «hoy 2 de abril, con motivo de la jornada mundial de sensibilización del autismo, Suiza vuelve, por segundo año consecutivo, a unirse a la iniciativa Light It Up Blue *y muchos edificios y monumentos relevantes estarán iluminados de azul en honor a las personas que tienen autismo». Según el locutor, se trata de una campaña para «dar visibilidad al autismo y con ello sensibilizar al gran público de las dificultades y discriminación que padecen las personas que presentan el trastorno».*

—¿Has oído eso?

Marc se ha quedado pasmado y finalmente me responde:

—Sí, Bego, sí. Hoy es el día del autismo, no sé si tendremos terapia para Jone, pero algunos edificios estarán azules…

—Venga, hombre, no me jodas…

Las noticias acaban mientras tomo de nuevo la «ruta del Fin del Mundo» y noto que, tras conocer la iniciativa lumínica solidaria, una marea de cabreo asciende por mi cuerpo. En la radio empieza a sonar la canción «Paint it, Black», de los Rolling Stones y solo deseo apretar el acelerador para salir volando.

Miro de nuevo el bosque inmutable y puedo ver a los Rolling Stones, ya bien mayores, tocando su temazo entre los árboles. Recordando que surcamos la «ruta del Fin del Mundo», sé que los orcos no tendrán piedad de ellos cuando los encuentren, pero un pensamiento retorcido me reconforta. «Cabrones, cuando os comáis a Keith Richards, lo vais a flipar…».

El acceso al diagnóstico y el peso de las etiquetas

Recibir un diagnóstico de autismo lleva tiempo y no es un proceso fácil. El diagnóstico debería ser una herramienta para orientar el nuevo camino a tomar, pero, cuando abandonamos aquella oficina con Jone, nuestra sensación al respecto no fue prometedora. Salimos de allí con su diagnóstico oficial, pero también nos pareció que fuimos lanzados a los orcos. Sin más.

Un diagnóstico debería ser el punto de partida de un recorrido que, en función de lo detectado, nos ayude a mejorar nuestra situación o, si es posible, permita curarnos. La lotería que concede nuestro lugar de nacimiento, así como los recursos de nuestra familia, juegan un rol muy importante en el acceso al diagnóstico y, más aún, a todo el recorrido de mejora que debería venir tras él. El autismo no es «curable» porque no es una enfermedad, pero su diagnóstico debería ser útil para, por lo menos, comprenderlo mejor y poder elaborar después el acompañamiento más oportuno. Sin embargo, esto no solo no sucede, sino que el acceso a una terapia adecuada depende de los recursos que las familias posean. ¿Recuerdas el casino del que formamos parte?

Como bien afirma el psicólogo y experto en autismo Daniel Millán, podríamos hacer una distinción entre el autismo de causa desconocida (llamado también *autismo primario*) y el de causa conocida (o *autismo secundario*). El autismo de causa conocida aparece, por un lado, en aquellos casos en los que el sujeto presenta una alteración genética concreta —como, por ejemplo, las que se dan en el síndrome de Rett o en el síndrome de X frágil—y también, por otro lado, en aquellos casos en los que no hay una alteración genética, pero sí se han producido complicaciones perinatales o infecciones cerebrales como las encefalitis. El autismo de causa conocida (o *secundario*) representa entre el 10% y el 20% de los casos totales de autismo, mientras que el de causa desconocida (o *autismo primario*) es el más frecuente entre la población autista. ¿Lo sabías?

El autismo de causa desconocida es, en definitiva, el mayoritario y no dispone de marcadores biológicos para su detección, por lo que no se descubre ni con una prueba sanguínea ni con un examen físico concreto. El autismo se considera una compleja condición de fuerte base genética, en la que también intervienen factores ambientales y de la que aún se desconocen sus mecanismos. Como señala la Confederación Autismo España, un extenso estudio de 2020 consiguió identificar ciento dos genes asociados con ella. En este caso, hablamos del estudio que dispone de la mayor secuenciación genética sobre autismo y para el que se han recogido y analizado más de treinta y cinco mil muestras de participantes, incluidas casi doce mil personas con la condición (la mayor muestra hasta el momento). No obstante, se sospecha que esta cifra sigue sin ser concluyente y que la dimensión genética del autismo es aún más complicada. Todavía se desconoce tanto el número total de genes implicados como el modo en que su combinación determina su variabilidad y, por eso, solo se diagnostica a través de la evaluación estandarizada de la conducta del individuo que lo presenta. Quizá un día esto será diferente, pero, actualmente, una observación detallada de la persona es la que permite detectar el autismo, y la participación de quienes conocen bien a la persona evaluada, especialmente cuando nos referimos a menores, es fundamental.

Nuestro proceso de diagnóstico para Jone duró bastantes semanas y tuvo lugar después de un periodo de espera de varios meses. Descartadas las causas genéticas asociadas a síndromes conocidos, la evaluación consistió en diversas sesiones de observación de nuestra hija en el despacho de la psicóloga y en largos cuestionarios sobre su comportamiento que nosotros también tuvimos que rellenar. Durante este tiempo también le hicimos controles auditivos a Jone, ya que, cuando hay retrasos en el lenguaje y en la comunicación, es necesario descartar que la sordera sea una de las causas. Un proceso, en definitiva, bastante largo y denso.

Cuando nos referimos al autismo hablamos de un espectro, porque este se manifiesta de manera muy variable entre las personas y hay muchas diferencias entre los rasgos y la intensidad que cada individuo presenta. Debido a esto, y especialmente cuando no hay dificultades cognitivas o comunicativas importantes, el autismo puede ser difícil de diagnosticar y por eso no es nada raro que haya personas que descubren que son autistas siendo adultas. Un hecho que es algo más frecuente, curiosamente, entre las mujeres. Pero el autismo, repito, no es una enfermedad, sino una disposición neurológica distinta que confiere un modo diferente y único de procesar la información del entorno durante toda la vida. El autismo es una neurodivergencia y no siempre implica una gran discapacidad, pero, en la mayoría de los casos, un buen soporte terapéutico mejora la adaptabilidad de la persona y su calidad de vida. Y eso es lo único que importa o que debería importar.

Cuando obtuvimos los resultados, y como explico en la anécdota, no solo no sentí ese alivio del que algunas familias hablan, sino que constaté que el sistema después te deja a tu suerte. Y eso en un país tan desarrollado como Suiza. El diagnóstico, en nuestro caso, lejos de ser esa primera baldosa del nuevo camino que debíamos tomar, se pareció más bien a un pesado ladrillo que, más tarde, se convirtió en una carga para nuestra hija. Y jamás debería ser algo así.

Nuestra psicóloga fue siempre muy amable, pero, más allá de certificarnos la entrega del «ladrillo», su papel posterior en la asistencia terapéutica de Jone fue inexistente. Y en realidad, todo lo que debe venir tras el diagnóstico es lo fundamental y eso es, precisamente, lo que a menudo no sucede. El esperado diagnóstico de nuestra hija parecía la llave para entender su naturaleza y poder así construir el soporte adecuado, pero el acceso a la terapia no estuvo, ni mucho menos, garantizado tras recibirlo. Y más tarde, el diagnóstico sí se convirtió en un gran obstáculo para la escolarización de Jone.

Como bien relata el estudio «Autism Care Pathway in Europe», aunque las Naciones Unidas (ONU) y la Organización Mundial de la Salud (OMS) han reconocido el autismo como un problema de salud pública, este ha recibido poca atención por parte de los servicios de salud pública europeos y, a pesar de su gran impacto, falta consenso y apoyo en toda Europa para su detección temprana, su diagnóstico y la posterior intervención. Este completo estudio confirma que el proceso de diagnóstico y atención es un camino generalmente insatisfactorio para las personas con autismo y para sus familias, por lo que nuestro caso es solo uno más y, por cierto, no el más dramático.

Para nosotros, el tiempo que pasó desde que mi antigua pediatra me dijo que «el autismo era una moda» y recibimos el diagnóstico de Jone fue de un año. Un largo año perdido, muy valioso, en el que nuestra hija podría haber avanzado con una asistencia más adecuada y nosotros nos habríamos visto mejor asesorados ante los crecientes desafíos que, día a día, aparecían con ella. Pero esto, que ya es grave, no es nada comparado con el hecho de que para una quinta parte de los casos del Reino Unido (un 20 %) todo este proceso puede durar tres años.

Solo en España, cada comunidad autónoma dispone de las competencias de sanidad y, según un reciente informe de la Confederación Autismo de España, eso se traduce en que «no se puede hablar de un único sistema de atención temprana, sino de diecisiete». De todas formas, el problema no es que haya diecisiete sistemas sanitarios, sino que, en función de la comunidad donde te encuentres, hay bastante disparidad en los recursos y en los servicios, de tal modo que las asimetrías en el acceso a la terapia entre la población son importantes. Un factor que aquí responde únicamente a la aleatoriedad de tu lugar de residencia. Algo injusto, pese a que en nuestro país la Estrategia Española en Trastornos del Espectro del Autismo fue aprobada por el Consejo de Ministros el 6 de noviembre de 2015. Pero esto no solo pasa en España, ya que otros países europeos tienen el mismo problema, aunque, oficialmente, también disponen de un plan nacional para la atención del autismo. Francia sería un ejemplo de esto y además nada exento de polémica.

El país galo lleva, hasta la fecha, cuatro planes estratégicos para el autismo, pero sus alumnos autistas disponen aún hoy de escasas medidas de escolarización y se estima que el 90 % no recibe el soporte adecuado. Según un estudio que comparaba la escolarización de alumnos autistas en Francia y en Quebec, se estimaba que en 2011 la mitad de ellos en Francia no estaban ni escolarizados frente a casi el 85 % de alumnos quebequenses autistas que sí lo estaban y, además, en escuelas ordinarias. O sea, que mucho mejor ser autista en Quebec que en Francia, pero ¿quién, siendo francés, puede mudarse a Quebec para garantizar las mejores opciones educativas a un hijo? A veces, a duras penas tenemos «fichas» para jugar en nuestro propio país.

Recibir un diagnóstico es fundamental, porque, en el mejor de los casos, podemos iniciar después las medidas terapéuticas que mejor nos convengan. Un diagnóstico también es indispensable para poder acceder (si existen) a eventuales ayudas financieras o para que determinadas prestaciones sanitarias sean posibles, pero actualmente el diagnóstico (que ya es en sí mismo un reto) no garantiza después ese adecuado soporte que se precisa y, a menudo, por ser irónicamente indispensable, se torna un arma arrojadiza del propio sistema. Para nuestra hija, en Suiza, su diagnóstico se convirtió en un obstáculo para su acceso posterior a la escuela ordinaria, y para aquellos que no pueden conseguir un diagnóstico, como es el caso de quienes presentan una denominada «enfermedad rara», la desatención sanitaria y educativa del sistema puede ser grande. Y también injusta, teniendo en cuenta que, aunque cada «enfermedad rara» puede afectar a muy poca gente, el número de estas enfermedades es tan grande que, por si no lo sabes, solo en la Unión Europea se calcula que más de 30 millones de personas viven con una «enfermedad rara». Un fenómeno descrito como «la paradoja de la rareza» y que solo en Europa afecta a una cifra equivalente a la población combinada de Holanda, Bélgica y Luxemburgo. Casi nada, ¿verdad?

Regresando al autismo, según el estudio «Autism Care Pathway in Europe», en países como Reino Unido, España o Italia, solo el 30 % de los encuestados recibió muy poco o ningún tipo de apoyo tras la confirmación del diagnóstico. En Suiza, nosotros tampoco recibimos atención ni orientación, y el país tampoco dispone de una estrategia nacional para el autismo, dejando que cada cantón gestione el asunto a su manera.

Mientras hicimos el diagnóstico, empecé a buscar soporte para Jone, porque durante el proceso de evaluación ya vimos que ninguna opción terapéutica parecía posible desde el servicio de detección ginebrino. Contacté con bastantes terapeutas, pero encontrar profesionales familiarizados con el autismo no fue fácil y finalmente llegué al Centro de Intervención Precoz en Autismo de Ginebra. Todo esto sucedía en 2013 y quizá ahora la situación ha mejorado, pero el acceso a cierta información hace una década era más difícil.

Lidiar con la desorientación asistencial no es lo más adecuado cuando te encuentras en la tormenta emocional de asumir que tu hijo puede tener una alteración del desarrollo importante. Y tampoco está al alcance de todo el mundo saber buscar determinada información, ya que no todos disponemos de la misma formación ni de los mismos recursos.

La mayoría de las familias, tras recibir un diagnóstico de autismo, necesitan orientación, asesoramiento y apoyo emocional para poder comprender su significado y sus implicaciones, pero según el mismo informe, hasta el 58 % de los afectados no reciben ningún tipo de capacitación o consejos para acompañar a sus hijos. Y todo eso se suma a que un alto porcentaje de los encuestados (62 %) ya tuvieron difícil acceder a los servicios de detección temprana, una tónica generalizada en Europa (en la rica Europa) y que, como confirma el mismo estudio, se traduce en una falta de apoyo para los cuidadores y en unos servicios terapéuticos públicos insuficientes para la cantidad de personas autistas y sus familias.

Los estudios ponen de manifiesto que el acceso a una terapia adaptada lo antes posible mejora el pronóstico y la calidad de vida de quienes son autistas. Un dato que puede resultar esperanzador, pero también muy estresante cuando nuestro hijo acaba de recibir su diagnóstico y no se dispone del soporte adecuado. Algo que puede incrementar un sentimiento de culpa ligado a estar «perdiendo» un tiempo valioso para nuestro propio hijo.

El informe ASDEU expone que un problema importante vinculado al autismo es que las familias suelen experimentarlo como algo muy preocupante debido a las dificultades para acceder a los servicios, a los altos costes asociados y a la falta de información y apoyo durante el proceso de diagnóstico. Nada que nosotros no comprobáramos personalmente y que no viera en muchas otras familias con hijos e hijas también autistas.

Cada familia es un ecosistema único, y con la llegada de un diagnóstico importante, los cambios que debe incorporar pueden ser de gran magnitud. Las terapias para autismo, por ejemplo, son caras, y las necesidades de quien presenta la condición pueden ser muy altas. Una combinación que también suele estar presente cuando puede aparecer una discapacidad importante en nuestro entorno directo y que, por desgracia, tampoco recibe la atención política que merece, pues, de nuevo, toda esta situación no solo atañe al autismo.

Los diagnósticos acaban pareciéndose, a menudo y por desgracia, a simples etiquetas, y estas pueden ser pesadas porque la sociedad no vuelca una mirada digna sobre ellas. Aquello que nos une a las familias no es, para nada, el diagnóstico de nuestros hijos e hijas, sino los obstáculos que cada día el sistema nos impone. Algo que confirmo cuando conozco otras familias que han recibido otros diagnósticos muy distintos al autismo. Las condiciones de nuestros hijos e hijas tampoco nos unen, pero sí las trabas que orquestan la exclusión social a la que cada día nos enfrentamos. Y esto, repito, va mucho más allá de quienes se encuentran dentro del espectro autista.

Mi hija es autista y estoy muy orgullosa de ella. Sin embargo, nada de lo que Jone es se resume en un diagnóstico. Ningún ser humano puede, jamás, reducirse a un diagnóstico, pero vivimos en un tiempo en el que parece que nuestro afán clasificador lo inunda casi todo.

Jone acababa de recibir su diagnóstico, y, con ese nuevo «ladrillo» en la mano, descubrimos un nuevo paradigma del que ahora, por lo visto, también formábamos parte. No teníamos ni idea de qué podíamos hacer para mejorar la vida de nuestra hija y teníamos, además, que familiarizarnos con un nuevo universo. Tomen un globo azul y esquiven a los orcos… ¡Bienvenidos al autismo!

Sobre símbolos, inválidos e impotentes

> Escucha, no dejes nunca que nadie te diga que eres un minusválido…
>
> TIM BURTON, *Eduardo Manostijeras*, 1990.

Las etiquetas pueden ser pesadas y hoy no sé qué diagnóstico recibiría Eduardo Manostijeras. ¿Manos ferrosas? ¿Trastorno de tijeretas permanente? El consejo que, en la película, aquel veterano de guerra le daba a Eduardo no fue malintencionado, aunque los problemas del joven Manostijeras iban mucho más allá de ser injustamente considerado un «inválido». En realidad, su mayor problema no eran sus aparatosas manos, sino todo aquel tiempo que, solo en aquella mansión, no pudo aprender nada de la gente ni de sus costumbres. Tampoco de sus intereses, a menudo egoístas, ni de todo aquello no verbal que conforma nuestra compleja comunicación. Eduardo era un excelente jardinero y un maravilloso peluquero, pero la exclusión fue su mayor problema. No era, ni mucho menos, un «inválido», sino alguien incomprendido en una nutrida comunidad de ignorantes. Pero, perdóname, ¿no conoces la película? Si es así, o eres muy joven o has vivido en un submarino durante los últimos treinta años. ¡No te la pierdas!

Dirigida por Tim Burton, *Eduardo Manostijeras* es una revisión del clásico mito de Frankenstein, en la que se narra la historia de un joven creado artificialmente y que tiene tijeras en lugar de manos. Surrealista en su puesta en escena, sigue aguantando el tipo pese a tener bastantes años, pero ofrece una deprimente visión (o quizá acertada) del modo en que la sociedad responde ante la «diferencia». Al final,

Eduardo Manostijeras no solo no obtiene un lugar en aquella comunidad, pese a sus espectaculares capacidades, sino que, acechado por todos, debe regresar a su mansión para buscar refugio y aplacar así a la multitud enfurecida. Su muerte fingida es lo único que consigue calmar los ánimos de la muchedumbre y proporciona a Eduardo un retorno silencioso a aquella vida oculta y de espaldas al mundo exterior. Dos formas, la muerte y el olvido, que al final se vislumbran como las adecuadas ante el que es demasiado «distinto». Y no pretendo que suene deprimente. Me sigue gustando mucho *Eduardo Manostijeras*, pero, después de todo lo aprendido con mi hija sobre la exclusión, esta revisión de la película no me parece tan equivocada.

Hay etiquetas pesadas y también las hay totalmente lapidarias. Según la historiadora Mariama Kaba, el concepto «inválido», cuando hablamos de discapacidad, es obsoleto, porque su uso más extendido se remonta al siglo XVII cuando se empleaba para designar a un soldado que ya no podía servir a la patria y que se recuperó en el siglo XX en los contextos de la Primera y la Segunda Guerra Mundial. Si nos remontamos al origen latino del término, inválido significa débil, frágil, impotente o sin fuerza. Mariama Kaba es doctora en historia y responsable de investigación del Instituto de Humanidades en Medicina de la Universidad de Lausana, así como especialista en historia de la medicina y la salud y en estudios sobre discapacidad. Kaba sostiene que el abuso ejercido por la sociedad sobre las personas con discapacidad reposa sobre un esquema de valores jerarquizado creado por los «válidos» y que, en su opinión, llega hasta nuestros días.

Ni Eduardo Manostijeras era un «inválido» ni las personas con discapacidad son «discapacitadas» (mucho menos «inválidas»), pero nuestro modo de usar las palabras condiciona nuestra percepción de lo que nos rodea por lo que el debate sobre el uso del lenguajc es extenso en temas incómodos y no resueltos como pueden ser el racismo, la sexualidad, la pobreza o el sexismo. La discapacidad es otro de esos temas incómodos y el modo en que el lenguaje se usa para definirla condiciona y perpetúa su modo negativo de verla.

Como he explicado ya, existen intensos debates sobre la consideración del autismo y muchos tienen ya unas cuantas décadas. Nos obstante, de la mano de Jone, los hemos descubierto todos y estoy segura de que muchos autistas y sus familias también. ¿Ya no debo decir que mi hija «tiene autismo»? ¿Es mejor decir que «tiene TEA» o que es una «persona con autismo»? ¿Acaso no puedo decir que mi hija «es autista»? Confieso que casi nunca digo que mi hija «tiene TEA» porque, desde mi punto de vista, el uso de siglas comporta el riesgo de que alguna de las partes en una conversación desconozca su significado, y recuerdo muy bien que, durante un tiempo, la palabra «autista» se consideró hasta «inadecuada». Algo erróneo y que fue alimentado por ciertas asociaciones con las que no comparto esta visión. No hace tantos años, incluso, hubo sonadas campañas protagonizadas por futbolistas de élite donde se lanzaron mensajes a la población como: «¡No le llames autista!». En fin. La verdad es que siempre es mejor llamar a las personas por su nombre, pero, para que quede claro, la palabra «autista» no es ningún insulto... ¿Podemos superar esto de una vez por todas?

Hay quienes siempre han reclamado con orgullo —¡claro que sí!— que son autistas. Que no «tienen autismo», sino que «son autistas», y rechazan la idea del autismo como de algo ajeno a su propia naturaleza. Una reivindicación que lucha para que nadie emplee la palabra «autista» —como también han hecho algunos políticos— de modo peyorativo, al igual que ocurre cuando los racistas usan la palabra «negro» de manera despectiva para referirse a las personas negras. El movimiento Black Power, de hecho, se forjó sobre un profundo orgullo racial y reivindicó, precisamente, el uso de la palabra *black* como respuesta al intento de cargarla con un significado negativo. Pero en el racismo, como en otros asuntos aún no resueltos, un gran desafío es el modo en que nuestras leyes perpetúan las injusticias y la discriminación, utilizando, además, el lenguaje a su servicio para justificarlo. De ahí que el debate sobre el lenguaje no sea baladí y que, junto a la mejora de las leyes, debe contribuir a erradicar la discriminación por razones como la raza, el género, la sexualidad o, por supuesto, tener una discapacidad.

Sin embargo, más allá del lenguaje, los símbolos que usamos o asociamos a colectivos también tienen su peso. Si seguimos hablando de autismo, la simbología que lo representa es otra fuente de debate. El modo más frecuente de representar el autismo es a través del color azul, porque antaño se consideraba que el autismo solo afectaba a los hombres y esta es una falsa creencia que, todavía hoy, persiste y dificulta que las mujeres reciban su diagnóstico. Pero, al margen de esto, algunos defensores del uso del azul para representar el autismo lo justifican porque se trata del color del mar y el mar, de manera figurada, podría representar a una persona autista. Como el mar, alguien autista se muestra calmado o repentinamente agitado y alberga un mundo interior muy rico que todos deberíamos conocer. Me parece muy bonito, pero estoy segura de que otras visiones podrían ser tan acertadas o válidas como esta.

Otro modo típico de representar el autismo es a través de una pieza de puzle que dice reivindicar valores como la inclusión y la diversidad. Cada pieza merece formar parte del gran puzle, digamos de la sociedad, y ese gran puzle debe estar hecho de piezas diferentes. Otra visión bastante anticuada, por cierto, y no exenta de controversia. ¿Las personas autistas son piezas que deben encajar? ¿Son también puzles incompletos por resolver? ¿Debemos tratarlas así? ¿Todos tenemos que «encajar» en un supuesto puzle?

El más reciente símbolo para el autismo es un signo de infinito dorado. También se emplea un signo de infinito teñido de los colores del arco iris para representar la neurodiversidad y no solo una neurodivergencia como el autismo. Quienes reivindican estos últimos símbolos son mayoritariamente autistas —como así prefieren ser tratados— y son contrarios al uso de los dos anteriores porque consideran que estigmatizan la neurodivergencia como si fuera una anomalía que precisa de «cura» o tratamiento. En realidad, lo que estos símbolos también sostienen es que todo ser humano, con su especificidad, forma parte de ese infinito, y personalmente también me parece la visión más adecuada. Sin embargo, y de nuevo, no sé si alguno de estos símbolos define a mi hija o a cualquier otro ser humano. No lo creo y tampoco me parece lo central de este tema.

En este libro, como ya habrás comprobado, en algunas ocasiones he empleado la expresión «tener autismo» y de manera mayoritaria he usado «persona con autismo» o persona autista. Prefiero el concepto «condición» pero, a veces, también aparece el término «trastorno» y espero (o deseo) que nadie se ofenda por ello. Y del mismo modo, aunque, personalmente, me parece más adecuado decir «persona autista», jamás juzgaría a quien afirma «tener autismo». Sé muy bien que hay un profundo debate sobre cómo articular el lenguaje al respecto, y como madre, a través de las anécdotas personales que expongo, verás esa evolución en el uso del lenguaje. Entiendo los matices que definen la dualidad clínica y social del autismo, pero creo que lo más urgente es que no haya estereotipos negativos asociados a esta condición o, más ampliamente hablando, a las neurodivergencias. Lo más importante es que la discapacidad, sea por la razón que sea, pierda su connotación negativa en la sociedad.

Buscar una simbología para representar a un colectivo parece necesario para dirigir sus reclamaciones, pero puede ser igualmente polémico porque cada ser humano es único y nuestras sensibilidades, necesidades y prioridades son también diversas. El lenguaje debe ser respetuoso, pero eso no significa que debamos caer en estrategias que, sin pretenderlo, puedan edulcorar en exceso realidades que son muy difíciles o dramatizarlas en demasía. Una responsabilidad y un reto colectivo cuando hablamos sobre discapacidad y dependencia. Y como madre de una niña autista, me parece crucial que las leyes cambien y que nuestras instituciones no contribuyan a la discriminación o al estigma, sin importar la razón.

En España, el pasado 18 de enero de 2024, el Congreso aprobó la reforma del artículo 49 de la Constitución para ampliar los derechos de las personas con discapacidad y eliminar del texto el término «disminuido». Es un avance positivo, aunque esto aún no se traduce *de facto*, para nada, en la sociedad real. El lenguaje debe ser cuidadoso y las medidas económicas y políticas aún mejores para que las palabras sean una realidad en las calles, así que mucho me temo que España tiene aún un largo camino por recorrer. Pero, sea como sea, este gesto es otro avance más del que algunos países no pueden todavía enorgullecerse.

En Suiza los términos «inválido» e «impotente» son empleados legalmente para hablar de las personas con discapacidad, pese a que muchos colectivos y asociaciones lo han denunciado desde hace años. El Consejo Federal hizo público finalmente en septiembre de 2023 su informe sobre la modernización de la ley federal al respecto y sus conclusiones fueron claras. De un lado, admitió la necesidad del cambio, pero finalmente consideró que llevarlo a cabo representaría «una carga administrativa importante», y la propuesta fue desestimada. Muy bonito. Olvidemos este asunto de los «inválidos» y salgamos todos a comer una *fondue*. ¡No pasa nada!

Seguramente hay quien piensa que todo esto del lenguaje es irrelevante y que lo único importante es implementar medidas que mejoren la calidad de vida de las personas con discapacidad. Y quizá eso sea cierto, aunque me arriesgaré a decir que una visión de estas características es más probable entre quienes no se ven directamente afectados por el asunto. Quizá también es posible que alguien con alguna discapacidad no se sienta mal por ser tratado desde sus propias instituciones como alguien «inválido». Todo es posible, aunque me cuesta imaginarlo. Pero sea como sea, no es menos cierto que la sensibilidad y empatía con la que tratamos los asuntos también definen la importancia que les concedemos, así que, con todo mi respeto, no sé si esta actitud política, por lo que respecta al trato que Suiza otorga a sus conciudadanos con discapacidad, habla muy bien del país o es muy prometedora para la población implicada. Y todo ello teniendo en cuenta que Suiza, dado su PIB per cápita (por supuesto, su producto interior bruto y no sus pelucas inflamables para bomberos), es la sexta economía mundial.

El lenguaje que usamos es importante y los recursos que se destinan para mitigar las desigualdades son fundamentales. Jamás consentiría que nadie dijera que mi hija es una *inválida*, y cuando salimos de aquel despacho con su diagnóstico supimos que nuestro camino con ella solo acababa de empezar. Nuestro objetivo era encontrar el mejor soporte posible para Jone, aunque eso no era una tarea fácil, porque, en aquel momento, además de la desatención del sistema, a duras penas entendíamos lo que era el autismo. Contacté con el Centro de Intervención Precoz en Autismo y pronto supimos que las posibilidades de que Jone pudiera ser atendida allí eran escasas. Pese a ello, no podíamos rendirnos.

De todos los días del calendario, el destino quiso que justo recibiéramos el diagnóstico de Jone el Día Mundial del Autismo. ¿Fue eso una coincidencia? ¿Una señal inequívoca del más allá? No lo creo. Nuestro afán simbólico y clasificador también ha tenido su efecto en el calendario, y hoy tenemos días para casi todo. Un tema que me resulta fascinante. Si hubiésemos recibido el diagnóstico de Jone el día antes, el 1 de abril, lo habríamos recibido el Día Internacional de las Bromas. No es broma. Quizá, si hubiera sido ese día, la psicóloga nos habría dado un ladrillo de verdad tras ponerse unas gafas como si fuera Groucho Marx, y creo que eso me habría parecido hasta más sincero. ¡Muchas gracias, Groucho! Un día más tarde, el 3 de abril, el diagnóstico de autismo de Jone nos habría llegado el Día Mundial del Arcoíris. ¿No habría sido precioso? Nos habrían dado el diagnóstico y también una bandera fantástica que yo colgaría con gusto en mi casa durante todo el año y no solo el 28 de junio, Día Internacional del Orgullo LGBT. Unos días más tarde, el 8 de abril, el diagnóstico de Jone habría coincidido con el Día Internacional del Pueblo Gitano, y eso también habría sido maravilloso. ¿Habríamos salido con el diagnóstico y con la discografía entera de Camarón de la Isla? ¡Eso sí sería un buen regalo! Se da también la circunstancia de que los domingos los psicólogos no trabajan en Suiza. Y menos mal. El primer domingo de abril, por si no lo sabes, es el Día Mundial del Pene. ¿Puede alguien imaginar las consecuencias de rccibir el diagnóstico ese día? Yo prefiero no hacerlo, gracias, aunque recibir el diagnóstico de autismo para un hijo sin tener opciones de terapia ya es como recibirlo el Día del Pene. En fin, confío en que todo esto se interprete, por supuesto, desde el humor…

Sin idea de cómo obtener ese soporte, quise comprar un lanzagranadas tras saber que los edificios estarían de color azul «en honor» a mi hija, pero, con luces o sin ellas, necesitábamos comprender lo que era el autismo y que alguien pudiera guiarnos en el camino para conseguirlo. Nuestra partida con Jone solo estaba empezando en este raro tablero, y, aunque no teníamos ni idea de cómo hacerlo, solo podíamos jugarla.

LA RULETA DE CONSEGUIR TERAPIA

Una nueva generación de mutantes está surgiendo, eso es seguro. Los llamarán monstruos. Monstruosidades genéticas. Se burlarán de ellos, serán temidos, les escupirán y serán acusados de robar «trabajos humanos», de comer «alimentos humanos» y de tomar «parejas humanas». Pero están surgiendo en las ciudades, en los suburbios, en los desiertos y en las selvas. Y cuando emerjan, necesitarán maestros, personas que puedan ayudarlos a superar su ira y mostrarles cómo usar sus extraños dones de manera responsable. Nos necesitarán.

PROFESOR CHARLES XAVIER, *Los nuevos X-Men*, vol. 1, n.º 114.

Thoiry, departamento del Ain, junio de 2014

Ajusto el retrovisor del coche, me preparo para arrancar y, de repente, Marc aparece sobre su bici junto a mi ventanilla. Golpea suavemente el cristal para que la baje y una profunda conversación tiene lugar entre nosotros.

—Bueno, Bego, si te encuentras con Charles Xavier le saludas de mi parte, ¿vale?

—Claro, sin problema, pero mejor deséame suerte para ver si me encuentro con Lobezno... —le respondo, guiñándole un ojo.

—No, Lobezno caca... ¡Caca!

—¿Cómo te atreves a hablar así de «mi Lobezno»?

—¡¡Lobezno caca!!

Jone, en su asiento, no parece prestarnos atención y seguimos con nuestras bromas sobre la Patrulla X. Últimamente podemos bromear sobre esto hasta el infinito y cualquier pequeña anécdota de convivencia acaba con una gracia sobre Lobezno, Charles Xavier, Cíclope o vete tú a saber qué X-men.

Hoy es el primer día que Jone tendrá una sesión completa en el Centro de Intervención Precoz en Autismo, y estamos emocionados. Aunque el diagnóstico tuvo lugar en la Guidance, al ver que allí después no habría terapia, empecé a buscar especialistas en autismo para Jone. Contacté con bastantes psicólogos, pero, en la mayoría de los casos, sus agendas estaban muy llenas y en otros no estuvimos muy convencidos de la terapia que empleaban...

—Venga, me voy al CERN... ¡Que vaya muy bien! Y si ves a Lobezno, le das un besito también de mi parte...

—¡Lo que tú me pidas!

Nos despedimos, me pongo en marcha y me doy cuenta de que nuestras bromas sobre la Patrulla X son nuestra particular forma de lidiar con la incertidumbre. Con no saber qué nos deparará el futuro y con ignorar hasta qué punto nuestro proyecto vital (ese que teníamos en mente, pero no admitíamos) ha saltado por los aires. Nuestro «orgullo mutante», como así lo denominamos, es también una especie de salvavidas. Un modo fantasioso de enfrentar con humor que nuestros genes parecen los responsables del autismo de Jone y que, como padres, no sabemos si todo lo que un día imaginamos será algún día posible con ella. O incluso con otro bebé.

Tras haber recibido el diagnóstico de Jone y para demostrar quién es el más «mutante» en casa, Marc y yo bromeamos sobre la Patrulla X y también sobre cada una de nuestras rarezas más privadas. Esas que todos tenemos —me atrevería a decir—, pero que disimulamos como mejor podemos hasta que la convivencia y la confianza las dejan al descubierto. Bien para romper relaciones para siempre o para hacerlas más sólidas. Porque ser un mutante es duro, pero pretender ser alguien «normal» es agotador. Y si en nuestras particulares batallas por ver quién es el más «mutante» hablamos de nuestras familias respectivas, el debate se vuelve infinito. Si ser alguien «normal» es improbable, conseguir que una familia entera no parezca salida de Transilvania es un completo milagro.

Aceptar que nuestros genes pueden ser los responsables de las dificultades de un hijo no es fácil. Un dilema personal frecuente y no exento de culpabilidad, ya que lamentas que tus propias «rarezas» —o las de quien más quieres— sean las responsables del autismo de tu propio hijo. Un conflicto interno y familiar que navega entre el «orgullo mutante» y el deseo inalcanzable de «normalidad» o, por lo menos, de «normalidad aparente». Esa que parece, por desgracia, indispensable para poder formar parte de nuestras exigentes sociedades.

Mientras pienso en todo esto y en la Patrulla X, llegamos al lugar en el que el Centro de Intervención Precoz en Autismo tiene sus aulas. Una antigua escuela, aparentemente en desuso, junto a un centro de educación especial y muy cerca del parque Vermont. Una de las muchas zonas verdes que pueblan Ginebra y que se encuentra entre los barrios de Varembé y Montbrillant, muy cerca de Naciones Unidas.

—¡Cariño, ya hemos llegado! —le lanzo a Jone, tras aparcar el coche, aunque creo que no comparte mi entusiasmo.

Me giro para acariciarle la cara, pero, como me suele pasar, nunca sé si las cosas que le digo le interesan. Esa extraña sensación de soledad junto a mi hija que aún no sé describir.

Salimos del coche y, mientras serpenteamos por el camino arbolado hasta el edificio, no puedo evitar que algunos recuerdos me asalten. Una mezcla extraña de anécdotas que van desde el embarazo de Jone hasta algunos momentos recientes durante su diagnóstico. Con mi hija caminando a mi lado, imagino lo imposible que este paseo me habría parecido cuando la tuve en mi vientre. Una montaña rusa de emociones y vivencias comprimidas en mi cabeza mientras nos dirigimos a la puerta de entrada.

El edificio tiene un amplio hall *decorado con un mural de gruesos vidrios de colores, de aire muy retro, y una gran escalinata anclada al muro. Jone ya ha hecho algunas sesiones individuales aquí y ya conocemos a todas las terapeutas que trabajarán con ella y con el resto de los niños. Pero hoy, de hecho, Jone empieza oficialmente su andadura en este lugar como una más y, por fin, conoceremos a sus futuros compañeros durante los meses que se avecinan.*

Tras subir las escaleras, llegamos a CIPA y a sus aulas. Abrimos la puerta y nos encontramos con algunas de las psicólogas que ya han tratado con Jone. Carolina es una de ellas y es una mujer formidable. Patrizia, de origen italiano, es otra psicóloga del equipo y parece salida del mismo molde de bondad. Ella también es una especie de ángel de la guarda para nosotros. En el pasillo nos cruzamos con otras terapeutas (todas son mujeres, excepto un hombre) y todas tienen el mismo aire optimista y amable. Un equipo muy joven y con mucha ilusión. O, por lo menos, es lo que siempre siento al verlas.

Finalmente me cruzo con Hilary Wood, la persona que gestiona el proyecto y que nos dio la valiosa oportunidad de poder formar parte de él. Debe de tener mi edad y luce una larga melena castaña. Con ella siempre hablo en inglés porque es canadiense y es algo que, cuando la contacté por primera vez, me ayudó mucho porque, por ahora, me defiendo mejor hablando en inglés que en francés. Poder dirigirme a ella en inglés me ayudó a explicarle nuestro caso y creo que, por ser su lengua materna, Hilary también sintió una mayor cercanía con nuestra historia. Quizá ser aceptados solo fue una coincidencia, pero creo que la conexión entre nosotras fue más fuerte gracias a poder comunicarnos en el mismo idioma. Hilary aún no lo sabe, pero para nosotros ella es nuestra particular Charles Xavier. Una especie de mentor para nuestra hija «mutante» y alguien que ha creído en Jone pese a todas las adversidades. Nos saludamos y charlamos unos minutos antes de que la jornada empiece en CIPA.

Algunos críos ya están en el pasillo, listos para la breve reunión de bienvenida que siempre tiene lugar antes de las sesiones individuales. Son muy pocos los que pueden formar parte de este proyecto (no llegan a la decena) y, como ya sabía, Jone es la única niña del grupo. Ayudo a mi hija a prepararse y le muestro dónde sentarse junto al resto de sus compañeros, ya listos.

Para mí también es la primera vez que veo a otros niños autistas y, de un modo inesperado, hoy aprendo de verdad con ellos que el autismo es increíblemente variado y que su diversidad va mucho más allá de lo que he leído en los libros que he consultado. Cada persona autista es única y cada uno de estos niños es un magnífico ejemplo de ello. Pero la cascada de emociones que siento al ver a mi hija entre ellos me aprieta un poco el corazón. Una mezcla de miedo, gratitud y esperanza a la que también, no lo negaré, se une una cierta tristeza. La tristeza, supongo, de aceptar que aquí empezamos un camino inesperado y abandonamos otro que, quizá, ya no será nunca posible con Jone. Como dejar partir un barco imaginario que vislumbrabas hermoso y en el que nunca podrás embarcar. Hoy zarpa ese barco para mí y me monto en otro que no sé adónde me llevará, y lo hago, lo confieso, con el espíritu lleno de desconcierto por una especie de pérdida. Y me inunda la culpa porque no sé si es «normal» sentirme así. Pero me siento así. Un choque de emociones que no es fácil de gestionar.

Acaba la sesión de bienvenida, me despido de mi hija y, justo en ese momento, la puerta de CIPA se abre y una mujer entra con un niño algo mayor que Jone y un bebé durmiendo en un maxicosi. Por lo visto, hoy el mayor de sus hijos llega tarde y se ha perdido la «reunión», pero pronto el crío se prepara y se va con su terapeuta.

Me cruzo con la mujer en el pasillo y esta, con su bebé aún dormido, me acompaña hasta la salida tras despedirse de su hijo mayor. En la mismísima puerta nos presentamos y allí descubro que también habla español. Nuestro encuentro se convierte para mí en el primero con una madre que, como yo, también tiene un hijo autista. Su hijo, por cierto, no parece tampoco tener nada que ver con Jone y nuevamente recibo una humilde lección sobre lo diverso que el autismo puede ser. En menos de unos minutos intercambiamos nuestras historias, y nuestra conversación, por sorpresa, pronto me revela algo que me resulta maravilloso. Compruebo que, con todas nuestras diferencias, cuando miro a esta mujer a los ojos, veo que entre nosotras se da una comprensión plena de lo que sentimos. Un encuentro improbable entre dos mujeres que, en barcos totalmente distintos, navegan por un océano igual de bravo. De repente, me doy cuenta con alivio de que lo que siento no es extraño. De que lo que me pasa no es una locura. De que quizá Marc y yo formamos parte de la Patrulla X —y a mucha honra—, pero también de que cualquiera puede verse, de golpe y por razones muy dispares, navegando por un océano que no esperaba surcar sobre un barco que, a duras penas, consigue manejar. Y no sé si esta dulce mujer forma parte también de la Patrulla X, pero, si así fuera, no sería más probable que para cualquier otro ser humano que conozca.

Me narra su historia y su relato me resulta un espejo no especialmente distorsionado del que yo también tengo. Una historia de maternidad acompañada de desconcierto e incomprensión. A veces también aderezada con la culpa y con el miedo, pero también con la esperanza. En su caso, tras narrarme algunos de los avances de su hijo, me explica que su nuevo bebé le ha dado un nuevo balance en su vida y yo, le confieso también, ansío poder sentir lo mismo y seguir adelante con nuestro proyecto familiar. Superar el miedo y seguir adelante con nuestras vidas.

Hoy he visto otros niños como Jone y he sentido una amalgama compleja de emociones. Algunas difíciles de digerir. Pero también hoy, en esta mujer desconocida, me he encontrado un poco a mí misma. Hablar con ella me ha hecho un bien que esta mañana no esperaba sentir. Navegamos por un océano que, en ocasiones, es demasiado bravo; sin embargo, al mirarla, y pese a ver en ella miedos similares a los míos, también veo una esperanza que me alimenta. Una luz que me recuerda la de un faro lejano en este océano a veces innavegable. Una luz reconfortante que me ha dado paz. Y es curioso que la mujer se llame Lucía. Luz. Otra de esas poéticas coincidencias que la vida nos pone en el camino y que simplemente tomo como un regalo. O como lo necesario, por lo menos hoy, para seguir izando las velas.

Entrando en el laberinto del autismo

> Estoy cansado de que los padres formen fila esperando que yo descifre a sus hijos autistas. No sé cuál es la respuesta. ¡No la tengo!
>
> EUSTACIA CUTLER, *A Thorn in My Pocket: Temple Grandin's Mother Tells the Family Story*, 2004.

¡Mi hija es autista y también necesito respuestas! Pero todavía nadie parece tenerlas y cualquier especialista en autismo, si fuera sincero, podría decirme lo mismo. Esta frase, por cierto, no la dijo Eustacia Cutler, sino uno de los psiquiatras que conoció, a finales de los cincuenta, visitando una de las muchas instituciones estadounidenses para «retardados», el término que se empleaba entonces para denominar a todo aquel grupo ecléctico de personas con discapacidades cognitivas diversas. Eustacia recorrió aquellas instituciones para documentar aquella realidad oculta a la sociedad, y lo hizo en un momento en el que el autismo aún era muy incómodo para los psiquiatras.

Desde el principio, nadie sabía qué hacer con el autismo. ¿Era fruto del ambiente o se nacía con él? ¿Era psicológico o biológico? ¿El tipo de crianza podía provocarlo? Preparando un nuevo reportaje, otro psiquiatra consultado por Eustacia incluso le pidió que, por favor, no hablara de autismo en su documental, porque, en sus palabras, «no sabemos lo que es y no sabemos qué hacer al respecto. Solo mantendrá la esperanza y no existe ninguna». Aquellos fueron tiempos muy difíciles para las personas autistas.

Corría la década de los cincuenta y eso le pasaba a la madre de Temple Grandin, quien, como recordarás, fue diagnosticada con «daño cerebral» siendo muy pequeña. Eustacia Cutler tuvo miedo durante mucho tiempo de que su hija Temple acabara en una institución estatal y, cuando las visitó, se cuestionó con horror y alivio qué habría sido de su hija si hubiera sido internada en una de ellas. El psicoanálisis era entonces la corriente imperante, y Eustacia tenía tanto miedo de los psiquiatras que, aun sabiendo gracias a su propia hija que sí se podía hacer alguna cosa con alguien autista, decidió no hablar sobre autismo en aquel reportaje y contentar así a aquel psiquiatra convencido de que «no había esperanza alguna para los autistas».

Los expertos que ofrecían por aquel entonces «la respuesta» al autismo consideraban que solo podía ser fruto de una pésima crianza. De ahí que Eustacia no quisiera exponerse a semejante juicio a través de su hija. El autismo era polémico y Eustacia siguió teniendo miedo de esos expertos, aunque su hija iba progresando y demostrando que estaban equivocados.

Para que nos hagamos una idea del espíritu del momento sobre este asunto, el psiquiatra Leo Kanner llegó a afirmar seriamente, en una entrevista publicada en la revista *Time* en 1960, que los niños autistas eran hijos de padres «que se descongelaban por un momento para fabricar al niño». No sabemos si Leo Kanner, además de psiquiatra, perteneció a *El club de la comedia*, pues, aunque esto ahora solo parece un mal chiste, su visión determinó el concepto que la profesión médica tuvo sobre el autismo durante, por lo menos, un cuarto de siglo. Y no fue algo positivo.

En aquel periodo, el psicoanálisis hacía furor en la sociedad estadounidense, aunque la visión de la mala crianza como responsable del autismo llegó a su máximo apogeo cuando Bruno Bettelheim, en 1967, publicó su obra *The Empty Fortress: Infantile Autism and the Birth of the Self* (*La fortaleza vacía: el autismo infantil y el nacimiento del sí mismo*) y culpó exclusivamente a las madres de que sus hijos fueran autistas. Tal cual. Sus ideas se difundieron, además, gracias a ese maravilloso electrodoméstico llamado televisión y el mito de la «madre nevera» se comercializó estupendamente durante décadas. Un mito erróneo que siguió alimentando prejuicios y que provocó mucho más dolor entre las familias. Y todo ello pese a que, en 1969, el mismísimo Leo Kanner admitió públicamente en varias entrevistas que se había equivocado con su teoría y que las causas del autismo nada tenían que ver con la crianza. Aunque fuera demasiado tarde, Leo Kanner sí supo reconocer su error y dejó constancia de que la «frialdad» de los progenitores no debía ser, ni mucho menos, la simple respuesta al autismo. Pues en familias con hijos autistas también había otros niños y niñas sin esa condición. Sin embargo, Bettelheim jamás se retractó sobre sus teorías y el mito de la madre nevera persistió, por desgracia, durante mucho más tiempo.

Pero dejemos ahora a estos psiquiatras históricos en una sala de espera ojeando, si lo desean, unas revistas *Cosmopolitan*. Algo me dice que leerlas les va a resultar muy entretenido y, de paso, aprovecharé este momento para pedirle a Temple Grandin que abandone la sala y que venga con nosotros. ¿La recuerdas? Sí, la dejé allí hace un buen rato con las *Cosmopolitan* y me parece que ya está harta, así que, de su mano, aprenderemos algunas cosas sobre autismo. Pues Temple Grandin no solo ha escrito algunos de los libros más importantes sobre esta condición, sino que en ellos también ha relatado su propia experiencia como autista. Su voz sigue siendo respetada y sus aportaciones han sido fundamentales para visibilizar esta condición de un modo más humano, en un periodo en el que el peso del estigma era mucho mayor. Sin duda, y aunque sus libros ya tienen unos años, con ella hablamos de un referente ineludible para comprender mejor la evolución del autismo desde la visión médica y social. Por su historia personal, por el momento que le tocó vivir y por ser mujer autista, Temple me parece la persona perfecta para acompañarnos en este paseo iniciático por el autismo. ¡Comencemos!

Mucho ha llovido desde que Bettelheim popularizó el mito de «la madre nevera», y el autismo ya no se considera un trastorno psicológico sino un trastorno fundamentalmente de origen biológico. Un concepto, el de trastorno, que como hemos visto no está exento de polémica pero que supuso un avance en la consideración del autismo y sus causas. Sobre todo para nosotras, las madres.

Hoy nadie sensato y educado afirmaría a la ligera que el tipo de crianza provoca autismo, pero, a pesar de los avances, las claves del autismo siguen siendo un misterio. Me encantaría poder decir que, por fin, en 2025, estas han sido desveladas y que disponemos de los recursos más adecuados para mejorar la calidad de vida de quienes presentan esta condición. Me encantaría decir algo así, pero no puedo, porque todavía no hay respuestas definitivas y únicas para quienes son autistas.

El diagnóstico de autismo (así como el de otros trastornos mentales y del neurodesarrollo) se hace mediante un sistema de perfiles conductuales recogidos en un libro llamado DSM, las siglas de *Diagnostic and Statistical Manual of Mental Disorders*. Un manual creado por la Asociación de Psiquiatría Americana (APA) con la voluntad de estandarizar los diagnósticos psiquiátricos. El DSM es un manual de referencia a nivel mundial, aunque en Europa, de forma bastante generalizada, también se utiliza el manual CIE

(*Clasificación Internacional de Enfermedades*), realizado por la OMS (acrónimo de la Organización Mundial de Salud y no de la Organización de Músicos Socorristas). Pero tras esta pequeña introducción sobre el origen del modelo diagnóstico para el autismo —bastante aburrida, por cierto—, creo pertinente exponer la opinión que Temple Grandin tiene al respecto. En su libro *El cerebro autista*, Temple nos dice: «Advierto a padres, profesores y psiquiatras de que no se dejen atrapar en las etiquetas. No son exactas. Se lo suplico: no permitan que ningún niño ni ningún adulto sea definido por una etiqueta del DSM».

¿Está Temple Grandin sugiriendo que hagamos hogueras con los diagnósticos? No, por favor. Temple solo nos alerta de que los diagnósticos no son infalibles y que no hemos de aferrarnos a ellos. En su opinión, no debemos hacerlo porque los criterios para la diagnosis del autismo han cambiado con cada nueva edición del DSM. Algo que, por cierto, no solo pasa con el autismo. Así que, por favor, no quemen sus diagnósticos...

Temple Grandin tenía cinco años cuando en 1952 se hizo la primera publicación del DSM y las palabras autismo o autista casi ni aparecían en el manual. Lo que hoy consideramos autismo estaba dentro de la esquizofrenia infantil, pero desde entonces ha habido diversas versiones del DSM.

La segunda edición del manual (llamada elocuentemente DSM-II) fue en 1968 y el autismo tampoco tenía un espacio específico. La palabra autista aparecía dos veces para describir síntomas de la esquizofrenia y no en relación a un diagnóstico propio. Sin embargo, algo empezó a cambiar en la década de los setenta y los psiquiatras no pudieron obviarlo. El gran cambio llegó de la mano de la química, y la medicación abrió nuevos horizontes en el campo de la psiquiatría. Las cosas iban cambiando, pero hay que recordar que el señor Bettelheim publicó *The Empty Fortress* en 1967, y que su impacto fue enorme.

En los setenta, importantes luchas sociales tuvieron lugar y, en 1972, el movimiento por los derechos de las personas homosexuales protestó contra el DSM debido a que el manual consideraba la homosexualidad como una enfermedad mental. En 1973 el DSM rectificó y la homosexualidad dejó de clasificarse de ese modo, aunque eso no significó que las supuestas terapias para su «tratamiento» se desaconsejaran. Con ello, la idea de que la homosexualidad es un «desorden» persistió, por desgracia, en ciertos sectores de la población y quizá eso también se debe a que la OMS, de manera vergonzosa, no la excluyó del listado de enfermedades mentales hasta 1990 o a que la propia Asociación de Psiquiatría Americana no se opuso a los «tratamientos» para la homosexualidad hasta 1998, ni más ni menos. De hecho, estos «tratamientos para homosexuales» (llamados también «terapias de conversión») siguen sin estar prohibidos en muchos lugares. Pero, como vemos, en los setenta, quedó patente que el método diagnóstico del DSM podía ser arbitrario y potencialmente dañino.

La conducta puede imitarse y su posible evaluación responde también a los juicios —y a los prejuicios— de la persona que otorga el diagnóstico. Quizá el ejemplo más significativo de este hecho se produjo cuando David Rosehan, un psiquiatra de Stanford, publicó en 1973 un artículo explicando que él mismo y otros de sus colegas habían simulado ser esquizofrénicos y psiquiatras «locos» de manera tan resuelta, que incluso acabaron internados en hospitales mentales. No sé si existe una adaptación cinematográfica sobre este episodio médico, pero creo que podría ser una historia maravillosa. Una película a medio camino entre la comedia más absurda y el cine de terror más espeluznante. En resumen, ¿qué credibilidad científica tenía todo esto del DSM si un diagnóstico podía ser fácilmente erróneo y además tener consecuencias funestas? Pues ahí estuvo, como recoge Temple Grandin, el debate durante los setenta.

En 1980, en el nuevo DSM-III, el autismo solo aparecía como Trastorno Autista Infantil dentro de una categoría más amplia llamada Trastorno Generalizado del Desarrollo (el famoso TGD). Para recibir el diagnóstico de autismo se debían cumplir seis criterios (entre ellos, que los rasgos estuvieran presentes antes de cumplir los treinta meses) y era necesario descartar síntomas que indicaran esquizofrenia. Pero, por supuesto, el manual no quedó ahí y en 1987 llegó una versión revisada del mismo llamada —redoble de tambores— DSM-III-R. Una nomenclatura que ejemplifica, más si cabe, que la Asociación de Psiquiatría Americana no pierde el tiempo nombrando a sus manuales de referencia. En esta nueva versión ya no se hablaba de «autismo infantil», sino de «trastorno autista», pero lo más importante es que se amplió el número de criterios diagnósticos y estos pasaron de seis a dieciséis. Y esos dieciséis, a su vez, se clasificaron en tres categorías distintas (comunicación, interacción social y rigidez cognitiva) poniendo como condición que, por lo menos, el sujeto evaluado debía mostrar un total de ocho síntomas repartidos entre las diferentes categorías. ¿Te has perdido ya con esta explicación? Si lo has hecho, no te avergüences. La mismísima Temple Grandin afirma que esta manera «propia de un menú chino se tradujo en mayores tasas de diagnóstico». Una visión que, por cierto, concentra bastante polémica.

¿Y qué pasó después? Pues en 1994 se publicó una nueva versión del manual, llamada DSM-IV, en la que añadieron nuevos subtipos al existente de Trastorno Autista (entre ellos, el síndrome de Rett) y, por primera vez, apareció el diagnóstico de síndrome de Asperger. Según Temple, esta incorporación del síndrome de Asperger fue importante porque cambió la forma de pensar el autismo convirtiéndolo en un espectro. Al parecer, en esta versión del manual el síndrome de Asperger no era considerado, técnicamente, como una forma de autismo, pero pronto adquirió la reputación de «autismo de alto funcionamiento». Una idea que todavía flota en el aire y que dificulta la superación de ciertos estereotipos capacitistas conectados al autismo. De hecho, con la nueva versión revisada del DSM-IV, en el año 2000 y llamada DSM-IV-TR, entre los profesionales se hablaba de forma indistinta de Trastorno Generalizado del Desarrollo y, atención, del Trastorno del Espectro Autista. El famoso TEA que, repito, no es Turrón Envejecido de Alicante y que, en aquel tiempo, todavía no constaba de forma oficial en el DSM.

Sin embargo, para muchos expertos, el TGD y el TEA eran trastornos distintos y finalmente en el 2013 —¡nuevo redoble de tambores!— se publicó el DSM-V, la última versión del manual (¡revisada en 2022 y renombrada DSM-V-TR!) y que supuso entonces un cambio importante ya que situó el autismo dentro de los trastornos del neurodesarrollo. El DSM-V eliminó la categoría de trastornos generalizados del desarrollo (TGD), concedió al síndrome de Rett una entidad propia y algunos subtipos (como el síndrome de Asperger, el trastorno desintegrativo infantil o el TGD no especificado) fueron agrupados bajo un solo diagnóstico: trastorno del espectro autista (TEA). Además, el nuevo manual incorporó niveles para indicar la necesidad de apoyo de la persona que lo presenta (del 1 al 3) y las tres áreas que funcionaban para clasificar la sintomatología se convirtieron en dos: la comunicación social y los comportamientos e intereses restringidos. ¿Qué te ha parecido esta exposición?

Te pido, por favor, que no quemes todavía este libro... ¿Pero puedes entender ahora mejor la confusión que muchos autistas y sus familias sienten con este asunto del DSM?

Uno de los aspectos más polémicos de esta última edición del DSM fue la desaparición del síndrome de Asperger como diagnóstico independiente. Algo que generó rechazo entre quienes fueron así diagnosticados y no se identificaban con el término «autismo» o «autista», sino que, por ejemplo, preferían denominarse Aspies. Pues como te expliqué, los debates identitarios y sociales sobre autismo son importantes.

El autismo, en resumen, se considera un espectro donde, según la visión de Temple Grandin, «en un extremo estarían personas con una discapacidad grave y en el otro, podríamos encontrar a Albert Einstein o a Steve Jobs». Y con esta afirmación, Temple Grandin evocaba, por cierto, una imagen más lineal del espectro, pero son muchas las voces que hoy consideran que lo más acertado es representar el espectro autista como una rueda o una red. Una imagen más adecuada a la realidad multidimensional de todas las personas autistas y de lo diverso de esta condición.

Tanto el DSM como el CIE (que, por cierto, se encuentra en su versión número 11) son manuales de referencia, pero no son infalibles. Nosotros recibimos el diagnóstico de Jone tras la publicación del DSM-V, pero estamos convencidos de que nada de esto es importante para nuestra hija. Durante su evaluación, nunca se nos habló de niveles de apoyo, ni el proceso en sí mismo nos ayudó a entender mejor el autismo. Las grandes damnificadas aún del desconocimiento sobre el cerebro son las llamadas *enfermedades mentales*, así como un gran grueso de trastornos y neurodivergencias. Quizá en un futuro muchos misterios quedarán resueltos y nuestra visión sobre ellas cambiará por completo. Como dice Jeffrey S. Anderson (director de neuroimagen funcional de la Facultad de Medicina de la Universidad de Utah): «En medicina hay una larga tradición de enfermedades que empiezan en psiquiatría y acaban en la neurología». El autismo (sin ser una enfermedad), como vemos, se encuentra en esta senda, pero hay otras condiciones que ya han pasado por este recorrido. La epilepsia, por ejemplo, se creyó incluso fruto del mismísimo diablo mucho antes de ser un asunto psiquiátrico, y hoy se define como un trastorno cerebral. ¡Bendita ciencia!

El diagnóstico se presta a errores cuando evaluamos la conducta y, por eso, a veces el autismo se confunde con el trastorno por déficit de atención e hiperactividad (el famoso TDAH), ya que, hoy por hoy, ambas condiciones se evalúan observando la conducta y, por ello, su valoración se presta también a interpretaciones y dependen del buen hacer del profesional que evalúa. No es nada raro, por ello, que el diagnóstico de una persona pueda cambiar a lo largo de su vida. Algo que puede explicarse porque nuestra visión y conocimiento sobre ciertas condiciones cambia asimismo a medida que aprendemos más sobre ellas.

Nuestra idea sobre lo que es el autismo ha evolucionado y, por esa razón, cuando Temple Grandin empezó a dar charlas, en los ochenta, la mayoría de los autistas que asistían como público eran no verbales y con grandes necesidades de apoyo. Sin embargo, hoy Temple afirma que en sus conferencias «son mucho más habituales los niños de una extrema timidez y con las manos sudorosas». Gente que forma parte del espectro autista, pero, sin duda, presenta la condición con una necesidad de soporte mucho menor. Una realidad fruto de una mejor comprensión de esta condición, pero que también alimenta debates sobre la definición del propio espectro autista y sus límites.

Temple Grandin es muy crítica con este asunto y, con humor, hace algunos años incluso llegó a afirmar que con una visión demasiado ampliada del espectro, probablemente, «a la mitad de los trabajadores de Silicon Valley les diagnosticarían síndrome de Asperger, si dejaran que les hicieran un diagnóstico». Sin duda, Temple exageraba cuando hablaba así, aunque entiendo su posición, y quizá tampoco sería tan descabellado que algo similar sucediera en un lugar como el CERN o en cualquier otro centro de investigación. De hecho, me atrevería a añadir que en las escuelas de bellas artes, conservatorios u otros espacios creativos también podríamos encontrar más personas atípicas que en otros lugares. Y el eterno debate sobre «la normalidad» entra en juego en todos esos escenarios. Pues ¿cuándo una excentricidad o un rasgo de personalidad es anómalo en un ser humano? ¿En qué momento dejamos de ser neurotípicos y necesitamos un diagnóstico?

Nuestro mayor conocimiento sobre nuestra diversidad como especie convive con la creciente presión social actual por «ser normal», y ambos fenómenos, en lugar de contribuir a superar y ampliar nuestra rígida noción de normalidad, parecen estar contribuyendo a la restricción de lo que socialmente consideramos «lo normal». Hoy analizamos la conducta como jamás se ha hecho en la historia, y todo ello se suma a que se tiene menos descendencia que nunca. Comportamientos que hace unas generaciones no habrían tenido importancia (a no ser que constituyeran un problema serio) hoy se señalan y se reconducen porque se considera necesario. Un cambio que, como siempre, tiene su parte positiva, pero que hace de la crianza moderna un complejo desafío. Nunca antes en la historia se ha perseguido como ahora tener hijos no solo «normales» sino también «exitosos». Una realidad a la que, como padres y madres, nos vemos expuestos más de lo que quisiéramos y que, a menudo, complica la comprensión de un diagnóstico de autismo entre la población, especialmente cuando se trata de un caso que requiere menos soporte. O más «funcional», como todavía lo describen algunos, erróneamente. Pues no son pocas las familias que encuentran una gran falta de empatía en su entorno cuando manifiestan que su hija o hijo es autista de nivel 1, o con menor necesidad de apoyo. Una incomprensión que proviene del desconocimiento, pero también del eterno debate sobre «la normalidad» y sus supuestos límites.

Cuando hablamos de autismo, como he expuesto, nos referimos a un espectro en el que conviven personas en situación de dependencia o apoyo muy diverso. Y para todas ellas es imposible escapar de la controvertida noción de «normalidad». Una presión que se ejerce tanto en los casos de autismo con grandes necesidades de apoyo, como entre quienes no precisan mucho soporte, y que alimenta la incomprensión y el escepticismo sobre las dificultades de todos ellos. De nuevo, ¿dónde está el límite para que un comportamiento o una conducta merezcan un diagnóstico? ¿Y cómo determinamos que una persona precisa más apoyo que otra? ¿Estamos viviendo además una epidemia de autismo?

No. No hay una epidemia de autismo. Para nada. El autismo siempre ha existido y el aumento de los casos se debe, sin duda, a las mejoras en su detección. Y todo ello pese a que, como antes mostré, queda un largo camino por recorrer para que los sistemas de detección precoz funcionen mejor. No obstante, esta realidad convive igualmente con la discusión sobre qué es aquello que define el propio espectro autista. Con esa difusa frontera en la que los expertos sitúan la llamada «normalidad» y que tantos anhelos y temores concentra.

El problema de recibir un diagnóstico no es el diagnóstico en sí mismo, sino el estigma con el que la «etiqueta» se percibe socialmente. Si la mirada social hacia el autismo es negativa, aquel que recibe este diagnóstico (y su familia) también sentirá ese peso. Y lo mismo sucede cuando hablamos, por ejemplo, de la esquizofrenia, del trastorno bipolar o de la depresión, aún muy estigmatizada pese a ser muy frecuente. El problema no es el diagnóstico, sino el desamparo social que a menudo sobreviene tras recibirlo y que se suma a los prejuicios que acompañan a determinadas «etiquetas». Nuestra visión sobre la enfermedad y la discapacidad sigue siendo precaria, y, por eso, por ejemplo, los pacientes de cáncer sufren una fuerte discriminación laboral o todo lo relativo a la salud mental sigue comportando un fuerte estigma. De ahí que a veces también hay quien, incluso sufriendo, evita recibir un diagnóstico. Algo muy perjudicial para quien necesita ayuda o tratamiento.

La definición del autismo en términos clínicos parece un laberinto, pero lo único importante era y es, para nosotros, mejorar la vida de Jone. Nunca tuvimos reparos en compartir con nuestro entorno que nuestra hija era autista, porque ocultarlo alimenta ese estigma que debemos erradicar. Lo fundamental no es el diagnóstico en sí mismo, sino lo que se puede hacer para mejorar la calidad de vida de las personas. Esa debería ser la clave de todo esto, y el diagnóstico, sin el peso del prejuicio, tiene que ser la primera pieza para conseguirlo. Solo la primera pieza. Pues la correcta terapia, así como la asistencia más adaptada son el imprescindible andamio que debe construirse acto seguido. Un soporte que, a menudo, es mucho más difícil de lograr y que debería implicar a toda la sociedad.

El reto de encontrar una (buena) terapia para el autismo

Jone hizo un sinfín de exámenes, fue observada por muchos especialistas y pudo seguir una terapia adaptada. Sin embargo, nadie podía decirnos cómo evolucionaría nuestra hija. Nadie sensato puede aventurarse con una quiniela así para ningún ser humano, y cuando hablamos de autismo, según Temple Grandin, una de las cosas más desconcertantes es que es casi imposible predecir qué niño autista de corta edad será un adulto sin necesidad de mucho soporte, porque la gravedad de los síntomas a los dos o tres años a menudo no guarda relación con el pronóstico. Como ella misma explica al recordar su infancia: «Entre las rabietas constantes y cierta tendencia a mancharlo todo de heces, era una niña terrible de dos años». Y seguramente lo fue, pero su madre, centrada en buscar soluciones, ideó para ella una suerte de terapia intensiva que hoy es la que también se recomienda para el acompañamiento del autismo.

Eustacia Cutler contrató a una niñera que, según le dijo, «ya había trabajado con un niño con problemas parecidos a los de su hija». Además, Temple también asistía tres veces por semana a terapia individual del habla con una tal señora Reynolds, una mujer entrañable de pelo blanco que también impartía esas clases a niños con síndrome de Down y otras dificultades de comunicación. Pero, fuera como fuera, todo aquello dio sus frutos y una cría como Temple pudo, para total sorpresa de muchos médicos del momento, empezar a hablar y a comunicarse. Años más tarde, aquella niña se convirtió en la famosa Temple Grandin y muchos padres desearon que a sus hijos e hijas autistas les pasara lo mismo. ¿Pero es eso posible? ¿Existe alguna fórmula secreta para seguir los pasos de la gran Temple Grandin?

La evidencia científica sugiere que una intervención temprana mejora el pronóstico de quienes son autistas. Un hecho positivo, aunque eso no significa que todo el mundo evolucionará del mismo modo o se convertirá en alguien como Temple Grandin. Las terapias no garantizan eso, pero sí favorecen una mejor calidad de vida en el futuro. En cualquier caso, Temple, además, añade que «todos los expertos coinciden en que lo peor que se puede hacer con un autista de entre dos y cinco años es dejarle ver la televisión todo el día». Un sabio consejo que, sin duda, no solo debe aplicarse a los críos autistas.

La intervención terapéutica aconsejada para el autismo es diversa. Hoy el psicoanálisis está desaconsejado y, en líneas generales, los programas conductuales suelen ser los más empleados. En ellos la idea es modular el comportamiento del niño potenciando sus habilidades y reducir aquellos comportamientos que puedan ser más difíciles. El programa llamado ABA (Applied Behavior Analysis o Análisis de Conducta Aplicado) es de los más extendidos, pero no es el único. El programa ESDM (en inglés, Early Start Denver Model) o método Denver, es un tipo de terapia aplicada a los niños de entre doce meses y cinco años en el que la interacción social y la atención conjunta tienen un gran peso. Pero, de nuevo, estos serían solo dos ejemplos de modelos terapéuticos adaptados al autismo y, por cierto, no exentos de detractores.

Las terapias del habla son también pertinentes y, si es posible, lo ideal es que se lleven a cabo junto a las expuestas anteriormente, pero sin olvidar además otros recursos como las denominadas terapias de integración sensorial, en las que se mitigan los problemas derivados de los desajustes sensoriales que pueden aparecer en el autismo. En resumen, según muchos expertos, la mejor intervención es multidisciplinar y debe priorizar un intercambio exclusivo e individual con otra persona. Atención uno a uno, como suele decirse, y que no sea menor de veinte horas semanales. Algo que, como puedes imaginar, no está al alcance de todo el mundo ni de todos los bolsillos.

El enfoque terapéutico para el autismo implica incorporar muchos cambios en la vida cotidiana y puede ser un reto para muchas familias. Por un lado, porque, obviamente, llevar a cabo un programa completo es muy caro y, por otro, porque el hecho de acceder a él no garantiza que un niño pueda evolucionar, ni de lejos, como lo hizo Temple Grandin. Nadie sabe aún por qué el autismo progresa de un modo tan diverso en cada persona, y nadie sabe cuál es la clave para que algunos autistas con muchas dificultades hayan sorteado muchas adversidades, incluso teniendo el peor ambiente imaginable.

La escritora y artista Donna Williams nació en 1963 en Melbourne, en el seno de una familia australiana muy diferente a la de Temple Grandin. Su madre era alcohólica y su padre era un hombre violento. Siendo niña, Donna recibió un diagnóstico de «psicótica» (¿te acuerdas aún del manual DSM?) y tuvieron que pasar muchos años más hasta que su «etiqueta» cambiara y recibiera la de autismo. Donna Williams tuvo una infancia terrible debido a que sufrió malos tratos por parte de su propia madre (quien a su vez era maltratada por su marido) y más tarde también sufrió abusos sexuales. Su relato biográfico está expuesto de manera espectacular en dos volúmenes publicados en los años noventa que se titulan *Nobody Nowhere: The extraordinary autibiography of an autistic girl* (traducido al español como *Nadie en ningún lugar*) y *Somebody Somewhere: breaking free from the world of autism* (*Alguien en algún lugar*). Donna Williams falleció de cáncer de mama en 2017, pero su legado es un valioso referente en defensa de la neurodivergencia.

Siendo niña, Donna jamás recibió nada parecido a una terapia, y su caso es especial porque también presentaba una sensorialidad muy atípica. Como ella misma explicaba, Donna solo podía usar un sentido a la vez y tenía una percepción fraccionada de su propio cuerpo. Además, reconocer rostros era también una tarea casi imposible para ella. Un fenómeno que se conoce como prosopagnosia y que no es exclusivo del autismo, aunque puede ser más frecuente entre quienes se encuentran dentro del espectro. De hecho, como dato curioso, el actor Brad Pitt admitió tener prosopagnosia sin que haya indicios de que pueda ser autista.

Pese a todas las dificultades, Donna Williams se convirtió en escritora y con sus libros mostró su recorrido personal y su particular modo de percibir. Un testimonio único sobre nuestra diversidad como especie y que permite dar voz a muchas de esas personas que, quizá viviendo el mismo caos sensorial, no disponen de lenguaje para poder explicarlo. Leer sus libros es doloroso, pero son un valioso ejemplo de la fuerza que puede residir en un ser humano, aunque viva en el más desolador de los ambientes que uno pueda imaginar.

Los ejemplos de Donna Williams y de Temple Grandin exponen, desde dos extremos casi opuestos, las desconocidas y diversas variables que hacen del autismo este gran misterio. Con Temple, la idea de ofrecer un buen soporte educativo parece clara, pero con Donna tal cosa no parece ni el único requisito ni el determinante.

Actualmente, nadie desaconseja estos soportes terapéuticos y, de hecho, se alienta a probarlos todos porque nadie sabe cómo una persona con autismo puede evolucionar. Por todo ello, tras recibir el diagnóstico de autismo de un hijo, muchas familias suelen sentirse empujadas a intentar «lo imposible, lo antes posible». Pero, debido a las desigualdades, no todo el mundo puede pagar el precio de «la mejor terapia posible». Un factor que incrementa, aún más, el estrés familiar y que alimenta también un mercado dudoso de «soluciones para el autismo» del que muchos, ante la desesperación, pueden ser víctimas.

El autismo no es «curable» porque no es una enfermedad, y toda terapia o «medicamento» que prometa «curar el autismo» es una farsa. Pero estos *mercados del autismo* sin escrúpulos surgen porque no todo el mundo puede costearse una terapia adecuada y porque nuestro desamparo puede dejarnos en manos de estos delincuentes. Algo que no solo pasa con el autismo, sino con cualquier otra condición en la que un ser humano se encuentre expuesto, vulnerable y sin soporte alguno.

La renta disponible sigue siendo muy determinante para tener el mejor acceso posible a terapia cuando hablamos de autismo. El estudio «Autism Care Pathway in Europe» afirma que, en España y en Italia, «solo cerca de una quinta parte de los niños diagnosticados con TEA reciben terapia adaptada financiada públicamente». El resto de las familias lo hace de manera privada y según sus posibilidades económicas, siendo frecuente que la terapia aportada para sus hijos sea insuficiente. Las terapias subvencionadas para autismo son muy escasas y, como siempre, no todo el mundo puede acceder a ellas. Una tónica general en casi cualquier país europeo y en el que Suiza no es una excepción.

A falta de soporte público, la cuestión económica ligada a la búsqueda de una buena terapia para autismo es estresante, pero también lo es decidir qué tipo de terapia es la más adecuada para tu hijo. Pues, como ya he explicado, en el autismo no existen fórmulas mágicas y esta condición tiene, además, una larga historia de maltrato e incomprensión por parte de la psiquiatría.

En nuestro caso, corría el año 2013 cuando iniciamos nuestra búsqueda de soporte para Jone en Ginebra. Por aquel entonces, aún era muy reciente el impacto que en Francia produjo el documental *El muro*, un duro reportaje que expuso a través de diversas entrevistas el modo en que el psicoanálisis trataba a los autistas en el país vecino. Un asunto terrible del que se habló mucho en la Suiza francófona (pues la influencia francesa es importante en ese territorio) y que, para nosotros, como padres de una niña que acababa entonces de recibir su diagnóstico, también fue impactante. En Francia, como inciso, este tema fue tan polémico por su crudeza que, en 2012, el autismo se convirtió en una gran causa nacional y el psicoanálisis empezó a desaconsejarse para su tratamiento, incluso siendo este país un bastión del psicoanálisis. El documental *El muro* evidenció la larga historia de maltrato hacia el autismo en un país como Francia, pero esa es, como siempre, otra historia. Una muy desagradable y para la que sería preciso recuperar a todos esos psiquiatras históricos que dejé, hace ya un buen rato, fisgoneando revistas *Cosmopolitan*.

Durante nuestra búsqueda de terapia, conocimos a bastantes profesionales, pero, en algunos casos, no podían aceptar más solicitudes y, en otros, no nos sentimos confiados con sus propuestas. Por un lado, nos daba miedo tomar una decisión equivocada para nuestra hija y, por otro, a duras penas entendíamos lo que era el autismo. Estábamos tan desorientados que solo cuando conocimos al personal de CIPA (el Centro de Intervención Precoz en Autismo de Ginebra) nos sentimos arropados y ante un método de trabajo que nos pareció razonable.

CIPA es un centro dependiente de una fundación privada donde se puede recibir terapia intensiva para autismo, pero la lista de espera es larga y la admisión muy difícil. Tuvimos varias entrevistas con los responsables del programa hasta que finalmente Jone fue aceptada y allí siguió el método Denver (el empleado allí de forma pionera en Suiza). Actualmente, CIPA especifica —aunque no es un requisito firme— que el crío que solicite terapia allí tenga autismo o que su riesgo sea alto (con dificultades de desarrollo ya confirmadas) y que sea menor de dieciocho meses en el momento de hacer la solicitud. Un criterio que, con todo lo que afecta al autismo (dificultades de detección precoz, desconocimiento sobre la condición entre el personal pediátrico...), me parece exigente, pero así es ahora. También, según aparece en su web, los costes de la terapia se pagan en función del baremo que establece la fundación privada de la que depende el proyecto. Sin embargo, el programa al que nosotros accedimos estuvo subvencionado entonces íntegramente por el Gobierno ginebrino gracias a la OMP (Office Médico-Pédagogique) y Jone tenía casi tres años cuando lo empezó.

Cuando descubrimos el proyecto, CIPA había iniciado su andadura hacía muy poco y fue una gran suerte poder contar con su equipo. ¿Pero sabes por qué pudimos conseguir algo así para nuestra hija? Si me lo permites, te lo explicaré con un ejemplo análogo y que demuestra por qué la disponibilidad de renta sigue siendo crucial para tener más opciones de conseguir terapia, incluso cuando esta es pública.

En un país como España, un estudio reciente llevado a cabo por ESADE, reveló que el 60 % de las familias más pobres no accede a las becas de comedor escolares mientras sí lo hace el 13 % de las más ricas. ¿Por qué sucede esto tan injusto en un país «civilizado» como España? Pues porque el acceso a la Administración y a determinada información (y derechos) depende a la vez de tu formación y de tus recursos. En el caso de las becas de comedor en España, algo tan simple como que las solicitudes de la beca estén en la red puede ser un obstáculo insalvable para aquellas familias que no tienen internet en casa o siquiera un ordenador. Las desigualdades alimentan mayores desigualdades y estas se manifiestan en este tipo de fenómenos paradójicos. Incluso cuando la Administración quiere hacer algo para mitigarlo.

Cuando nosotros buscábamos terapia para Jone, no éramos ricos (ni lo somos hoy), pero nuestra formación nos permitió sondear mejor las posibilidades que el sistema sanitario suizo ofrecía entonces, y el acceso a cierta información no es posible si no se dispone de ciertos conocimientos. Nuestro francés era aún precario en aquel momento, pero ambos hablábamos inglés. Como explico en la anécdota, seguramente el hecho de que pude hablar en inglés con Hillary Wood (la directora de CIPA) también aportó su granito de arena y probablemente nuestra situación de bienestar (que no de riqueza) fue de ayuda en todo el proceso. Fue una enorme suerte que alguien como Hillary Wood iniciara un proyecto así en Ginebra, pero no es menos fortuito que nosotros, con nuestro perfil, pudiéramos descubrirlo.

Uno de los requisitos para seguir la terapia de CIPA también era (y sigue siendo) tener buena disponibilidad horaria, ya que muchas sesiones se hacen en cooperación con los padres y eso puede implicar que alguno de los progenitores no trabaje o lo haga parcialmente. ¿Quién, de nuevo, puede encontrarse en esa situación? Disponer de ese tiempo es también un privilegio que no todo el mundo tiene o puede plantearse. En aquel momento, yo me encontraba aún de excedencia y vivíamos con el sueldo de Marc, pero no todas las familias pueden vivir con un sueldo.

Otra de las condiciones para acceder al programa era vivir en Ginebra, así que para nosotros fue necesario mudarnos otra vez a Suiza (pues en aquel momento vivíamos en territorio francés). Algo que otras familias, por las mismas razones, no verían posible ya que financieramente representa un gasto importante. Nosotros no éramos ricos, pero, de corte espartano y sin deudas, no dudamos en mudarnos a Suiza a pesar del gran coste que eso representaba. Nuestra decisión fue factible porque nuestra situación personal y financiera lo permitió. Y en ese sentido, el perfil de familias que encontramos en CIPA representa bien lo que expongo ya que, sin que hubiera millonarios (que quizá alguno habría), era frecuente que ambos progenitores tuvieran también formación universitaria y recursos superiores a la media. Factores que facilitan ese acceso a la información que antes expuse y que permiten entender (como en el caso de las becas de comedor españolas) por qué entre aquellas familias con críos autistas no había ninguna en situación de exclusión o pobreza. De ahí que sea fundamental que las Administraciones hagan mayores esfuerzos para que la población con menores recursos no pierda oportunidades para sus hijos.

Como he dicho, el soporte que se aconseja para el autismo es costoso y los resultados que este puede proporcionar son heterogéneos. Tanto como lo es el modo en que el autismo se manifiesta en cada persona. Las terapias no son infalibles y jamás deberían prometer la «cura» del autismo, porque no es una enfermedad, sino una condición que acompaña a una persona durante toda su vida. Una visión más acertada y que es crucial para que, desde el mayor de los respetos, se hable de quienes son autistas sin caer en ciertos clichés. Como he afirmado en varias ocasiones, esta condición no siempre comporta situaciones de gran dependencia o apoyo entre quienes la presentan, y muchas son las voces que, desde el autismo, reclaman otra mirada sobre su eventual soporte o enfoque terapéutico. Muchos autistas han reivindicado que nada en ellos precisa de terapia y seguramente tienen buenas razones para afirmarlo. Y dicho esto, veamos ahora qué piensa al respecto una parte de la llamada «comunidad autista».

Y la comunidad autista, ¿qué opina sobre este tema?

Algunos autistas describen estos programas y terapias como algo nada placentero y puedo entender sus razones. De hecho, entre la llamada «comunidad autista» existe un gran debate sobre lo pertinente de estas terapias e incluso sobre la necesidad de seguirlas, ya que, desde su visión, con estos soportes lo que se persigue en exceso sigue siendo «curar» el autismo o, cuando menos, camuflar sus síntomas. Algo que ellos denuncian y que, dado el histórico maltrato que muchas personas con autismo han sufrido por parte de las instituciones y la comunidad médica, parece un posicionamiento razonable. Muchas personas autistas reclaman una vida sin máscaras.

Jim Sinclair es un activista por los derechos de las personas con autismo y fue el primero que los reivindicó desde su posición como autista. Sinclair no empezó a hablar hasta los doce años y en 1992 fundó el ANI (Autism Network International). Su ensayo de 1993, *«Don't Mourn for Us»* («No llores por nosotros»), fue muy importante porque reivindicó el valor de ser autista y sigue siendo un referente de muchas de las reclamaciones del colectivo. En este escrito, por ejemplo, Sinclair dice que para las personas autistas vivir en nuestras sociedades es «como estar operando en un territorio extraterrestre, haciendo contacto con seres extraterrestres».

El posicionamiento de Sinclair es contrario a que el autismo se vea como algo a tratar y rechaza las terapias que persiguen su «curación» o su «mejora». Para él, «el autismo no es algo que una persona tenga, o una "cáscara" en la que una persona está atrapada. No hay un niño normal oculto detrás del autismo. El autismo es una forma de ser». Argumentos que respeto y que nos empujan a todos a reflexionar sobre cómo debemos construir sociedades más inclusivas. Sin embargo, otras personas autistas tienen opiniones algo distintas.

Donna Williams, quien también fue cofundadora del ANI, decía: «El autismo no soy yo, sino un problema de procesamiento de información que controla lo que soy». Temple Grandin, en una línea más parecida a la de Jim Sinclair, pero sin su postura radical contra las terapias, decía con orgullo que «si pudiera chasquear los dedos y dejar de ser autista, no lo haría, porque el autismo forma parte de lo que soy», mientras que Naoki Higashida sostenía que «la persona que más sufre es la que causa dolores de cabeza a los demás, es decir, la autista». En varias ocasiones, de hecho, Naoki habla en un tono muy distinto al de Jim Sinclair sobre lo que supone ser autista y también afirmará sentirse atrapado en su propio cuerpo. Y pese a ello, admite que «aunque consiguieran crear una medicina para *curar* el autismo, creo que quizá decidiría quedarme como estoy». ¿Cuál de estas visiones, desde la posición de ser autista, es la más válida? Pues seguramente todas ellas, y sus diferencias dependen del modo en que el autismo les condiciona o les ha condicionado sus vidas. Y sería aún mejor conocer muchas más opiniones de quienes conocen el autismo como nadie: las personas autistas. Y todo ello, sin olvidar que también hay autistas que, con grandes necesidades de apoyo y muchas dificultades con la comunicación, no participan de este debate tan importante. En esos casos los familiares, a menudo, son sus únicos portavoces y merecen tanto respeto como quienes, siendo autistas, pueden expresar su sentir y sus necesidades. Del mismo modo, los menores dependen de sus familias para defender sus derechos y la labor de muchas de ellas es admirable. Cosa que, por cierto, muchos autistas adultos también destacan. Temple Grandin, sin ir más lejos, está convencida de que sin su madre, que tuvo una visión adelantada a su tiempo, su vida habría sido muy distinta. Cada persona autista tiene sus propios desafíos y no debemos menospreciar a nadie.

Como Temple Grandin afirma, y no es la única, parece que precisamente las cuestiones sensoriales en el autismo podrían explicar su gran diversidad y su heterogéneo pronóstico. Para Donna Williams sus sentidos podían darle experiencias hasta dolorosas, y Temple —tras leer los libros de Donna— se dio cuenta de que ella no vivía, para nada, bajo ese caos sensorial. De haber sido así, ¿su vida habría sido igual? Ahí parece radicar uno de los grandes misterios del autismo, pero este enfoque todavía se encuentra en una etapa poco desarrollada, puesto que depende del mejor conocimiento de nuestro cerebro.

El ensayo de Jim Sinclair «No llores por nosotros» está especialmente dirigido a los padres, y su planteamiento profundiza, más que en las trabas del autismo, en la dificultad para superar no haber tenido el hijo esperado. El texto es muy ilustrativo y aborda el dolor que, como padres, podemos sentir ante el desconcierto y las dificultades de comunicación que el autismo a menudo implica. Según Sinclair, ese dolor es «el dolor por la pérdida del niño normal que los padres habían esperado y esperaban tener». Y creo que Jim Sinclair tiene razón. Ese proceso de «duelo» existe y muchos padres lo pasamos con nuestros hijos autistas, aunque, por cierto, eso no solo sucede con el autismo. Personalmente admito que, a veces, siento que no he concluido del todo el duelo por Jone, pero tampoco me juzgo severamente por ello. Lo acepto como un proceso natural que quizá me acompañará de manera intermitente durante toda mi vida.

Siendo la madre de Jone, tengo un profundo respeto por las reivindicaciones de quienes viven el autismo en primera persona. La historia demuestra de manera dolorosa que la incomprensión por quienes no se ajustan a la rígida quimera de «la normalidad» ha sido feroz y el maltrato sigue siendo, en muchos casos, evidente. Entiendo sus denuncias, y me parecen legítimas, pero también estoy convencida de que un buen soporte terapéutico puede hacerse de manera respetuosa y que este, a su vez, puede mejorar la calidad de vida de quien lo necesite. Y esto no solo concierne a la persona que, en este caso, sea autista, sino también a sus familiares. Especialmente, a las madres y a los padres que también necesitan comprender el modo en que el autismo opera en sus hijos. Y todo ello sin olvidar que la sociedad también debe hacer muchos cambios para que nadie, sea como sea, se sienta al margen de un mundo que también le pertenece.

Volviendo a nuestro caso, ¿fue positivo que Jone hiciera terapia? Pues, por muchas razones, creemos que sí. En primer lugar, lo fue porque nos sentimos acompañados en un momento en que el día a día con nuestra hija era muy duro. De haber asistido a una charla de Temple Grandin, Jone no se habría parecido en nada a esos perfiles ahora mayoritarios de «niños tímidos y de manos sudorosas». Nuestra hija no era aficionada, como Temple, a llenarlo todo de heces, pero sus crisis eran imprevisibles y la comunicación con ella muy precaria. Muchas cosas cotidianas eran entonces muy difíciles con nuestra hija, pero gracias a aquellos profesionales aprendimos cosas valiosas que incorporamos en nuestras rutinas. Junto a aquellos buenos profesionales, no solo comprendimos lo importante que era para nuestra hija proporcionarle estructura y anticipación en su día a día, sino que aquel equipo humano nos brindó un espacio de respiro. La terapia, por supuesto, también permite un descanso a los padres y eso es fundamental para seguir cuidando a tu hijo lo mejor que puedas. Pues aceptemos, de una vez por todas, que cuidar bien solo es posible cuando el cuidador también puede cuidarse.

Por otro lado, y como explico en la anécdota, encontrar a otras familias en la misma situación fue asimismo muy positivo. A mí personalmente me ayudó, porque, por primera vez, me sentí comprendida. El autismo es difícil de entender, especialmente si no se convive con él, y aceptar sus implicaciones puede ser complicado para el resto de la familia. Por ello, a menudo y sin desearlo, la familia puede reaccionar a veces de un modo que no es todo lo empático que se precisa, ya que tampoco es fácil asumir que una «nieta», una «sobrina» o una «prima» sea autista. Nada nos prepara para algo así.

Disponer de terapia fue bueno porque establecimos nuevas pautas y pudimos marcar un horizonte que nos permitió, en un momento lleno de incertidumbre, proyectarnos nuevamente como familia. De algún modo, seguir un programa con nuestra hija fue beneficioso porque nos permitió recomponer nuestra vida de la mano del autismo. Y eso ya es muy valioso.

¿Pero estrictamente para Jone fue positivo? Han pasado muchos años desde que completamos la terapia con CIPA y mis recuerdos son muy buenos. Todas las terapeutas que trabajaron con nuestra hija eran mujeres (muchas recién salidas de la universidad, de psicología), y estoy convencida de que su labor fue intachable. ¿Pero Jone sintió lo mismo? Pues, si somos sinceros, Marc y yo no tenemos una respuesta concluyente.

El método Denver es un sistema bastante repetitivo basado en la interacción social, y esa es la mayor dificultad, precisamente, de nuestra hija. Jugar con Jone era muy difícil entonces porque su interés social era (y aún es) casi nulo. Debido a esto, sospechamos que para ella aquel periodo no fue siempre agradable. Nuestra hija mejoró muchos aspectos sociales, pero, pese a que todas las psicólogas fueron un amor con ella, nunca mostró entusiasmo alguno por ir a terapia. Estoy segura de que la labor de todas ellas fue más que notable, pero quizá, como evoca Jim Sinclair, para Jone todos somos también unos extraterrestres, y sus preciosas terapeutas tampoco fueron excepciones. No creo que Jone guarde recuerdos, ni mucho menos, traumáticos de aquel periodo, aunque quizá aquella experiencia fue para ella un pequeño tormento. Un enorme tedio o lo que todos sentiríamos si nos obligaran a hacer, incluso con las mejores maneras, aquello que más odiamos. Todavía bromeamos sobre esto y hemos llegado a distintas conclusiones sobre el programa que nosotros mismos deberíamos seguir para sentir, quizá un poco, lo que sintió Jone.

Para Marc (que odia conducir), quizá sería como si le obligaran a tomar lecciones de conducción en Sicilia, en un coche con una caja de cambios infernal y con un instructor de autoescuela como el alienígena Depredador. Para mí, sería como si uno de los extraterrestres de la película *La llegada* me explicara los libros de informática de Marc y lo hiciera, para rematar, en el subsuelo de un edificio soviético. Sinceramente, preferiría tomar las lecciones de conducción con Depredador, y Marc, no lo dudes, pagaría por mis lecciones de informática. ¿Pero puedes comprendernos? Seguro que tú también detestas algunas tareas. ¿A ti no te gusta el bricolaje? ¿Odias a muerte los sudokus? ¿Pues qué te parecería montar cientos de muebles de IKEA a las órdenes de un gentil extraterrestre salido de *Star Wars* o hacer interminables sudokus con ET? ¿Te gustaría la experiencia? Probablemente no mucho, pero también aprenderías cosas valiosas con ese intercambio. Te lo aseguro.

Al margen de nuestro humor absurdo, nuestra conclusión con Jone sobre aquel programa es que fue positivo, pero para ella seguramente también fue todo un esfuerzo. No nos arrepentimos del camino que tomamos, pero ojalá algún día ella misma pueda explicarnos lo que le pareció aquella experiencia. Me encantaría oír su versión.

Los programas terapéuticos, si son adecuados y llevados a cabo por buenos profesionales, pueden ayudar a comprender mejor a tu hijo y también pueden ayudar a tu hijo a lidiar mejor con todo lo «extraterrestre» de nuestro mundo. De algún modo, lo importante es que, sea como sea, todo ser humano pueda encontrar su lugar, y esto, además de con políticas inclusivas, se consigue dotando a las personas de herramientas para ganar una mejor comprensión del entorno cuando este puede ser abrumador. Una buena terapia adaptada puede proporcionar esas herramientas, pero jamás olvidemos que la participación activa de la familia y del entorno es fundamental. Y que esta debe continuar más allá de la propia terapia.

Respecto al autismo y la presión sobre «hacer lo imposible lo antes posible», parece demostrado que la plasticidad del cerebro es mayor cuando somos más pequeños, aunque eso no significa que solo haya un breve y preciso periodo en el que se decidirá el futuro y la vida de tu hijo. Eso no es cierto. Jone nos sigue asombrando todos los días, y ya han pasado muchos años desde que la terapia en CIPA acabó para ella. El aprendizaje es un proceso que dura toda la vida y hay ciertas premisas (como esa que dice que los idiomas «solo» se aprenden de pequeño) que tampoco son ciertas.

Pero, de nuevo, la clave quizá reside en que cualquiera que precise de cierta mirada durante toda su vida pueda recibirla y no solo durante un tiempo. Y ahí nuestros sistemas educativos y nuestro mercado laboral tienen cosas muy valiosas que aportar.

Cuando Eustacia Cutler empezó a dar charlas, muchos padres desesperados le pedían consejo y ella siempre decía lo mismo: «No hubo magia; solo lo hice lo mejor que pude». Y seguramente ese sea el objetivo más honrado que, como padres, podemos proponernos con nuestros hijos, sean como sean. Sabemos que unos malos padres no provocan autismo, pero, si pudiéramos hablar con Donna Williams, es probable que ella misma nos dijese que las heridas que sus padres le provocaron fueron más profundas y peores que su propio autismo. Lo mismo que muchos autistas explican sobre el daño que la incomprensión social les produce en su día a día. Un sufrimiento que nada tiene que ver con su condición y sí con la intolerancia de nuestras sociedades.

Quizá en un futuro el conocimiento del cerebro nos permitirá entender mejor las claves de nuestro comportamiento y percepción, pero, hasta entonces, ninguno de nuestros hijos viene con manual de instrucciones, así que solo podemos intentar hacer las cosas «lo mejor que podamos». Tratar de conocer mejor a nuestros hijos y, con ello, conocernos mejor a nosotros mismos. No será fácil y en ambos casos habrá sorpresas. ¡Pero no te las pierdas!

CUARTA PARTE
RE-CONOCER A TU HIJO

Por el poder del útero

«¡Yo os conozco mejor que nadie porque yo os he parido!», nos soltaba mi madre a menudo, y aquella aseveración parecía indiscutible. Y repetida hasta la saciedad durante nuestra infancia —especialmente cuando habíamos hecho alguna trastada o nos habíamos zurrado entre hermanos—, aquella frase solo podía ser cierta e inequívoca. Nuestra madre tenía un útero poderoso y haberlo habitado durante los meses que dura un embarazo nos había dejado a todos una marca de fábrica indeleble. Un código de barras que acreditaba, sin fisuras, que éramos sus hijos. Un sello que permitía a nuestra madre saber, cual maestra de obras, de qué material estábamos hechos. Y sobre eso ella no tenía ninguna duda.

Nuestra madre nos conocía a todos como solo una madre de útero poderoso podía hacerlo. Y de eso ella estaba convencida. «¡Si es que yo te he parido!», era la versión más corta del mismo mensaje. Un mensaje igual de contundente y en el que el paso privilegiado por su útero nos había convertido a todos en libros abiertos para ella. Sin misterios, sin enigmas por resolver y de lectura meridiana.

Algunas voces disidentes se alzaron con el tiempo. «¡Tú no me conoces!», empezamos a replicarle. «Tú no sabes nada de mí, *ama*...», le respondíamos al unísono. Pero mi madre, dueña y señora de un útero poderoso, ni siquiera se molestaba en contradecirnos. Su útero, como el oráculo de Delfos, había hablado, y eso era más que suficiente. Todos estábamos equivocados y ella seguía teniendo razón. ¡Su útero tenía razón!

Por lo visto, mi madre heredó su útero poderoso de la que fuera mi *amuma*. La madre de mi madre también conocía perfectamente a sus hijos y, sin duda, fue poseedora de otro útero poderoso que, a su vez, le fue heredado de su propia madre. Toda una estirpe de mujeres con úteros poderosos y que se remontaba a tiempos inmemoriales. Úteros dotados, desde tiempos antiguos, de GPS y de lectores de códigos de barras. Infalibles con el conocimiento de la descendencia que albergaban y que se activaban en el momento del parto. El no va más de los úteros.

Por suerte, tanto mi hermana como yo podíamos estar seguras de que también habríamos heredado semejantes poderes uterinos. Pero cuando me quedé embarazada de mi hija, no sentí que ningún GPS se activara en mi interior ni que ningún lector de código de barras estuviera preparado entre mis piernas. Supuestamente, el parto desencadenaría el milagro, pero, de nuevo, cuando mi hija abandonó mi cuerpo nada de eso sucedió en mi útero. Mi hija vino al mundo a grito pelado y roja como un tomate, pero su recorrido a través de mi canal de parto sin anestesia no activó el dispositivo que me daría las respuestas sobre ella. Sobre su naturaleza y el material del que estaba hecha.

Para vergüenza de mi bisabuela desde su sepultura, heredé el útero de mi padre y por eso, claro está, mi útero no tenía las respuestas sobre mi hija. No sabía nada de ella. Y de eso estaba tan segura como también lo estaba de quererla sin más. Del mismo modo animal que mi madre también nos quiso a todos, pero sin tener esas respuestas que, por lo visto, ella sí tuvo de todos nosotros desde que vinimos al mundo. Y aunque ya todos peinamos canas nos lo sigue recordando. «Os conozco mejor que nadie...», nos susurra a veces nuestra madre, y aún parece estar muy convencida de ello. Y yo miro a mi hija —y a mis hijos—

y siento que ese esquivo misterio aún no me ha sido revelado. Y una parte de mí lo celebra todos los días y otra, lo confieso, envidia un poco a mi madre. Pero nunca se lo digas. No pierdas tu tiempo porque mi madre ya sabe todo eso. ¡Su útero lo sabe!

LO MISTERIOSO DEL AUTISMO

> Muchas cosas son misterios. Pero eso no significa que no tengan una respuesta. Es solo que los científicos no han encontrado aún la respuesta.
>
> MARK HADDON, *El curioso incidente del perro a medianoche*, 2003.

Thoiry, departamento del Ain, junio de 2014

Ya somos una familia perruna y últimamente acabamos nuestro paseo de después de comer en unos campos cercanos a nuestro apartamento. El verano asoma y hoy formamos parte de una postal bucólica, casi irreal. Thoiry está a los pies del Jura y, desde donde estamos, el camino hasta el refugio de Narderans se ve perfectamente. El cielo parece un salvapantallas perfecto, moteado de nubes esponjosas, y el campo está lleno de flores silvestres. Un festín de color que las abejas y todo tipo de insectos aprovechan sin que nuestra presencia les importe lo más mínimo. Patxi, nuestro nuevo miembro de la familia, corretea y salta entre la hierba como si fuera una cabra mientras Jone se entretiene mirando cómo las abejas y los abejorros cambian de flor.

El pelo avellanado de mi hija brilla al sol y quisiera que su imagen se anclara a mi memoria para siempre. Observo su modo de aletear de emoción mientras estudia a las abejas y me pregunto de qué forma tan fascinante ella percibe a estos insectos. A veces se acerca tanto para observarlos que casi los toca con su nariz y de poco sirve que la invite a alejarse para no llevarse un buen picotazo. No sé cómo ni por qué, pero las abejas jamás le han picado y no les tiene ningún miedo. Es algo que contrasta con el terror que Jone siente, por ejemplo, por las motos o por la cafetera de nuestra casa. Por lo menos el pánico a la cafetera fue más fácil de subsanar que el de las motos. Guardar la cafetera en un armario fue suficiente para mejorar la vida de Jone, pero para reducir las motos a nuestro alrededor tuvimos que mudarnos hace ya casi un año a este pequeño y tranquilo pueblo en Francia. Muy cerca de la frontera con Suiza.

Caminar por Ginebra era a veces imposible, y Jone sentía verdadero pánico cuando una moto pasaba a toda velocidad. No quiero imaginar cómo habría sido nuestra vida si el destino nos hubiera dejado en Barcelona (ciudad con más motos de Europa), pero seguir en la «ruidosa» Ginebra no parecía ya una opción para nosotros.

Quisimos quedarnos en Suiza, pero los precios por las nubes y la escasa oferta inmobiliaria nos llevaron a saltar la frontera y mudarnos a este pueblo, en Francia. Muchos trabajadores del CERN, de hecho, viven en la zona francesa cercana a la frontera con Suiza, así que, por esa razón, aceptamos el cambio como algo inevitable e incluso positivo. «Bueno, Bego, será más tranquilo y más barato que Ginebra», me decía Marc a menudo, como si de un mantra se tratara, y ambas cosas eran ciertas. Nuestro saldo aumentó y Jone se sentía mucho mejor paseando por los bosques cercanos a nuestro nuevo piso. Todo fueron ventajas. Pero ahora el destino ha dado un nuevo giro y necesitamos encontrar una casa en Suiza antes de que acabe el mes para que Jone no desaproveche la terapia que CIPA nos ha concedido. Pues tal cosa sería como tirar a la basura uno de los billetes dorados de Willy Wonka para visitar su fábrica de chocolate.

Cuando miro a Jone, feliz en su aleteo, me doy cuenta de la cantidad de horas que he pasado con ella en el bosque, en esa extraña soledad junto a mi hija. De algún modo impensable hace unos pocos meses, verla ahora junto a Patxi y ante la idea de una inminente mudanza me hace sentir una esperanza renovada de proyecto familiar. Siento la brillante certeza de que el cuadro que hoy veo ante mis ojos sí se completará con otros hijos y con más ruido del que tanto deseo a mi alrededor. Pero ese deseo tan profundo que tengo de avanzar se me nubla a veces por el miedo. Me digo que sentir miedo en nuestro caso debe ser «normal», aunque en realidad hace ya mucho tiempo que no sé qué quiere decir eso de la «normalidad».

Justo hoy ha aparecido un anuncio de una casa en territorio suizo, muy cerca del CERN, y ya he hablado con los propietarios. La visitaremos esta misma tarde, cuando Marc salga de trabajar, pero ya me han anunciado que no aceptan perro y que su alquiler mensual supone el triple de lo que pagamos por nuestro actual apartamento. Me temo que nuestros ahorros desaparecerán rápido con el cambio, aunque ahora eso no me preocupa.

El precio de la casa ya me da igual, pero de ningún modo me desharé de Patxi. Necesito, como oxígeno, que esta cabra también aparezca en esa futura foto. ¿Será eso posible? De un modo irónico, me digo que para Patxi, siendo un cruce de border collie («collie de frontera», en inglés), el asunto de «saltar» las fronteras no será un problema, aunque mucho me temo que al propietario de esta casa en Suiza le va a importar un pimiento que los ancestros de nuestro perro fuesen expertos en merodear la frontera entre Inglaterra y Escocia para mear donde mejor les viniera.

Como si tal cosa pudiera tener alguna relevancia en nuestro destino, me recreo en el pensamiento absurdo de los antepasados de Patxi cuando, de repente, algo en el comportamiento de Jone llama mi atención. Mi hija ya no aletea y parece que está examinando algo a conciencia. Me acerco a ella con cautela, como quien quiere ser testigo de un secreto sin ser descubierto, y ya a su lado le digo:

—¿Qué haces, cariño?¿Qué miras?

Concentrada en su tesoro, mi hija ni se inmuta. Me acerco un poco más y, para mi asombro, descubro que el tesoro que Jone inspecciona es una abeja viva. Una pequeña abeja que, atrapada entre el índice y el pulgar de su mano, mueve las patitas mecánicamente mientras mi hija la estudia con detenimiento.

—Hija, cuidado…—le digo en voz baja, conteniendo el aliento.

Jone devuelve entonces la abeja a una flor y todo sigue su curso como si nada hubiera pasado. La abeja liberada retoma sus labores recolectoras y Jone aletea de nuevo con entusiasmo. Patxi se revuelca ahora como un puerco en la hierba y nada en el resto de la postal ha cambiado. Los insectos siguen polinizando el campo, el tráfico rodado sigue circulando en la carretera lejana y el acelerador de partículas sigue funcionando bajo tierra, mientras el planeta entero sigue dando vueltas hasta el infinito.

Como Marc me dice a veces, «nada en realidad tiene importancia en el gran esquema de las cosas, Bego», y su frase, que tanto me irrita cuando hablamos de nuestros problemas, me parece ahora mismo dar en el clavo. Esta tarde iremos a ver esa casa en Suiza, y si no es para nosotros, no será el fin del mundo. Claro que no. Otras opciones vendrán y conseguiremos saltar la frontera. Nada es tan grave. Jone sigue feliz con sus aleteos, y seguramente es lo mejor que puede hacer. Las abejas siguen trabajando y así lo harán mañana. Pase lo que pase, todo seguirá su particular curso. Y no pasa nada.

Re-descubrir a tu hijo

> Necesitamos y merecemos familias que puedan vernos y valorarnos por lo que somos, no familias cuya visión de nosotros esté oscurecida por los fantasmas de niños que nunca vivieron. Llora, si es necesario, por tus propios sueños perdidos. Pero no llores por nosotros. Estamos vivos. Somos reales. Y estamos aquí esperándote.
>
> JIM SINCLAIR, «Don't Mourn for Us», 1993.

El autismo sigue siendo un buen misterio y Jone aún nos parece un enigma. Cuando era pequeña atrapaba abejas con sus dedos desnudos, pero eso no era lo más raro que podía hacer. Jone podía sentir terror ante una cafetera en funcionamiento, pero no percibir peligro alguno en otras situaciones claramente arriesgadas. Su conciencia sobre el entorno o las distancias era escasa y si paseabas con ella por el bosque podías temer por su seguridad. Durante un tiempo tuvo arrebatos escaladores y podía trepar por un árbol, cual gato, sin saber después ni cómo bajar. Un comportamiento —que, por suerte, duró poco— muy compatible con tener miedo de los toboganes y alejarse de ellos como si fueran el mismísimo maligno. Su obsesión por las abejas le duró mucho tiempo y, aunque milagrosamente siendo muy pequeña nunca se llevó ningún picotazo, Jone ha necesitado recibir varios aguijonazos de estos insectos para tomar ciertas precauciones al mirarlos. Y estas son solo algunas de sus rarezas. Muchas más llegaron después.

Nuestra hija no se parecía a ningún niño de nuestro entorno y, como padres novatos, muchos de sus comportamientos y reacciones nos parecían salidos de otra galaxia. Una percepción justa si, como decía Jim Sinclair, para nuestra hija nosotros también éramos unos padres extraterrestres. La ecuación alienígena con Jone era complicada y, con el diagnóstico aún caliente —pues no olvidemos que era un ladrillo cerámico—, nuestro día a día con ella era un reto.

Todo el mundo sabe que ninguna criatura viene con instrucciones y aunque nuestra hija solo podía venir de otro planeta, nuestras esperanzas por recibir su manual vía interestelar eran nulas. Los alienígenas que nos la enviaron no se molestaron en darnos una copia de su manual y, de haberlo tenido, seguramente habría sido un completo galimatías indescifrable. O peor. Una herramienta que, mal empleada, haría explotar nuestra casa o el vecindario entero, así que nos conformamos con vivir con nuestra hija extraterrestre sin entender muchas de sus reacciones. Al fin y al cabo, si por aquel entonces Jone ya estaba a punto de cumplir tres años y nosotros también habíamos sobrevivido, quizá nuestro sentido común tampoco era tan pésimo…

Muchos años antes de que Jone cazara abejas sin guantes, un joven doctor le dijo a Eustacia Cutler que «si tuviera un hijo autista, haría lo mismo que usted: improvisar y descubrirlo mientras avanzo». Una frase que aún suena sensata y que nos alienta a todos, como padres y madres, a seguir creyendo en nuestro instinto. Ese recurso tan denostado en nuestra tecnificada modernidad, pese a habernos acompañado desde el inicio de los tiempos y mucho antes de poder comprar bragas por internet o comer pepinos durante todo el año.

Eustacia Cutler tuvo instinto, además de buenos recursos, y aunque su hija también venía de otra galaxia, procuró hacer lo posible por comprenderla mejor. Eustacia, por cierto, conoció al doctor que le dijo esa bonita frase cuando estaba haciendo un nuevo reportaje sobre los llamados «chicos testarudos». El concepto «chico testarudo» (*stubborn child*, en inglés) era un término anticuado, aún vigente en los años cincuenta y sesenta, para designar a menores arrestados por la policía con edades comprendidas entre los ocho y los doce años. Un *stubborn child* podía ser un crío que había destruido propiedad privada o también un niño que vagabundeaba y robaba. La pobreza y la marginalidad iban de la mano de esos menores, pero Eustacia, con su experiencia con su hija Temple, fue más allá y se preguntó si alguno de ellos podía ser también autista. Versiones modernas de «Víctor de Aveyron» que, ante la miseria y la desatención, intentaran sobrevivir como fuera posible en los márgenes de la desigual sociedad americana.

Eustacia visitó uno de esos centros para «chicos testarudos», y, efectivamente, allí también encontró algunos críos que podrían haber sido descritos como autistas. El doctor que le dijo aquella bonita frase trabajaba con ellos y, en su opinión, la situación de esos chicos se agravaba debido a la desatención estatal y a la desigualdad social. Algo que empeoraba el cuadro de esos niños complicados cuando, además, podían tener algún trastorno del desarrollo. Las situaciones familiares de esos menores solían ser dramáticas y los recursos que esos programas de atención recibían eran mínimos.

Esos menores en desamparo rara vez mejoraban y muchos de ellos acababan en prisiones estatales tras obtener la mayoría de edad. Un panorama que a Eustacia le hizo pensar, de nuevo, en el destino que le habría esperado a su hija de haber nacido en el seno de alguna de esas familias. Su reportaje, por cierto, no pretendía conectar el autismo con la delincuencia, sino, precisamente, dar luz sobre el impacto que la marginalidad y la pobreza tienen sobre quien, además, puede ser autista o presentar cualquier otra condición que afecte al desarrollo.

Temple Grandin tuvo mucha suerte al nacer en su familia, y estaba claro que Jone, comparada con aquellos «chicos testarudos», también era muy afortunada. Nuestra hija tenía unos padres que la querían (aunque le parecieran extraterrestres) y su familia tenía ciertos recursos. No comparables, ni mucho menos, con los que tenía la familia de Temple Grandin, pero sí los suficientes para asumir una inminente mudanza y permitir así que pudiera seguir una buena terapia adaptada.

Nadie duda de que disponer de recursos mínimos y ofrecer amor incondicional son las premisas básicas para que, por lo menos, nuestros hijos se sientan protegidos y queridos. Pero, aun así, nada (ni siquiera el mejor de los ambientes) puede garantizar el modo en que nuestros hijos evolucionarán o vivirán sus propias vidas. El modo en que el entorno y la genética disponen el tablero vital para cada ser humano es particular y por eso nunca sabremos qué habría sido de Temple Grandin de haber sufrido marginalidad, o de qué modo Donna Williams habría evolucionado de no haber padecido tanta violencia o de haber tenido los recursos de los Grandin.

El modo en que el ambiente y nuestra genética intervienen en nuestra vida ha sido ampliamente analizado. Por ejemplo, los famosos estudios realizados en la Universidad de Minnesota por Thomas Bouchard con gemelos idénticos criados en familias diferentes mostraron que ciertos rasgos e incluso ciertas aficiones (como el placer por las matemáticas o el gusto por el atletismo) son muy hereditarios. El temperamento, según dichos estudios, también lo es y parece que nuestras vidas están, más o menos, condicionadas a partes iguales por nuestra herencia genética y por nuestro entorno.

Los estudios de Thomas Bouchard sobre el seguimiento de gemelos tienen más de treinta años, pero el último metaanálisis sobre este asunto (con más de 2.500 estudios revisados y con información de más de 14 millones de pares de gemelos) llegó a conclusiones similares en 2015. El resultado entre la herencia genética y el ambiente fue de empate técnico, aunque esto no significa que para todos los rasgos sea así. Según este estudio, por ejemplo, la genética tiene un mayor peso en aspectos como el color de nuestros ojos, y el ambiente es más importante por lo que respecta, pongamos por caso, a nuestra fertilidad. Pero, sea como sea, confirmó que «ningún rasgo humano tiene heredabilidad cero». O dicho de otro modo, que «ningún tipo de comportamiento puede asociarse únicamente al ambiente». El comportamiento antisocial, por poner un ejemplo clásico, ha sido tradicionalmente asociado a haber sufrido una mala crianza, pero este estudio mostró que la genética y el ambiente, nuevamente, tenían un peso similar en su aparición.

Nuestra conformación como individuos parece responder a esta premisa equilibrada entre nuestra herencia genética y nuestro ambiente, pero la enorme variabilidad de ambos elementos es, a su vez, la que explica la infinita diversidad que encontramos entre las personas. La importancia del ambiente tendrá el mismo peso para alguien que vive en una favela de Río de Janeiro que para quien vive en un barrio residencial suizo. Pero las consecuencias de tener un ambiente u otro serán muy distintas. Solo en España, un reciente estudio estimó que las personas más pobres del país viven una media de entre tres y cuatro años menos que las más ricas. Así que aunque hablemos de un español con renta alta o de uno pobre, el ambiente en ambos casos tendrá un peso en sus vidas del 50 %, pero, para el más pobre, estadísticamente hablando, su ambiente predispondrá que viva menos tiempo que el que tiene mejor renta.

Si hablamos de herencia genética, su variabilidad parece aún más evidente entre los individuos, incluso perteneciendo a la misma familia. Sin tener siquiera hijos, podemos comprobar lo diferentes que somos de nuestros hermanos. Y sin tener hermanos, podemos ver lo distintos que son nuestros tíos o nuestras tías. Si somos padres de más de una criatura, pronto descubrimos las grandes diferencias entre nuestros hijos, y puede resultarnos inexplicable que, con cada reunión familiar, uno de ellos sea el payaso de la fiesta mientras el otro, en el mismo escenario, se esconda entre nuestras piernas como si estuviera en el Coliseo a punto de ser devorado por los leones. Un hijo puede ser silencioso y paciente, mientras que el otro es un auténtico terremoto alérgico a los puzles.

Sabemos que los hermanos comparten, de promedio, un 50 % de sus genes y eso permite explicar que uno de tus hijos se comporte como un monje franciscano mientras el otro parezca la reencarnación de David Bowie. Ese «escaso» 50 % de coincidencia genética entre los hijos podría ser la clave del asunto sumado, si me lo permites, a lo heterogénea que la familia extensa pueda ser. Puede que tú seas una persona tímida, pero tu primo carnal siempre haya adorado disfrazarse y una tía tuya (que no tuvo descendencia) tuviese especial debilidad por las lentejuelas, por los karaokes y por Raffaella Carrà. ¡O todo lo contrario! Quizá tú imites a Raffaella Carrà con honores, tu padre adore a Harry Styles, pero tu madre, sin que nadie se lo explique, jamás baile. ¡Pues es maravilloso de todas formas! Solo tú sabes, mejor que nadie, que tu familia también se conformó (como casi todas) en un remoto castillo de Transilvania.

Los genes entre hermanos son distintos pero quizá aún sigues sin entender que tus hijos sean «tan diferentes», porque, pese a los genes, me juras que «les tratas exactamente igual desde que eran pequeños». ¡Y yo te creo! Pero me temo que, pese a tus buenas intenciones, eso también es imposible. Y por favor, no te enfades conmigo. Confieso con resignación que seguramente yo tampoco trato igual a mis hijos, por mucho que lo intente, y me temo que nadie lo consigue. Y quizá sea también acertado…

No es lo mismo nacer cuando en tu casa hay bonanza económica que cuando la empresa familiar ha quebrado. Y tampoco es lo mismo ser el hijo mayor que el benjamín de la casa o, llegado el caso, vivir un evento muy complicado en la familia (como un fallecimiento o una enfermedad grave) cuando eres pequeño que siendo un adolescente. Así que del mismo modo que dos personas no se lo pasan igual en la misma fiesta, dos hermanos pueden tener vivencias familiares muy diversas, incluso aunque sean gemelos. Ningún hermano vive el mismo «ambiente», pese a formar parte de la misma familia, y nuestros hijos necesariamente nos perciben de modos distintos como progenitores.

Por pocas expectativas que tengamos sobre los hijos, estas existen, y comprender que son seres humanos completamente distintos a nosotros no es fácil. Para muchas familias convivir con los gustos disonantes de sus hijos puede ser complicado. Para algunas, aceptar que no estudiarán determinadas carreras o seguirán un concreto recorrido profesional, a veces es muy duro. Y para otras, desgraciadamente, asumir y respetar que tengan orientaciones sexuales distintas a las que esperaban es imposible. Quien diga que la crianza es fácil miente mucho o nunca se encargó mucho de sus hijos.

Nadie puede vaticinar el modo en que nuestros hijos vivirán sus vidas. Pero lo más importante es que nadie puede predecir cómo serán, por lo que, sumado a todo esto, encajar que nuestro hijo tenga alguna discapacidad o algún trastorno del desarrollo importante nunca es sencillo. Y para nosotros tampoco lo fue.

Jim Sinclair tenía mucha razón en su alegato porque nadie espera (ni desea) que un hijo pueda presentar alguna discapacidad importante, aunque seamos más o menos conscientes de que «son cosas que pasan». De algún modo inaudito, y como sucede con los accidentes de tráfico o con cualquier otra estadística de las que no queremos formar parte, nos sentimos inmunes a que nuestro hijo pueda tener una discapacidad sensorial o una discapacidad intelectual importante. Más aún, si nosotros mismos jamás hemos tenido graves problemas de salud o dificultades de aprendizaje serias.

Socialmente, como el gran tabú que es, vivimos la fantasía de creer firmemente en que si haces «lo correcto», no te pasará nada de eso o que «si te cuidas», estarás «protegido». Pero nada de eso es cierto. Cualquier ser humano puede tener un accidente de tráfico con importantes consecuencias o desarrollar una enfermedad grave e inesperada. Y cualquiera puede convertirse en el padre o en la madre de un chaval con muchas dificultades. Hablemos de un atleta de élite o de un reconocido intelectual.

La típica frase «de tal palo, tal astilla» puede ser completamente falsa o incluso lapidaria, y quizá, cuando simplemente aceptemos la vida como el frágil fenómeno que es, nuestra manera de percibir la discapacidad también será mejor. Como algo, en definitiva, tan natural como la vida misma y como algo que forma parte de la vida misma. Pero seguimos lejos de ese paradigma, y vivir con una discapacidad puede comportar, aún hoy, muchas dificultades y aislamiento. Y estas dificultades son, a su vez, las que hacen más difícil comprender y encajar el diagnóstico de tu propio hijo. Hablemos de autismo, de síndrome de Down o de una parálisis cerebral.

Cuando Jone empezó a seguir su programa, los profesionales que nos acompañaron nos permitieron comprender mejor lo que suponía el autismo y su diagnóstico. Pero, como sucede en muchas familias, nosotros también tuvimos que enfrentar paralelamente el proceso de duelo por la hija que, a todas luces, no íbamos a tener. Jamás imaginamos, cuando tuvimos a Jone, que quizá conversar o compartir con ella determinadas aficiones sería imposible. La llegada de ciertos diagnósticos te expone a miedos insospechados y nadie te prepara para algo así. Por eso, es muy frecuente experimentar esa sensación de pérdida de un hijo tras recibir un diagnóstico importante. Un proceso que puede ser muy doloroso, pero que, por otro lado, es necesario para conectar con tu hijo real. Con ese nuevo hijo, inesperado y distinto, que debes reconocer y re-aprender en un particular proceso de duelo familiar que, como bien señala también un reciente estudio, «compromete a todos sus miembros».

Este duelo, como afirma el mismo estudio, «puede variar considerablemente de una familia a otra, no solo en tiempo sino también en intensidad, y son múltiples los factores que van a influir en su transcurso». El duelo por ese «hijo perdido» puede vivirse de un modo desigual en el seno de la pareja, y factores como los recursos disponibles o la severidad del diagnóstico de nuestro hijo también lo condicionan. Un recorrido que, además, no tiene un ritmo continuo y en el que, a veces, se retrocede. Como por ejemplo, cuando tu hijo llega a la adolescencia y, con su nueva etapa vital, lamentas que muchas vivencias que tanto deseabas con él no serán tampoco posibles. Una reacción humana natural y que también forma parte de este proceso.

Nuestras expectativas sobre Jone también existieron, aunque poco tenían que ver con un itinerario concreto para ella. Marc y yo nos conocimos practicando atletismo, pero nunca pensamos o deseamos que a nuestra hija también pudiera gustarle correr o incluso hacer deporte. Nada de eso nos parecía importante, pero mentiría mucho si, como madre, no reconociera que deseaba poder hablar con ella de muchas cosas desde que la tuve en mi vientre. O que fantaseé con viajar con ella o con reírnos juntas. Con verla bailar o con conocer a sus amigos. Pues todo eso son expectativas y son muy importantes. En nuestro caso, disponer de terapia nos permitió recomponer un horizonte familiar, aunque todo eso también fue de la mano de un convulso periodo emocional en el que tuvimos que re-aprendernos en nuestros respectivos roles como padre y madre.

Nuestra hija era una extraña cazadora de abejas que casi no hablaba. Podía estallar como una bomba atómica sin que supiéramos los motivos y sus miedos escapaban a nuestra comprensión. Jone estaba llena de misterios desconcertantes y jamás imaginamos que una niña como ella podría ser nuestra hija. Pero ya no podíamos aferrarnos a ningún deseo del pasado ni a ningún fantasma futuro. Era hora de re-descubrir a nuestra hija. A nuestra verdadera hija.

Aprender sobre autismo

Más allá de acompañar a Jone en su camino y de proporcionarle el mejor ambiente posible, nuestras cartas sobre su futuro cuando recibimos su diagnóstico eran inciertas. Como padres, y por el bien de ella, podíamos (y debíamos) cuidarnos lo mejor posible, pero todo eso seguía perteneciendo a eso que llamamos «el ambiente». ¿Acaso podíamos hacer algo por lo que respectaba a «la herencia genética» de Jone? Obviamente, no. Nosotros nada podíamos hacer sobre ese asunto del mismo modo que los padres de un chaval con trisomía o con cualquier otro trastorno genético tampoco pueden. Pero lo que sí estaba en nuestras manos era aprender todo lo posible sobre lo que le pasaba a Jone. Y con ello, re-conocer a nuestra hija desde una nueva mirada.

Aprender sobre autismo puede darnos inesperadas respuestas sobre cualquiera de nosotros. Como expliqué al principio de este libro, todo ser humano puede tener algún rasgo propio del espectro autista y con toda la diversidad que esta condición presenta, el estudio del autismo contribuye a una mejor comprensión sobre cómo funciona nuestro cerebro y especialmente de qué modo opera la inteligencia en nuestra especie. Pues sin caer, para nada, en el cliché que une la inteligencia con el autismo, sí parece que existe una fuerte relación entre la naturaleza del autismo y el funcionamiento de nuestra propia inteligencia como especie.

Tras muchas conversaciones con familias, Temple Grandin afirma que «muchos padres y parientes de niños autistas son superdotados», y no es inhabitual que, en las familias donde el autismo está presente, muchos de sus miembros posean un alto cociente intelectual. Por ejemplo, entre hermanos, es relativamente común que encontremos que más de uno sea autista, pero presenten necesidades de apoyo muy distintas. O que uno pueda ser autista y el otro tenga altas capacidades u otra neurodivergencia asociada. También que, en palabras de Eustacia Cutler, el autismo sea «frecuente entre los "frikis" de Silicon Valley y en las familias de ingenieros, donde el trastorno tiende a saltar una generación y aparecer en un nieto».

Sin embargo, eso no significa que siempre se cumpla de ese modo, sino que es un fenómeno que se observa a menudo. Así que si estudiaste ingeniería, acabas de leer esto y estás esperando un bebé, por favor, no te sobresaltes. Dedicarte a la ingeniería, a las matemáticas o trabajar en Silicon Valley no es indispensable ni determinante para tener un chaval con autismo. Y tenerlo, por cierto, no te convierte automáticamente en alguien con altas capacidades. No existe una relación directa entre el autismo y la alta capacitación intelectual. Así que, de nuevo, no os preocupéis por vuestros bebés porque seáis ingenieros, economistas o matemáticos. Ser ingeniero o físico no es determinante para tener una criatura con autismo, pero, según Temple Grandin, parece que podría parcialmente predisponerlo. La cuestión es: ¿por qué razón?

El autismo es una condición compleja fundamentalmente de origen genético y se cree que más de un centenar de genes (como poco) intervienen en su aparición. Estudiosos del asunto como Robin P. Clarke sostienen que quizá una persona presenta autismo cuando recibe, en sus palabras, «una dosis demasiado elevada de rasgos genéticos que solo son beneficiosos en cantidades más reducidas».

Ser un tanto obsesivo y analítico, por ejemplo, es necesario para poder trabajar sobre cuestiones muy concretas durante mucho tiempo, pero una tendencia muy pronunciada de esta cualidad puede dificultarnos nuestras relaciones o, en los casos más graves, interferir en aspectos cotidianos de nuestras vidas. El comportamiento obsesivo es un rasgo propio del espectro autista, pero eso no significa que escuchar tu canción favorita muchas veces seguidas, ser amante de ciertos temas o coleccionista de objetos poco ordinarios implique que seamos autistas. Ser obsesivos no nos convierte en autistas, pues, de hecho, la ciencia, las artes o incluso el deporte de élite no serían posibles sin ese punto obsesivo que define a muchas personas y que hace que sean especialmente buenas en aquello que emprenden. Sin embargo, un verdadero exceso de esa cualidad es la que, en el autismo, se manifiesta con los llamados, en términos clínicos, «intereses restringidos». Esos gustos, intereses profundos o temas de preferencia que presentan a menudo las personas dentro del espectro autista y que pueden impedir sus interacciones personales o, en ocasiones, limitar casi por completo sus intereses por otras cosas. Pasiones que, no obstante, también brindan oportunidades valiosas de aprendizaje y crecimiento a muchos autistas.

La reticencia a los cambios es otro rasgo característico en el autismo, y mucha gente presenta esta cualidad sin que, de nuevo, eso les convierta en autistas. Hablamos de quienes, pongamos por caso, jamás harían un viaje a la aventura o que «detestan las sorpresas». De personas que necesitan tener claro lo que van a hacer en la jornada para sentirse mejor. Se trata de un rasgo reconocible en mucha gente y que también se manifiesta con intensidad variable. Siempre habrá personas más o menos reticentes a los cambios, pero cuando esta característica se da en alguien con autismo, esta suele ser mucho más intensa y, una vez más, tiene que ir acompañada de otros rasgos para que la persona sea considerada dentro del espectro. De hecho, si me permites un ejemplo cinéfilo, en la película *Mejor imposible*, Jack Nicholson encarnó a la perfección a alguien no solo obsesivo, sino extremadamente reticente a los cambios, pero solo por eso no podríamos afirmar que era autista. ¡Y no! Este personaje tampoco era «un poco autista»...

Aunque no siempre está presente en todas las personas autistas, otro rasgo característico que forma parte del espectro autista es la dificultad para mirar a los ojos. El denominado contacto visual y que, por cierto, muchísima gente presenta sin que eso signifique que sean autistas. Como recordarás, y según el modelo diagnóstico actual, una evaluación clínica es necesaria y se deben cumplir muchos criterios para que una persona sea considerada autista. Manifestar algún rasgo propio del espectro autista no nos convierte en autistas.

Diversos estudios constatan que tanto en las familias como entre los padres y madres de autistas pueden abundar estos rasgos sin que eso implique que la condición también aparezca. O si lo hace, que lo haga con menor necesidad de apoyo. Algo que no es infrecuente y que explica que bastantes adultos descubran su condición como autistas después de que sus hijos recibieran un diagnóstico de autismo. Tanto Marc como yo descubrimos cosas muy reveladoras de nosotros mismos cuanto más aprendíamos sobre autismo. Gracias a nuestra hija y a todo lo que nos ha enseñado, nuestras infancias, la visión de nuestras propias familias o incluso nuestros recorridos vitales tomaron un nuevo significado. Un proceso no exento de sufrimiento, pero también lleno de liberación. Ahora sabemos que ambos poseemos un montón de rasgos que forman parte del espectro autista y seguimos caminando por esta senda de redescubrimiento personal de la que, por el momento, ignoramos a qué puerto nos llevará. Un peregrinaje muy particular y que muchas más familias recorren tras la llegada de un diagnóstico de autismo.

Actualmente sabemos que la interacción de diversos genes es también la responsable de trastornos como la depresión, la dislexia, la esquizofrenia, el síndrome maníaco-depresivo o diferentes dificultades de aprendizaje. De algún modo, se sospecha que muchos de los genes que predisponen algunos de estos trastornos también son los responsables de nuestra creatividad, y prueba de ello es que diversos estudios han descubierto una mayor proporción de trastornos maníaco-depresivos o depresivos entre artistas, poetas y escritores que entre el resto de la población. Como si su presencia predispusiera la creatividad, pero, a la vez, implicara algunas desventajas. Un frágil balance genético del que, nuevamente, se desconocen sus reglas y sin el que la humanidad quizá seguiría, a duras penas, sobreviviendo en cavernas.

Según Temple Grandin, «es probable que la genialidad sea una anomalía y que si se eliminaran los genes causantes del autismo o de otros trastornos como el maníaco-depresivo, el mundo podría quedar en manos de conformistas aburridos con pocas ideas creativas». Dicho esto, algunos clichés de personas brillantes pero excéntricas o de poetas melancólicos no están exentos de cierta verdad, y nuestros genes parecen tener algo que ver con estos estereotipos. Sin embargo, no debemos caer en principios de causalidad simples.

El equilibrio (o desequilibrio) de todos estos rasgos es el que parece intervenir asimismo en la aparición del autismo, pero aún se desconoce el modo en que nuestra herencia genética se orquesta. Las familias en las que hay personas autistas son muy heterogéneas y no se pueden establecer principios de causalidad claros. Sabemos que tanto el padre como la madre contribuyen genéticamente al autismo de su descendencia sin que nadie haya esclarecido aún cuáles son los factores que determinan que la condición, cuando aparece, sea de mucha o de escasa necesidad de apoyo. El gran misterio del universo autista.

Para complicar aún más las cosas, además de los genes que cada progenitor aporta, hay que unir las llamadas «mutaciones de novo». Cambios espontáneos no heredados que se dan en nuestro ADN durante nuestra gestación y que juegan un papel crucial para entender, por ejemplo, por qué gemelos univitelinos pueden presentar autismo en ambos casos, pero con requerimientos de apoyo muy distintos. Algo que también se observa, como apunta Temple Grandin, en trastornos como la esquizofrenia y que muestra que las conexiones que hacen nuestras neuronas mientras crecemos en el vientre materno también responden a factores ambientales fortuitos y desconocidos.

Pero entonces, ¿el autismo puede aparecer por culpa del ambiente? ¿La crianza tiene entonces algo que ver finalmente? No, la crianza no es la responsable del autismo —aunque tener malos padres no beneficia a nadie— y por «ambiente» aquí hablamos de otra cosa.

El autismo tiene una importante base genética, aunque, como apunta Temple Grandin, parece que también hay factores ambientales que podrían intervenir en su aparición. Una hipótesis que daría respuesta a que gemelos genéticamente iguales desarrollen cerebros distintos y, por lo tanto, autismo con perfiles diferentes. Se cree, por ejemplo, que la edad del padre o el peso de la madre en el momento de la concepción podrían jugar cierto rol en su formación, pero, de nuevo, el autismo se debe a múltiples causas de las que se desconocen sus mecanismos. Lo que sí sabemos es que el autismo ni está causado por las vacunas, ni «se cura» con la dieta, ni proporciona un puente a otras dimensiones...Por desgracia, todavía circulan barbaridades como estas en las redes sociales, pero son totalmente falsas. El autismo es una condición, en resumen, de base genética en la que influyen complejos mecanismos epigenéticos y factores externos desconocidos. Procesos neurológicos y neuropsicológicos que, combinados, confieren un modo de ser único. ¿Alguien da más?

Diversos estudios han demostrado que el cerebro que presenta autismo también tiene diferencias morfológicas. Como señala Temple, autopsias cerebrales de autistas mostraron un desarrollo inmaduro del cerebelo y del sistema límbico, aunque no es lo único. Las imágenes obtenidas gracias al escaneo de cerebros de personas dentro del espectro ponen de manifiesto que la materia blanca del córtex frontal suele presentar igualmente cierto grado de hipertrofia y un aspecto atípico. Unas diferencias morfológicas que son mayores cuanta más necesidad de soporte presenta un individuo con la condición.

La propia Temple Grandin «ha prestado» su cerebro a la ciencia en numerosas ocasiones para su estudio, y ella también tiene una morfología cerebral inusual. Un cerebro diferente que, en quienes son autistas, se debe a un crecimiento neurológico anómalo y que nada tiene que ver con la imagen del cerebro que obtendríamos de alguien que ha sufrido un traumatismo cerebral. Pues como bien afirma Temple, «los cerebros autistas no están dañados», sino que se han desarrollado de manera atípica.

Como recordarás, el autismo sigue diagnosticándose a través de la observación de la conducta. Quizá algún día, el autismo podrá diagnosticarse con pruebas genéticas o con un escáner cerebral, pero, como apunta Temple, tanto la genética como la neuroimaginería «se encuentran aún en la infancia», así que, de momento, solo podemos soñar con esa posibilidad. Tal vez, cuando algún día esa tecnología sea posible (y que además esté al alcance de todo el mundo), también sabremos de qué modo el autismo se manifiesta, y el enfoque terapéutico, si se precisa, será distinto. Pues cuando estemos en condiciones de descubrir esto, podremos averiguar mucho más sobre ese gran desconocido llamado cerebro.

Hoy sabemos que el cerebro es un órgano muy complejo que procesa y memoriza muchísima información de forma continuada. Se conoce mucho mejor su composición, su anatomía, así como que distintas áreas controlan diferentes funciones. Por ejemplo, si te golpeas fuertemente en el área responsable del movimiento, es posible que en una serie de imágenes fijas veas como café que se va vertiendo. Si sufres un traumatismo en la zona responsable del color, puede que te descubras viviendo en un mundo en blanco y negro. Sin embargo, también hay fenómenos que parecen salidos de una película de ciencia ficción y que evidencian, más si cabe, lo poco que se sabe de este órgano. Déjame mostrarte un caso sobre esto y que nada tiene que ver con el autismo.

El estadounidense Jason Padgett tiene una rara habilidad a la que los científicos aún no dan respuesta. En el año 2002, Padgett sufrió un violento atraco al salir de un bar y fue golpeado repetidas veces en su cabeza hasta que sufrió una conmoción cerebral. Padgett era entonces un vendedor de futones que a duras penas llegaba a fin de mes, pero, tras ese episodio violento y varios días de recuperación, empezó a ver el mundo descompuesto en diagramas fractales. Por favor, visita su web para ver de lo que hablo.

Años atrás, Padgett había dejado sus estudios y jamás había tenido interés por el dibujo, pero, tras el asalto, sintió una necesidad imperiosa de dibujar aquellas raras imágenes que veía a todas horas sin saber siquiera de qué se trataban. Aquel vendedor de colchones japoneses no sabía mucho de matemáticas hasta que un físico, interesado por sus dibujos, le ayudó a adquirir la formación necesaria para poder describir en ecuaciones la geometría de su obra, y ahora Jason Padgett es artista y conferenciante matemático. También estudia matemáticas en el estado de Washington y su libro *Struck by Genius* (*Un golpe de genialidad*), publicado en 2014, verá algún día su adaptación cinematográfica gracias a Sony y Channing Tatum (que compraron los derechos).

Escáneres cerebrales de Padgett mostraron daños en su cerebro que misteriosamente fueron también compensados con un crecimiento neuronal atípico y, con ello, un hombre corriente como él se convirtió, de la noche a la mañana, en un *savant*, en alguien con un conocimiento o una habilidad fuera de lo común. Uno de esos raros fenómenos que Hollywood adora para hacer películas de personas atípicas y con ello, quizá sin pretenderlo, seguir alimentando ciertos clichés erróneos sobre la genialidad. Pero esa, como siempre, es otra historia.

Volviendo al desconocimiento del cerebro, nadie sabe por qué estos desarrollos neurológicos inusuales se dieron en Padgett tras recibir una paliza, o por qué estos suceden a veces con el autismo sin necesidad de traumatismos. En raras ocasiones, el autismo puede deparar capacidades insólitas que el cine explota como nadie, pero ni son lo frecuente ni lo común cuando hablamos del diverso espectro autista. Conocerlas es fascinante y aprender sobre autismo también pasa por descubrirlas, pero no son lo central del asunto. La visión del autismo vinculado al genio es errónea, y no pretendo seguir alimentando este tópico, aunque en este libro hablo a menudo de la excepcional Temple Grandin o aderezo mi relato con anécdotas sorprendentes. El espectro autista es mucho más humilde en ese sentido.

Nuestra historia familiar con Jone jamás será comprada por Hollywood, así que no esperes un giro dramático espectacular en el que nuestra hija nos sorprende con habilidades fuera de lo común. Hoy por hoy, nada espectacular ha sucedido en nuestra familia. O quizá sí. Todo eso tan espectacular e insólito que en nuestra casa, como en muchas otras que conviven con el autismo u otras condiciones, sucede de manera discreta y sin efectos especiales.

La superación de muchos obstáculos que son invisibles para la mayoría y que conforman nuestro día a día y el de muchas personas. La reconstrucción muda, y a fuego lento, tras romperte en mil pedazos. Perseverar en avanzar por un camino que, a veces, te parece devastado y reflotar con mucho cariño un proyecto vital incierto de la mano del humor más genuino. Ese que te permite reír como nadie de lo que no tiene ni puta gracia. O persistir, con voluntad firme, en seguir aprendiendo lo que sea necesario para ayudar a un hijo que apenas comprendes o para, siendo autista, poder descifrar lo abrumador de lo cotidiano. Todo eso silenciosamente espectacular que se oculta tras muchos muros privados y que cada día tiene lugar, créeme, en muchos hogares anónimos.

Cuando recibimos el diagnóstico de Jone, nuestro mundo se tambaleó y nuestra manera de abordarlo fue diferente. Marc, de corte científico y más pragmático, se lanzó a leer sobre autismo con voracidad, pero, en mi caso, eso tuvo que esperar un tiempo. Mi obsesión por ayudar a mi hija y por encontrar a los mejores profesionales también convivió con un dolor y una búsqueda de respuestas que no me conducían a ningún lugar. Pero el amor de mis amigos, de mi familia y sobre todo de Marc me ayudó a reconducir toda esa retahíla de «porqués» al viento en una dirección más útil y saludable. Tardé más que Marc en leer sobre autismo, pero aún hoy lo hago y con mucho placer. Por eso ahora deseo compartirlo, pese a que, durante un tiempo, leer libros o relatos sobre autismo me dolía, ya que removían mi historia personal y nunca encontraba en ellos a mi hija. Las respuestas sobre nuestra pequeña no aparecían en ningún lugar y sentía una frustración enorme. Una emoción muy natural, pero que venía, una vez más, de un enfoque equivocado. Una frustración que quizá tú también conoces o puedes estar sintiendo en estos momentos.

Ningún libro te hablará jamás de tu hijo o de tu hija. Y este tampoco lo hará. Y ni siquiera aquí encontrarás a mi hija en toda su compleja dimensión humana, pese a que la menciono mucho. Leer y aprender sobre aquello que afecte a un hijo es fundamental, aunque sigue sin ser la clave del asunto. Como decía Jim Sinclair, «llora, si es necesario, por tus propios sueños perdidos, pero no llores por nosotros. Estamos vivos. Somos reales. Y estamos aquí, esperándote». Y así es.

Nuestros hijos no están en ningún libro. Están con nosotros, y solo junto a ellos podemos desentrañar el particular misterio que los envuelve. Ese que nos puede hacer sufrir, pero que también nos empuja a seguir avanzando hacia ese ansiado encuentro. Es fundamental que los cuidados reciban, de una vez por todas, su merecido reconocimiento y que la inclusión sea una realidad. Y es crucial que las Administraciones, el sistema educativo y el mundo laboral colaboren con las familias en ese camino. En nuestro caso, y como evoca Jim Sinclair, quizá Jone siempre nos ha esperado —y sigue haciéndolo— en algún lugar oculto entre dos mundos y nosotros jamás dejaremos de buscarla. O quizá ya la hemos encontrado.

LA MAGIA DE LAS PALABRAS

> Vosotros, la gente normal, habláis a una velocidad increíble. Entre el momento en que pensáis algo y el momento en que lo decís no pasa más de una fracción de segundo. ¡A nosotros eso nos parece magia!
>
> NAOKI HIGASHIDA, *La razón por la que salto*, 2007.

Mategnin, cantón de Ginebra, octubre de 2014

Ya estamos en otoño y la gran enredadera de nuestra nueva casa ha perdido todas sus hojas. Me temo que hoy, sin falta, debería recogerlas, porque ayer mismo una de mis nuevas vecinas, muy suiza ella, me dio un detallado parte meteorológico sobre el fin de semana. En este país es casi imposible vivir sin saber qué tiempo hará porque sus ciudadanos siempre están muy informados al respecto. Y sabrás la previsión meteorológica incluso aunque no quieras o no hables con nadie, ya que tampoco es raro encontrar pantallas publicitarias informándote sobre el asunto. No sea que, digo yo, cometas la imprudencia de salir en bermudas de casa cuando se esperan temperatu-

ras gélidas o te aventures a dar un paseo sin paraguas y bajo una tormenta de granizo anunciada durante toda la mañana.

En palabras de mi vecina, «la lluvia moderada caerá durante todo el domingo», así que será mejor que hoy recoja mis hojas y no cuando estas se conviertan en un engrudo mojado adherido al suelo. No tengo ganas de pasarme un par de horas del domingo luchando con una masa pegajosa de hojas muertas bajo la «lluvia moderada» y tampoco me he molestado en comprobar la veracidad de la información. Si un suizo (o una suiza) me dice que va a llover, no le doy más vueltas. Lloverá seguro.

Esta tarde me liaré con las hojas, pero aún es sábado por la mañana y estamos de celebración. Nuestra cafetera por fin ha salido de la cárcel y ya puede llevar una vida de cafetera ordinaria insertada en la sociedad. Hacer sus cafés y borbotear cuanto le plazca para calentar la leche en un inusitado éxito de plena «reinserción cafeteril». Y sin que Jone, además, haya interpuesto demanda alguna sobre la resolución.

Mi café de cápsulas antiecológicas Nespresso me sabe hoy a gloria bendita. Un placer obsceno en connivencia con el desastre medioambiental y que hoy tomo con menos culpa por encontrarme de nuevo en Suiza y disponer de un contenedor específico para las cápsulas en las basuras para su «correcto reciclado». ¿No es hoy un día maravilloso?

No hace tanto ni siquiera podíamos abrir el armario donde la cafetera se encontraba porque Jone gritaba como si la matásemos o como si, oculto entre las chaquetas, también tuviéramos al mismísimo Nosferatu de inquilino. Pero eso ya es historia. Mi café está buenísimo y poco me importan las hojas acumuladas en el jardín o la «lluvia moderada» que caerá mañana para remojarlas.

Nuestra nueva casa está en Suiza y muy cerca del CERN. Rústica y estrecha como una caja de zapatos hecha de piedra, tiene paredes de más de un metro de grosor y empinadas escaleras de madera que es mejor usar con precaución. Tuvimos la gran suerte de que los propietarios aceptaran a Patxi, pese a que, según nos dijeron, sus dos hijas tenían pánico de los perros. Pero, conmovidos por nuestra necesidad de alojamiento en Suiza, nuestros caseros consideraron que Patxi, todavía un cachorro, no parecía nada fiero, y ahora se da la irónica circunstancia de que las crías parecen estar superando su fobia canina gracias a encontrárselo a menudo en la calle. Según me dijo hace poco Martin, el propietario y nuestro vecino más cercano, ahora su simpática hija pequeña no solo quiere tener un perro, sino que quiere que su perro sea «un Patxi». No sé si nunca podremos compensar como se merece que esta familia suiza nos aceptara como inquilinos, pero me alegra saber que los ancestros de nuestro perro, en la lejana frontera entre Escocia e Inglaterra, ya se sienten orgullosos de nuestro paso por aquí.

De vuelta a nuestra cocina, Jone dibuja en su pizarra mientras Marc y yo seguimos en la mesa acabando nuestro desayuno. Hemos puesto música, y todo alrededor parece encajar como un puzle perfecto. La Cabra Mecánica suena de fondo, y nuestra casa parece dispuesta para grabar el perfecto videoclip. Patxi holgazanea en su camita, cerca de las escaleras empinadas, y sus párpados tiemblan como el anuncio de la nueva siesta que ya se avecina. El sol matutino entra por la ventana y el polvo que flota en el ambiente brilla como purpurina. Jone borra su dibujo de un caballito de mar y comienza otro idéntico. Deja la tiza blanca y toma una de color rosa para hacerle un detalle en la cola. «¡Qué bonito el mar!... Cuando lo miro a tu lado, olvido las pateras...». El polvo sigue flotando. «Las mareas negras, los alijos incautados, las playas en donde se dejan morir las ballenas...». Patxi se queda dormido y Jone vuelve a borrar su dibujo. «Este infumable plato combinado...».

—Una ardilla… —dice Jone, sin mirarnos y sin dejar de dibujar.

Y justo en ese momento, en la ventana junto a nuestra mesa, una ardilla de cola roja pasa trepando por los cipreses que separan nuestra casa de los vecinos. «Una mano pide el cielo, la otra en el cajón del pan…». Era la primera vez que Jone decía «ardilla» y que, a su manera, compartía algo que había visto con nosotros. «Hay manchas de grasa, de llanto, de tinta, estoy harto de tanto frotar…». Marc y yo nos miramos y nos pusimos a llorar. «Tú que eres tan guapa y tan lista… Tú que te mereces un príncipe o un dentista…». Nos levantamos corriendo de la mesa y tomamos a Jone en brazos. «Túúúúúú…».

—¿Cariño, has visto una ardilla? ¡Y qué bonita! ¿Verdad?

Jone en nuestros brazos no dijo nada más y solo parecía interesada en volver a sus dibujos, pero para nosotros fue todo un acontecimiento. «Te quedas a mi lado…». Nuestra hija regresó a sus caballitos de mar y nosotros nos abrazamos como si hubiéramos vivido un milagro. «Y el mundo me parece más amable, más humano, menos raro…». Y un poco sí era un milagro. Jone acababa de decir una nueva palabra y, a su manera, lo compartía con nosotros. «Tú que eres tan guapa y tan lista… Tú que te mereces un príncipe o un dentista…»

Patxi sigue durmiendo y fuera las hojas siguen acumulándose. El sol brilla ajeno a la «lluvia moderada» que caerá mañana. Mis vecinos siguen enfrascados en sus muchos quehaceres y yo solo deseo una cosa. Abrir la ventana, tomar a Marc y a Jone de la mano y volar con ellos muy alto. Surcar el cielo en pijama y ver que el monte Jura se hace pequeño. Seguir soñando así este sueño, en el que Jone nos habla y nos cuenta sus secretos.

Mategnin, octubre de 2018

—Sophie, guapa, merci pour le café! On se voit! —le digo a mi amiga, preparada para irme y a punto de abrir la puerta de su casa.

—Tu sais, Bego... Nadie en francés dice esa expresión para decir adiós...

—¿Ah, no? ¿Decir «On se voit» no es como decir un «Nos vemos» en español?

—¡No! —me responde Sophie, riéndose abiertamente.

—Joder, Sophie... ¡¿Y has tardado tanto tiempo en decírmelo?!

Sophie es francesa, y una de mis mejores amigas. El destino quiso que nos convirtiéramos en vecinas y que nuestras vidas se unieran aquí, en Suiza. Casada con un chileno, Sophie habla muy bien español, y bromeamos mucho sobre nuestras sonadas meteduras de pata con sendos idiomas.

—Bueno, Bego, no te preocupes. Aún no superas ni a mis «calzoncillas» ni a mis «culotas»... —me dice en tono burlón.

—Ahí tienes razón, eso es difícil de superar... ¿Pero recuerdas cómo se dice, no?

—No, ya se me ha olvidado la palabra...

—Bragas, Sophie... ¡¡*Bragas*!! Ni *«calzoncillas», ni «culotas»...*

Pero Sophie decide explicarme una nueva anécdota para, en sus palabras, «poner el listón de meteduras de pata con el idioma en lo más alto». Todo pasó cuando mi amiga, por primera vez, se encontraba en Chile en una comida formal con la extensa familia chilena de Álex, su marido.

—Sabes, en aquel entonces, yo apenas hablaba español y había mucha gente en casa. En Chile la comida es muy importante y ese día estábamos todos en una gran mesa comiendo «frutas del mar»...

—¿Marisco, Sophie?

—¡Sí, eso, marisco!

Continúa con la anécdota y me explica que la reunión iba muy bien hasta que algunos familiares se interesaron por su opinión sobre la comida. Y por lo visto, toda la familia enmudeció para escuchar solemnemente lo que una francesa pensaba de las «frutas del mar» chilenas.

—Todos me miraron en silencio y alguien me preguntó por las ostras… ¿Y sabes qué dije?

—No…

—Pues que las ostras estaban muy ricas, pero que prefería «los maricones en salsa»…

—Maricones… ¿en salsa?

—Mejillones, Bego…¡¡Hablaba de los «mejillones», pero dije «maricones»!!

La suerte de poder hablar

> No tengo problemas para leer libros en voz alta o cantar, pero en cuanto intento hablar con alguien, las palabras se me desvanecen. Sí, a veces consigo decir unas cuantas palabras, ¡pero incluso en ese caso pueden ser justo las contrarias de las que quiero decir!
>
> NAOKI HIGASHIDA, *La razón por la que salto*, 2007.

¡Con las palabras hemos topado! O eso es lo que yo deseo, especialmente cuando pienso en mi hija. Los mecanismos del habla no son mágicos, pero es muy razonable que, dado lo poco que aún sabemos de ellos, algo como poder hablar nos parezca pura magia. Y lo es. Sobre todo cuando para algunas personas hablar es un reto mayor del que imaginamos.

Para Naoki Higashida, autista con serias dificultades para hablar, nuestra velocidad cuando hablamos le parece «magia». Y para nosotros, personas plenamente verbales pero padres de una niña autista casi no verbal, también nos pareció «magia» que aquel día Jone nos dijera «ardilla». Y quizá tanto Naoki como nosotros tengamos buenas razones para describirlo así, aunque la «magia» que interviene tras quien puede hablar a toda velocidad nada tiene que ver con la que opera en quien, con muchos apuros, consigue articular una simple palabra.

Solemos decir que hablar es algo «natural y espontáneo», pero, para personas como mi hija o Naoki Higashida, también puede ser un verdadero desafío o algo casi imposible. Naoki nos explicó sus problemas con el habla cuando, con solo trece años, escribió su libro *La razón por la que salto*. Sin embargo, no es necesario ser autista como Naoki o tener dificultades para hablar como muchas personas, para reconocer que todos hemos sufrido alguna vez situaciones embarazosas con el habla.

Sin ir más lejos, el error de mi amiga Sophie en aquella comida familiar en Chile nada tuvo que ver con el autismo, sino con el hecho de que, por aquel entonces, mi amiga aún no hablaba bien español y su cerebro le gastó una jugarreta. Sophie no quiso hacer ningún chiste malo, pero su cerebro, intentando responder rápidamente usó una palabra conocida, bastante similar fonéticamente a la correcta, aunque obviamente errónea. Lo mismo que le pasó a otra amiga francesa de mi hermano Asier cuando le dijo que lo que más le gustaba de España era comer «chochos» rellenos de crema (en lugar de «chuchos») o las innumerables veces en las que yo misma he metido (y sigo metiendo) la pata hablando inglés o francés empleando términos parecidos pero con significados completamente distintos. Un peaje del bochorno que todo estudiante de idiomas paga y que quizá sea indispensable para completar con éxito el aprendizaje de una nueva lengua.

Cuando aprendemos un nuevo idioma debemos hacer adaptaciones en nuestro procesamiento lingüístico y ahí, en parte, radica su dificultad. Incorporar una nueva lengua requiere esfuerzo cognitivo y flexibilidad mental. Por eso no es tan sorprendente que, como apunta la psicolingüista especializada en bilingüismo y multilingüismo Viorica Marian, estudios recientes sugieren que las personas que hablan más de un idioma obtienen puntuaciones más altas en tareas de creatividad y de pensamiento divergente. No porque las personas más creativas y flexibles sean mejores aprendiendo idiomas, sino porque el esfuerzo que se realiza en este sentido mejora tanto nuestra creatividad como nuestra flexibilidad mental. Y no solo eso. Aprender idiomas retrasa la aparición del Alzheimer y de otros tipos de demencias, posiblemente debido a la mayor reserva cognitiva. Así que, con más motivo, no te avergüences la próxima vez que metas la pata hablando sueco porque el ridículo merece la pena y tus nuevos colegas suecos te lo perdonarán. ¡Seguro!

Aprender un nuevo idioma, especialmente siendo adultos, puede ser un reto aunque también puede ayudarnos a apreciar aún más que aprendimos nuestra lengua materna sin darnos cuenta. Todos cometemos errores al hablar, pero, dejando de lado los que se producen al tratar de dominar una nueva lengua, deberíamos estar más que agradecidos cuando podemos hablar sin grandes problemas o cuando, siendo niños, aprendimos a hacerlo del mismo modo que aprendimos a jugar. En muchos casos de autismo, el desarrollo del lenguaje puede ser atípico e implicar importantes dificultades en la comunicación verbal o en el uso pragmático del lenguaje. Y en algunos casos, el habla es uno de los mayores desafíos. Para mi hija, aún hoy, hablar dista mucho de ser un juego de niños.

De regreso a nuestra cocina y siguiendo la estela de aquella ardilla roja, por aquel entonces apuntábamos en una libreta cada palabra nueva que Jone decía. Algo que pronto nos mostró que lo que para nosotros era «normal», para ella no lo era en absoluto. Jone, por ejemplo, decía «ca» para referirse a «estrella», «po» para decir «tomate», «ono» para hablar de la «rodilla» o «bulo» en lugar de «ombligo». También llamaba «pután» al «autobús» —no me preguntes por qué— y, en una ocasión, después de que Jone gritara «pután» antes de subir al bus, un venerable anciano francés muy ofendido me echó un buen sermón sobre la importancia de educar bien a los hijos. Y quizá tampoco le faltaban razones porque en francés *putain* (pronunciado «pután») significa «joder» en español. Confieso que no me molesté en responder al anciano, porque, mucho me temo, mi cerebro tampoco me habría ayudado a «elegir» las mejores palabras para hacerlo pero, sin duda, «pután» sigue ocupando aún hoy un espacio de honor en nuestra libreta de palabras. ¡Benditos idiomas!

Recuerdo que uno de los padres que conocimos llevando a Jone a terapia nos confesó que también tenían una libreta de palabras y algo me dice que muchas más familias tienen una. Por supuesto, él también tenía un hijo autista y había comprobado en sus carnes laceradas que eso del lenguaje y las palabras también eran una entelequia para su vástago. Este padre, que era muy simpático por cierto, nos explicó con mucho humor la impotencia que sentía al ver cómo los hitos del desarrollo —y especialmente las palabras— «caían como manzanas maduras de un árbol en todos los hijos de sus amigos» mientras que él tenía que «volverse loco» para que, con suerte, «cayera alguna». Y tenía mucha razón al describirlo así. Nosotros conocemos muy bien esa sensación y cuando más tarde tuvimos a nuestro hijo Corso comprobamos que en él, ¡milagro!, los hitos y las palabras también caían como abundantes manzanas maduras de un árbol. ¡Y con él no hicimos ningún esfuerzo!

En general, las familias no tienen una libreta de palabras y, a menudo, ni siquiera recuerdan cuándo sus hijos han conseguido importantes hitos del desarrollo. Como mucho, lo típico es recordar los primeros pasos de tu criatura o su primera palabra, y esto se agrava si en la familia hay más de tres churumbeles. Como te despistes, del cuarto crío casi ni recuerdas cuándo nació… Pero, bromas aparte, que esto suceda es hasta saludable. Es lo que, en el mejor de los casos, esperamos que pase, y por eso, aunque sea erróneo, se dice hasta la saciedad que todos esos hitos (como el habla) son «espontáneos y naturales». Simplemente pasan y, cuando lo hacen, no les damos importancia. Pero la tienen, porque, para muchas personas, no son ni espontáneos ni naturales. O suceden siguiendo una ruta alternativa.

Volviendo a aquel desayuno en nuestra casa, que Jone dijera «ardilla» nos pareció mágico y todo un regalo. Por aquel entonces, recién estrenados en este «club del autismo», nuestras esperanzas en el buen pronóstico de nuestra hija estaban centradas en su oralidad y cada palabra que ella decía era como una flor que pudiéramos encontrar en un desierto. Sus palabras aparecían con cuentagotas y no de ese modo «espontáneo y natural» del que todo el mundo hablaba, ya que, para Jone, como para muchos autistas, ni el lenguaje ni las palabras son algo natural ni espontáneo. Y esto, por cierto, no es un fenómeno exclusivo del autismo.

En mi búsqueda de respuestas sobre mi hija, ha sido necesario adentrarme aún más en el asunto del lenguaje. Mis pesquisas sobre este tema no ofrecen respuestas concluyentes sobre el autismo (pues nadie las tiene), pero sí me han permitido completar un poco mejor el raro misterio que se oculta en mi hija y, de algún modo, en todos nosotros. Echemos solo un vistazo a todo esto.

Sobre el habla y la comunicación. ¡Benditos regalos!

El habla, como hito del desarrollo infantil, suele ser una gran preocupación para muchos progenitores, incluso cuando sus hijos no son autistas ni presentan ningún otro trastorno del desarrollo. Sumada a la extendida creencia de que hablar es algo «espontáneo y natural», estamos convencidos de que es una tarea elevada y síntoma inequívoco de poseer inteligencia. Por ello, tenemos miedo de que nuestro hijo «no hable mucho», «hable mal» o, por supuesto, «no hable».

No es nada raro que la gente celebre con entusiasmo el momento en que una criatura empieza a hablar o que estemos convencidos de «lo listo que es» un crío porque, desde muy pequeño, lo hace por los codos. «¡Míralo, ya habla como un viejo!», es de esas típicas frases que también podemos escuchar cuando eso pasa, o cuando una criatura habla de forma precisa y usando expresiones elaboradas. Una manera más de asentar en nuestro imaginario colectivo que la relación entre el habla y la inteligencia es directa y, en consecuencia, de seguir poniendo en duda las capacidades intelectuales de alguien cuando tiene problemas con el habla. Siguiendo este esquema mental tan arraigado, ser hábil con las palabras nos hace parecer «listos» y lo contrario, «tontos». Consideramos que hablar bien es una tarea elevada y de ahí que, como afirma el psicólogo Michael C. Corballis, entre los maoríes (de gran tradición oral), el dominio de la oratoria sea aún hoy fundamental para acceder al poder en la comunidad. Y esto no es, ni mucho menos, exclusivo de los pobladores originales de la bonita Nueva Zelanda. Nuestra oralidad es mucho más antigua que nuestra escritura y el poder que le concedemos al habla es ancestral. Hablar es un gesto poderoso, y hacerlo en público sigue siendo un privilegio de quienes ostentan el poder o aspiran a tenerlo. También de quienes, sin duda, pueden «mandar callar» a quienes consideran inferiores. Algo quizá tan antiguo como el fuego y que sigue teniendo su vigencia, por desgracia, en muchos lugares.

Que nuestra prole hable bien nos parece muy importante, y el pediatra Carlos González bromea, y no con poca razón, sobre la actual obsesión por la «estimulación precoz» de las criaturas. Al respecto se pregunta si en nuestro currículum debería constar que «dije papá a los once meses, y, a los dieciocho, dominaba ochenta y cinco palabras». Obviamente, no, pero el negocio está servido y es significativo que muchos de los libros de crianza se orienten a enseñarnos a «estimular» al bebé. Una prueba más de que estamos en esta cultura de la excelencia donde los hijos deben «perfeccionarse» a toda costa y donde, de nuevo, asumimos en exceso que su desarrollo está únicamente en nuestras manos y que si hacemos «lo correcto», todo irá bien. ¡Nada como tener una criatura neurodivergente para comprobar lo errado de todo eso!

Si retomamos la idea de que el habla está sobrevalorada, y aunque Carlos González bromea con el asunto del currículum, también es cierto que la búsqueda de empleo actual se ve afectada por ella. Tener problemas con la comunicación puede ser un obstáculo importante para conseguir trabajo, incluso si se cuenta con la formación necesaria para desempeñar el puesto al que se aspira. Comunicar bien tiene su importancia, aunque es injusto que hacerlo con problemas cuestione excesivamente nuestra formación o, peor aún, nuestras capacidades intelectuales. No debería ser así, pero, volviendo al reto de aprender idiomas con el que empecé, precisamente uno de los obstáculos que impiden el aprendizaje de un nuevo idioma es que nos da vergüenza hablar en otra lengua, porque (y es algo normal) no lo haremos bien desde el principio. La sensación de desprotección y la vergüenza que sentimos al no poder «hablar bien» es tan grande que evita que practiquemos todo lo que debemos y por eso aprender lenguas es también difícil. Según todo este esquema, nadie quiere «parecer tonto», y es una pena que eso nos afecte cuando, por enésima vez, desistimos en nuestro empeño de hablar inglés o cualquier otro nuevo idioma.

Tanto la capacidad para aprender idiomas como los trastornos del lenguaje tienen también un componente hereditario, aunque, como sucede con el autismo, eso no significa que dependan de un gen específico. Nuestra compleja capacidad lingüística está, de hecho, asociada a múltiples genes, a la expresión de los mismos y a factores ambientales.

Antes dije que hablar está sobrevalorado, y sé que mucha gente negaría esta afirmación con firmeza. Hablar es muy importante, y sin esta capacidad estrictamente humana, nuestra especie no sería la que es. Sin embargo, el habla no es, ni mucho menos, la única evidencia de inteligencia en una persona. Pues aunque nadie niega que hablar es un hito fundamental y que el habla es un indicador de inteligencia, también sabemos que hay personas excepcionalmente inteligentes con graves dificultades para hablar o que incluso no pueden hacerlo, pero, aun así, el peso de ciertas convenciones es grande y todos estamos expuestos a sus envites. De ahí que afirmara que el habla está sobrevalorada. Damos mucha importancia a esta capacidad, pero aún menospreciamos otras formas de comunicación o a aquellos que tienen severas dificultades para expresarse.

Cuando una persona es autista es probable que sus capacidades de comunicación se vean afectadas y que, a menudo, el habla pueda verse comprometida sin que necesariamente eso repercuta en su intelecto. Y esto no solo sucede con el autismo. Un ictus puede tener graves consecuencias en nuestra capacidad motora y en el habla, pero dejar intacto nuestro intelecto. Algo que también puede suceder con una parálisis cerebral producida en el parto o con otras condiciones.

De manera ordinaria afirmamos que la adquisición del lenguaje y el habla es algo «espontáneo y natural», pero no siempre es así para todo el mundo o, cuando menos, no es siempre un proceso exento de ciertas dificultades para todo el mundo. Solo en Estados Unidos, y en 2012, un estudio estimó que el 7,7 % de la población de entre tres y diecisiete años tenía algún trastorno de la comunicación y se constató que los problemas del habla y del lenguaje eran los más frecuentes. Muchos de estos trastornos no tienen por qué implicar complicaciones más severas o estar vinculados a otras alteraciones del desarrollo, aunque algunos persisten en la edad adulta. Y si hablamos específicamente de autismo, los problemas en la adquisición del lenguaje y del habla conforman uno de los mayores retos y una de las principales fuentes de estrés debido, precisamente, a la especial trascendencia que concedemos al habla y a la comunicación. No sin razones, por otro lado.

Naoki Higashida fue diagnosticado con «autismo severo» siendo niño, pero, gracias a «la tabla de letras» que le ideó su madre, consiguió comunicarse y explicar de forma elocuente su manera de ver el mundo siendo un adolescente. Nunca sabremos qué habría sido de Naoki sin su madre, sin su «tabla de letras» o de haber nacido en el Japón del siglo XVII, pero con su ejemplo podemos comprobar lo frágil que puede ser la comunicación cuando el autismo u otro trastorno está presente. El método comunicativo de Naoki se sostiene gracias a que él desarrolló el lenguaje, pese a las trabas que su autismo le impuso, y a que dispone de un canal donde puede emitir su mensaje a receptores que, como él, se comunican en japonés y saben leer. Un esquema obvio en su planteamiento, pero delicado en su garantía de éxito. Sostenible, porque Naoki dispone de las capacidades necesarias, sin duda, y porque ha nacido en un tiempo y en un entorno en el que implementarlo ha sido posible.

Como podemos deducir, el habla, el lenguaje y la comunicación son fenómenos distintos. De un modo muy simplificado, diríamos que la comunicación es el proceso mediante el que se intercambia información entre dos personas o grupo de personas. El lenguaje es el conjunto de signos que se usan para entender la información que se transmite y, por último, el habla es la capacidad de hablar o la manifestación oral de una lengua.

Respecto al autismo, muchas familias confirman sus sospechas de que algo puede estar pasando cuando la comunicación con sus hijos se torna casi imposible, y es típico que uno de los mayores misterios que sobrevuela al autismo sea vaticinar si nuestro hijo será o no verbal en un futuro. No obstante, el habla en sí misma no es lo más importante. El habla puede pronosticar una mejor calidad de vida para quien es autista, pero lo más importante es que haya una buena adquisición del lenguaje, una buena comprensión del entorno y que pueda darse un canal para que la comunicación sea posible. Sea esta verbal o no.

Hay autistas que presentan severas dificultades con la adquisición del habla y la comprensión del lenguaje, y los hay que no solo desarrollan el habla con normalidad, sino que poseen un formidable dominio del lenguaje. También hay autistas que pueden hablar, aunque quizá tienen serias limitaciones con la comprensión del lenguaje y del entorno. Y hay personas que, como Naoki Higashida, tienen muchas dificultades con el habla, pero tienen un sólido lenguaje y pueden, con otros medios, comunicarse muy bien. Y lo mismo puede suceder con una parálisis cerebral.

Damos importancia al momento en que nuestro bebé camina o a la primera vez que nuestra hija dijo «mamá», y todo eso es crucial. Pero, pese a ello, hay hitos anteriores tan significativos o más que, de no suceder, hacen que el efecto dominó que se precisa para nuestro desarrollo se comprometa y la adquisición del lenguaje se obstaculice. Respecto al habla, por ejemplo, Jone tenía manifiestos retrasos hacia los dos años, pero estos fueron enmascarados porque sí pronunciaba algunas palabras. Nuestra hija decía «mamá» y «papá», pero su modo de hacerlo no era comunicativo, y eso es mucho más importante que el hecho de que pudiera articular las palabras.

El comienzo del habla en nuestra especie se encuentra en el balbuceo de los bebés. Un fenómeno que sucede, más o menos, hacia los cinco meses y que va acompañado de otros hitos importantes que permiten que el habla después se produzca. En este periodo, por cierto, los bebés pueden hacer todos los sonidos posibles de todos los idiomas humanos, pero esta capacidad se pierde, unos meses más tarde, para ajustarse al idioma concreto materno y, curiosamente, habrá sonidos después que jamás podremos hacer, por mucho que lo intentemos. O sea que, aunque cada año te rindes con el inglés, debes saber que tú también pudiste, durante un tiempo, haber hablado perfectamente euskera, coreano, suajili o búlgaro. ¿Qué te parece? Sí, inglés también. ¡No, no te tires por la ventana! Incorporar idiomas cuando somos bebés puede ser más fácil que siendo adultos, pero, por muchas razones, el esfuerzo merece la pena aunque jamás hablaremos inglés como nativos. ¡Por favor, no te rindas con el inglés!

Un bebé de pocos meses ya es una criatura comunicativa porque empieza a querer comunicarse a través de la atención conjunta con su madre. Un bebé seguirá con la mirada aquello que mira su propia madre y estudiará con interés las expresiones y reacciones de su rostro. De hecho, la imitación y el uso de esos gestos son fundamentales y las investigaciones sugieren que no solo preceden el lenguaje, sino que están ligados a él. Como apunta la lingüista Christine Kenneally, podemos «predecir la habilidad lingüística de un niño a los tres años basándonos en los gestos que hace cuando solo tiene un año».

Mucho antes de que Jone tuviera problemas para hablar, nuestra hija ya tuvo serias dificultades, como muchas personas autistas, para practicar y aprender todos esos gestos comunicativos que son precisos para enriquecer la atención conjunta. Jone decía «papa» y «mamá», pero no usaba esas palabras para llamarnos o para acaparar nuestra atención sobre algo que pudiera interesarle. Tampoco señalaba cosas o lugares (y esto es básico) ni nos traía objetos para comprobar nuestra reacciones. Algo habitual en cualquier criatura neurotípica y que explica por qué el desarrollo de Jone, por falta de toda esa acumulación de aprendizajes, fuera atípico. Lo que sucede de forma tan diversa cuando hablamos de autismo.

Hablar está sobrevalorado —y lo repito—, pero se trata, nadie lo duda, de una herramienta fundamental para el buen desempeño de nuestras vidas. Sabemos que el habla no responde a fórmulas mágicas, aunque la adquisición del lenguaje es aún más importante. Con el tiempo, nuestra preocupación por este asunto ha aumentado y, para Jone, parece un reto aún más difícil. Nuestra hija, como Naoki Higashida, puede leer, pero, a diferencia de él, su comprensión de lo que lee es limitada porque parece que su mayor obstáculo es comprender el lenguaje. Esa rara llave dorada que abre un universo infinito y cuyos mecanismos y origen aún desconocemos.

El misterioso origen de nuestro lenguaje

> Al principio existía la Palabra, y la Palabra estaba junto a Dios, y la Palabra era Dios.
>
> Evangelio según san Juan, 1:1-18.

No exageraba cuando dije que el habla siempre nos ha parecido una tarea elevada. ¡La más elevada! Vinculada a la creación divina y al inicio de los tiempos, nuestra capacidad de hablar siempre ha sido considerada un regalo de los dioses concedido exclusivamente a los seres humanos. Este conocido ejemplo forma parte de la cristiandad, pero encontramos el mismo principio en otras culturas y épocas. Los egipcios creían que el dios Thot era el padre de las lenguas, mientras que los babilonios atribuían ese rol a Nabu y los hindúes sostenían que fue la diosa Sarasvati quien nos concedió este preciado obsequio. ¡Pues muchísimas gracias a todos!

Los humanos, y especialmente los hombres, han demostrado a lo largo de la historia un soberbio placer en erigirse, en nombre de Dios, como las criaturas más especiales sobre la Tierra, y esta idea ha tenido (y aún tiene) su impacto, no solo en las mujeres, sino en el resto de las criaturas con las que compartimos el planeta. Los animales, en oposición a los humanos (y sobre todo a los hombres), están más lejos de Dios y, en consecuencia, solo pueden valer menos. Descartes llegó a afirmar que «el mayor de todos los prejuicios que hemos retenido de nuestra infancia es el de creer que los animales piensan». Este filósofo no solo negó que los animales pudieran pensar, sino que con ello les privó de la posibilidad de que tuvieran alma. Y en un mundo creado por Dios, carecer de alma (o pensamiento) te deja en un lugar muy precario. Al fin y al cabo, cualquier enemigo es más fácil de exterminar si lo vemos como a un «desalmado» (o un tonto). Y respecto a los animales, como bien afirma el investigador Michael C. Corballis, debemos admitir que, en parte por esta razón, «nos los comemos, los matamos por deporte, bebemos su leche, usamos sus pieles, montamos sobre sus espaldas, los ridiculizamos, los mantenemos en zoológicos y los criamos según nuestras propias necesidades». Pero más allá de explicaciones mitológicas, la ciencia lleva mucho tiempo intentando esclarecer cómo surgió realmente el lenguaje en nuestra especie.

Cuestionar la existencia de Dios siempre ha sido peligroso y sugerir que ciertos fenómenos naturales no responden a leyes divinas ha sido práctica de alto riesgo. El avance de la ciencia a lo largo de la historia ha ido, hasta no hace tanto, de la mano bien apretada de la teología y, quizá por ello, no es tan sorprendente que la Société de Linguistique de París prohibiera en 1866 toda discusión sobre los orígenes del lenguaje. Esto ocurrió anteayer en términos históricos y poco después de que un tal Charles Darwin publicara *El origen de las especies* (1859), el estudio que estableció los fundamentos de la biología evolutiva. En 1866, la Société de Linguistique de París evitó cualquier debate sobre los orígenes del lenguaje, pero en 1871, Darwin volvió a la carga y publicó *El origen del hombre y la selección en relación al sexo*, en el que, con mucho valor, afirmó que los humanos descendíamos de simios africanos. Un desafío a Dios en toda regla.

¿Y qué tiene que ver todo esto con que mi hija llamara «pután» al autobús? ¿Hay acaso alguna relación entre Darwin y el hecho de que aprender japonés sea un infierno siendo adulto? ¿Por qué estoy explicando todo esto?

A Darwin, desde el más allá, le da igual que quieras tomar infinitas clases de japonés y sigo sin respuestas certeras sobre el «pután» de mi hija. Pero, retomando el propósito de este capítulo, esclarecer el origen del lenguaje y del habla en nuestra especie nos permite entender qué fue aquello que hizo posible su aparición y, en consecuencia, qué es quizá aquello que lo dificulta.

Nuestra evolución como especie está estrechamente vinculada al desarrollo de nuestro lenguaje y del habla. Sin embargo, aún no sabemos cuándo desarrollamos nuestro complejo modo de comunicación y por qué razón nuestros «primos» (los chimpancés y los bonobos) no lo hicieron. Y aquí es donde se encuentran las grandes discrepancias entre los expertos.

Noam Chomsky es uno de los pensadores más influyentes de la historia reciente y, más allá de sus muchos escritos sobre historia y análisis político, sus grandes aportaciones han tenido lugar en el ámbito de la lingüística y de la ciencia cognitiva. Chomsky no niega las teorías evolutivas de Darwin, pero sostiene que la aparición del lenguaje fue más rápida y gracias a un cambio fortuito biológico que nos permitió una especie de «salto» evolutivo. Una teoría opuesta a que la adquisición de esta capacidad ocurriera a lo largo de todos esos millones de años en los que nos separamos de los chimpancés y los bonobos para convertirnos en lo que somos.

Según Chomsky, el lenguaje externo (sea hablado o mediante signos) fue posible en nuestra especie como consecuencia de la aparición de un «lenguaje interno de pensamiento», y este hito quizá tuvo lugar debido a algún cambio significativo en el cerebro de algún individuo. Este es el punto más controvertido de su teoría y, por eso, expertos como Michael C. Corballi afirman que «esta explicación, aunque no impulsada por doctrinas religiosas, sí parece tener un toque milagroso». Recientes hallazgos arqueológicos muestran que otros homínidos —y no solo nosotros, *Homo sapiens*— tuvieron comportamientos complejos mucho antes, así que quizá también dispusieron de formas de comunicación más avanzadas.

Mientras Chomsky considera que el lenguaje en nuestra especie apareció de forma más bien espontánea gracias a algún cambio biológico, otros investigadores sostienen que nuestro desarrollo lingüístico fue mucho más largo en el tiempo. Dado que no contamos con otros homínidos vivos, algunos expertos afirman que el estudio de los animales puede ayudarnos con este asunto.

Para Corballis, los gestos y la comunicación no verbal son claves en nuestro desarrollo lingüístico, y lo sostiene basándose en su importancia en otros primates superiores. Corballis, como otros investigadores, opina que nosotros también pasamos por esta fase gestual, pero la gran diferencia con los chimpancés es que nosotros pudimos ponernos de pie y, con ello, liberar nuestras manos. Al erguirnos, mejoramos nuestras habilidades manuales, pero caminar como lo hacemos nos hizo más lentos y por eso necesitábamos la protección del grupo. Somos seres sociales porque nuestra supervivencia dependía de ello y cuando cazábamos, al ser más lentos, tuvimos que hacer del gesto y de la comunicación algo más sofisticado para ser exitosos ante animales más rápidos y peligrosos.

Corballis, en resumen, defiende que aprendimos a hablar gracias a un proceso gradual: nos alzamos, liberamos nuestras manos, perfeccionamos el uso de herramientas, enriquecimos nuestra capacidad de cooperación dentro del grupo y, con ello, impulsamos una comunicación más expresiva y, finalmente, oral. Algo que seguramente fue de la mano de cambios anatómicos que lo hicieron posible, ya que, por ejemplo, los simios no pueden imitar nuestra habla debido a la fisiología de su tracto vocal. Nosotros, en cambio, tenemos una laringe más baja y una estructura vocal más flexible, lo que nos permite hablar como lo hacemos. Un cambio anatómico que también fue lento y que posibilitó que los sonidos que generábamos ganaran complejidad y matices. Algo forjado en un largo proceso de muchos años hasta que pudimos susurrar nuestras primeras palabras.

El bipedismo fue crucial en nuestra especie, pero apareció millones de años antes que el lenguaje. La clave para explicar la evolución de nuestro lenguaje parece estar más en el desarrollo cerebral, en la sociabilidad y en los cambios en nuestra anatomía oral, algunos de los cuales podrían haber sido impulsados por nuestra postura erguida.

No sabemos con certeza cómo se comunicaban los neandertales, con quienes convivimos durante mucho tiempo, pero los animales (y especialmente los primates) pueden ofrecernos nueva luz sobre el modo en que otros seres vivos se comunican. Algo que nos obliga, además, a cuestionar el modo en que definimos el «pensamiento».

Darwin, por ejemplo, ya consideraba que los animales tenían sorprendentes habilidades cognitivas y de comprensión e incluso escribió «que como todo el mundo sabe, los perros entienden muchas palabras y frases». Y tenía razón. Mi perro Patxi, sin ir más lejos, entiende muy bien el significado de la palabra «pasear» y de sus sinónimos. También reconoce la palabra «chorizo» y cuando la escucha se levanta de un salto. Sin embargo, Patxi está muy lejos de los hitos de Rico, un border collie capaz de seleccionar hasta diez objetos de entre doscientos conocidos. Cualquiera que tenga perro está convencido, como Darwin, de lo mucho que entienden, y sabemos que otras especies también poseen muy buenas habilidades de comprensión. Kanzi es una bonobo que puede comunicarse usando un extenso manual de gestos ideado por la zoóloga Sue Savage-Rumbaugh, pero lo más sorprendente es que su capacidad de comprensión del lenguaje es muy superior a la de producción. Un fenómeno, el de comprender mejor de lo que podemos hablar, que también observamos en los niños cuando son pequeños o en nosotros mismos cuando aprendemos un nuevo idioma.

Sabemos que ciertos animales pueden entender algunas palabras y tenemos bien documentado que algunas especies pueden producir asimismo sonidos parecidos, si se lo proponen, a nuestra propia habla. Los loros pueden imitarnos mucho mejor que cualquier primate, y los elefantes (¡sí, los elefantes!) nos han sorprendido con lo mismo. En el zoo Everland de Corea del Sur, el elefante Kosik fue grabado reproduciendo varias frases en coreano, ya que fue capaz de usar su trompa para imitar sonidos parecidos al habla humana. De todas formas, que algunos animales puedan imitar nuestra habla no implica que entiendan el lenguaje como nosotros lo hacemos. Existe unanimidad en que nuestro lenguaje es único y en que nuestra forma de comunicarnos no tiene parangón en el reino animal. Ni siquiera entre los chimpancés y los bonobos. Pero entonces, ¿cómo nosotros, *Homo sapiens*, hemos llegado hasta aquí?

Hay debates apasionados sobre cuándo el lenguaje y el habla se produjeron en nuestra especie y hay otras discusiones, no menos profundas, sobre qué es aquello que nos permite pensar como lo hacemos y qué rol juega el lenguaje en que esto sea posible. Qué es aquello que definimos como pensamiento y, más concretamente, como pensamiento humano.

Para Chomsky, el lenguaje es casi exclusivamente aquello que permite el pensamiento abstracto, y esta ha sido la visión dominante sobre el asunto, dejando a los animales y a aquellos que no dominan el lenguaje en un lugar difuso y precario. En oposición, Temple Grandin, también experta zoóloga, considera que las capacidades cognitivas de los animales van mucho más allá de la necesidad de que estas se organicen gracias al lenguaje y aporta una visión sobre el asunto del «pensamiento» que me parece elocuente para entender de qué modo este enfoque mayoritario ha condicionado, y condiciona aún, nuestro modo de ver y juzgar no solo a los animales, sino también a nuestros propios congéneres, especialmente cuando estos sufren con el lenguaje.

Temple afirma que «nuestra forma de pensar sobre los animales se asemeja mucho a la forma en que los europeos pensaban sobre las culturas primitivas en el siglo XIX, cuando los exploradores europeos comenzaron a tener mucho contacto con la gente de África. Una época en la que los botánicos y zoólogos estaban creando clasificaciones para cada planta y animal en la Tierra, así que naturalmente los europeos también crearon clasificaciones para los humanos. Pensaban que los europeos eran los más inteligentes, los asiáticos eran los siguientes y los africanos estaban en la parte inferior». Qué bonito, ¿verdad? Todo esto debería estar superado, pero sigue funcionando, por desgracia, entre ciertos sectores ideológicos para justificar el racismo o el supremacismo de cualquier tipo, a través de la presunción de que hay maneras «superiores» de existencia o de pensamiento. Una actitud que no dista de esa voluntad antigua de «quitar el alma» o de «deshumanizar» a aquellos que consideramos inferiores, para sentirnos así legitimados en su posible explotación o en la destrucción de sus derechos, hablemos de animales o de nuestra propia especie, por la razón que sea o que más nos convenga. Sobre lo que dice Temple, yo añadiría que esa visión sigue muy vigente también sobre las personas con discapacidad y que todo ello se nutre del modo en que mayoritariamente hemos definido «el pensamiento».

Aunque el origen del lenguaje y del habla sigue siendo un tema de debate, sabemos que los gestos han sido fundamentales en nuestra evolución como especie. La comunicación gestual no solo pudo ser una etapa previa a nuestra capacidad oral como gran grupo humano, sino que también es crucial en nuestro desarrollo como individuos. ¿Recuerdas la importancia de que un bebé haga gestos? Su ausencia en ciertas etapas del desarrollo puede ser una señal de alerta, pues se consideran claves para la correcta adquisición del lenguaje y de otras habilidades cognitivas.

Nuestra definición de «pensamiento» y «pensamiento humano» parece estar ligada a nuestra noción de lenguaje, aunque hay razones para pensar que esta visión es demasiado excluyente. ¿Acaso solo tener lenguaje te proporciona «pensamiento»? ¿Es el pensamiento posible solo a través del lenguaje? Si seguimos este esquema, ¿los animales no piensan? Y si un ser humano no desarrolla lenguaje, ¿tampoco piensa? ¿Qué pasa entonces con el autismo o con tantas otras condiciones que dificultan la adquisición del lenguaje? Las personas con dificultades más o menos severas con el lenguaje, ¿no piensan? Pues claro que lo hacen. Nuestra diversidad es mucho más amplia de lo que imaginamos y este tema, como tantos otros, es solo un ejemplo más.

Recursión, teoría de la mente y neuronas espejo

> En realidad, pienso en imágenes. Durante mi proceso de pensamiento, no tengo palabras en mi cabeza en absoluto. Solo imágenes.
>
> TEMPLE GRANDIN, *Interpretar a los animales*, 2005.

Si el lenguaje fuera indispensable para proporcionarnos nuestra manera humana de pensar, el caso de Temple Grandin rebatiría esa idea. Temple piensa en imágenes y afirma que las palabras son como un segundo idioma en su cabeza. En 1986 publicó su autobiografía *Emergence: Labeled Autistic* (traducida al español como *Atravesando las puertas del autismo*), y su relato se convirtió en el primer testimonio escrito por alguien autista. Un libro que fue un éxito porque muchas familias vieron en él la oportunidad de comprender mejor el autismo de sus propios hijos.

Años más tarde, Temple publicó *Thinking in pictures: my life with autism* (en español, *Pensar con imágenes*: *mi vida con el autismo*) donde profundizaba en las bases del autismo y explicaba cómo su particular modo de procesar la información le había ayudado en su trabajo como diseñadora de mataderos. Durante mucho tiempo, Temple creyó que todo el mundo debía de pensar con imágenes, como ella misma lo hacía. Sin embargo, con el tiempo comprendió que eso no era cierto, y supo reconocerlo. De hecho, hoy sabemos que nuestras formas de pensamiento son aún más variadas y que también hay gente que no piensa ni con palabras ni con imágenes.

Temple Grandin también estuvo convencida de que, como ella, todas las personas autistas debían pensar con imágenes. Pero tras conocer a muchos autistas, comprobó que, de nuevo, estaba equivocada y ajustó sus teorías. Según Temple, existen tres principales formas de pensamiento:

a) Pensadores visuales: piensan con imágenes de precisión fotográfica.

b) Pensadores musicales y matemáticos: piensan con patrones.

c) Pensadores lógico-verbales: piensan con palabras.

Tras leer esto, quizá también te identifiques con alguno de estos tipos y posiblemente no seas autista. Es algo normal. porque esto se aplica también a las personas neurotípicas, aunque la gran diferencia es que, en el autismo, estos modos de pensamiento pueden ser ultraespecializados. Se llevan a cabo de forma exagerada y, a menudo, exclusiva mientras que entre los neurotípicos no son tan ultraespecializados y se suele presentar una mezcla. Y ahí, según Temple, reside una de las grandes diferencias entre las personas neurotípicas y las neurodivergentes. No obstante, como puedes imaginar, esto no significa que entre estos dos grandes grupos exista, por así decirlo, un muro de separación sólido y claro.

Por poner algunos ejemplos, yo estaría a medio camino entre la forma de pensar verbal y la de pensar con imágenes (tal vez de ahí provenga mi amor por el cine). Aunque no tengo memoria fotográfica como Temple, también tengo una especie de «película» en mi cabeza mientras hablo o pienso. Mi amiga Sophie, por poner otro ejemplo, me confesó que ella es muy verbal, pero además necesita moverse para pensar con mayor claridad. La necesidad de movimiento para pensar, de hecho, no es infrecuente, y prueba de ello es que para muchas personas salir a correr, bailar o dar un mínimo paseo mientras trabajan frente al ordenador les ayuda a clarificar las ideas. Algo que, pese a sus detractores, el psicólogo Howard Gardner incluyó en su teoría de las inteligencias múltiples y que definió como «inteligencia corporal-cinestésica». Sophie, por cierto, me dijo que ella no puede «visualizar», pero mi amiga posee una gran imaginación, aunque nada de eso, en su caso, pasa por las imágenes. Y por último, Marc siempre me dice que él no piensa ni en imágenes ni en palabras. ¡Que no sabe ni cómo piensa! Pero intuyo que mi marido también piensa y que, por sus buenos conocimientos en matemáticas y por su facilidad con las cuestiones abstractas, debe de pertenecer al grupo del pensamiento matemático. Marc, además, me jura que hablar no le ayuda a pensar —sino todo lo contrario—, así que no sé ni cómo acabamos juntos. Un hecho que quizá confirma eso de que «los polos opuestos se atraen». Pero, en cualquier caso, estos son solo tres ejemplos de personas mundanas que nada tienen que ver con alguien tan excepcional como Temple Grandin.

Temple piensa con imágenes y, por utilizar sus palabras, «del mismo modo que lo hace el buscador de Google», de tal manera que a lo largo de su vida ha elaborado «bibliotecas» de imágenes en su cabeza. Gracias a ellas pudo crear conceptos y, con el tiempo, desarrollar el lenguaje. Sin embargo, para Temple el lenguaje no es la herramienta fundamental para articular su pensamiento, y esto contradice la visión histórica imperante sobre el papel del lenguaje en nuestros cerebros. Una idea que, sin duda, sigue condicionando nuestra visión sobre lo que es la inteligencia.

Mientras Temple Grandin ejemplifica un modo de pensar basado en imágenes, Noam Chomsky defiende que el pensamiento humano es fundamentalmente lingüístico. Según sus teorías, el lenguaje es innato en nuestra especie porque nacemos con la predisposición para adquirirlo debido a que disponemos de la llamada «gramática universal». Sus investigaciones se han centrado en este asunto aunque, con ello, ha contribuido igualmente a que el uso del lenguaje sea indispensable para hablar no solo de inteligencia, sino, más específicamente, de «inteligencia humana».

En 2002, Chomsky sugirió que el lenguaje evolucionó por separado del habla (ya que los niños sordos pueden aprender el lenguaje de señas) y afirmó que las personas lo utilizan más para elaborar su pensamiento interno que para comunicarse con otras personas. El lenguaje sería, según esta teoría, nuestra base de pensamiento interno, aunque nada de esto está libre de polémica. No solo en cuanto a la definición de pensamiento, sino porque, aunque estemos «programados» para adquirir el lenguaje, el ambiente también juega un rol crucial en este proceso y sabemos que aislar a una criatura tiene consecuencias fatales.

El desarrollo del lenguaje no solo depende de la biología, sino también del entorno, y, por ello, un niño criado sin contacto humano sufrirá graves consecuencias a este respecto. De hecho, uno de los casos de aislamiento más famoso es el de Genie, una niña californiana hallada en 1970 que estuvo aislada desde los veinte meses hasta los trece años, y en un estado de evidente maltrato y desnutrición. Aunque este ejemplo no está relacionado con el autismo, su historia permite entender la importancia del entorno en el desarrollo del lenguaje. Genie nunca pudo adquirir lenguaje, aunque, como también apunta Temple Grandin, es difícil esclarecer de qué modo el aislamiento y el maltrato jugaron su particular rol para que esto no sucediera.

Como vemos, el estudio y la definición de lo que es el lenguaje son polémicos. Parece que nuestros cerebros tienen la clave para dotarnos de esta facultad, pero el entorno juega asimismo un papel relevante, por lo que no podemos afirmar que el lenguaje sea ni un claro instinto ni una mera construcción cultural. Sin él, no tendríamos nuestra cultura, pero sin nuestra cultura tampoco habríamos desarrollado el lenguaje del modo que lo hemos hecho. Un bucle infinito en el que, además, tenemos dando vueltas a esta patata caliente del autismo. ¿Qué pasa con el autismo y el lenguaje?

Hace más de cuarenta años, Noam Chomsky sostenía que el «lenguaje humano» se basaba en un principio completamente distinto del de las formas de comunicación animal. Sin embargo, en 2002 este gran pensador suavizó su opinión en un importante artículo junto a Marc Hauser y William Tecumseh Fitch. En dicho artículo, esta visión se amplió y se hizo una distinción entre la llamada «facultad de lenguaje en sentido amplio» y la denominada «facultad de lenguaje en sentido estricto». Según este esquema, en la «facultad de lenguaje en sentido amplio» se encuentran características que compartimos con algunas especies de animales, como, por ejemplo, la voluntad deliberada de querer comunicarnos con otros. Sin embargo, lo más importante que sostiene esta teoría es que solo en la «facultad de lenguaje en sentido estricto» aparece la capacidad de recursión y que esta es exclusivamente humana. Solo los humanos tenemos la capacidad de recursión. ¿Pero qué es la recursión?

La recursión no solo interviene en nuestro desarrollo lingüístico, sino también en nuestra capacidad de pensamiento. En términos lingüísticos, la recursión nos permite formular frases que, si quisiéramos, se enlazarían formando una especie de bucle infinito. Siguiendo un ejemplo de Corballis, diríamos algo así de manera recursiva: «Esta es la casa que Jack construyó. Este es el cereal que estaba en la casa que Jack construyó. Esta es la rata que se comió el cereal que estaba en la casa que Jack construyó. Este es el gato que mató a la rata que se comió el cereal que estaba en la casa que Jack construyó…». Y así hasta el infinito o hasta que, como dice este investigador, «te quedes sin aliento». La recursión tiene una dimensión lingüística, pero también se manifiesta en otras habilidades mentales que son fundamentales y que, por lo visto, solo tendríamos los seres humanos.

En primer lugar, nuestra capacidad de recursión nos permite «viajar en el tiempo», es decir, imaginar experiencias pasadas y futuras. Gracias a ello, podemos planificar y proyectarnos en el tiempo mientras que los animales, sospechamos, solo viven en el presente. Esa es, por ahora, la convicción mayoritaria aunque recientes hallazgos lo cuestionan.

Y en segundo lugar, nuestra capacidad de recursión nos permite, y esto es crucial, tener la habilidad de descifrar (o intuir) aquello que los demás están pensando. En otras palabras, los seres humanos podemos ponernos en la «mente del otro» para adivinar o comprender lo que otra persona está sintiendo o pensando y, a su vez, somos conscientes de que los demás pueden hacer lo mismo con nosotros. Una capacidad que, en apariencia, es exclusivamente humana y que se conoce como «teoría de la mente». Una de las cuestiones más importantes para comprender mejor el autismo.

La «teoría de la mente» se desarrolla progresivamente desde que nacemos y, según diversos estudios, alrededor de los cuatro años ya somos capaces de comprender estados mentales propios y ajenos. En ese momento, por ejemplo, los niños ya pueden hacer las distinciones básicas entre lo que sienten ellos y lo que sienten los otros, y a medida que mejoran esta habilidad son capaces, pongamos por caso, de jugar mejor al escondite.

La «teoría de la mente» nos permite diferenciarnos de los demás y se torna más sofisticada a medida que crecemos, aunque, de nuevo, no todo el mundo la desarrolla ni del mismo modo ni a la misma velocidad. Nuestro desarrollo promueve su aparición y, a su vez, el florecimiento progresivo de esta capacidad parece estar vinculado con el despliegue posterior del lenguaje. Como dije en el capítulo anterior, gestos como señalar o el hecho de mirar a nuestras madres siendo bebés son fundamentales para que «la teoría de la mente» se desarrolle y, con ella, lo haga también el lenguaje. Por esa razón, recientes estudios han alertado sobre el impacto negativo del uso de pantallas mientras cuidamos a nuestros bebés. Pues el hecho de que, como cuidadores, reduzcamos nuestras miradas e interacciones con ellos (dando preferencia a estos dispositivos) tiene consecuencias en su aprendizaje y desarrollo.

La «teoría de la mente» es importante porque en el autismo esta capacidad puede desarrollarse de un modo atípico. Pero, como cada rasgo que forma parte del espectro, esta variación también puede aparecer en intensidad diversa en las personas autistas. Uno de los mitos más extendidos y falsos es ese que afirma que «las personas autistas no son empáticas». Por supuesto, hay personas autistas que saben interpretar bien las emociones de los demás y que son muy empáticas. De hecho, hay también autistas *hiperempáticos*, que no solo sienten las emociones de los demás como propias, sino que se sienten abrumados por ellas. Y hay quienes, por el contrario, tienen muchas dificultades con esta habilidad, provocando lo que algunos expertos definían como «ceguera mental». Un término hoy obsoleto para describir a aquellas personas autistas con serias dificultades para «leer» las mentes de las otras personas y, con ello, comprender mejor sus comportamientos y sus reacciones.

Las emociones son el estado mental más fácil de «leer» en el prójimo, pero, a veces, en el autismo, reconocerlas puede ser difícil. Las personas autistas pueden tener problemas para mirar a la cara y para establecer la importante atención conjunta con los demás. Un rasgo que acarrea consecuencias en la comunicación y en la comprensión de la comunicación no verbal.

Respecto a la «teoría de la mente», y como sucede con otros rasgos que forman parte del espectro autista, también podemos encontrar personas neurotípicas que tienen dificultades con esto porque no «leen» tan bien al prójimo como deberían. Nuestra capacidad de recursión nos permite desarrollar esa cualidad humana llamada empatía; sin embargo, de nuevo, ni todo el mundo la tiene ni todo el mundo la desarrolla por igual. Seamos autistas, o no. Nuestras estrategias sociales, vinculadas también a la «teoría de la mente», no solo nos permiten cooperar y ayudarnos, sino que también nos permiten engañar y abusar del prójimo en nuestro beneficio. Todo lo que, gracias al escritor Maquiavelo, definimos como «estrategias maquiavélicas» y que para un autista pueden ser difíciles de comprender. Para alguien con autismo, mentir, por ejemplo, puede ser muy complicado ya que su esquema sobre la justicia puede ser muy elevado y dicotómico. Otro rasgo, el del pensamiento dicotómico, importante entre el colectivo.

La «teoría de la mente» favorece que usemos el lenguaje de manera flexible y no literal, precisamente, porque compartimos pensamientos no expresados cuando nos comunicamos. No obstante, para alguien autista, incluso sin grandes necesidades de apoyo, el lenguaje se entiende de manera muy literal. Algo que puede dificultar la comprensión de la ironía o puede producir problemas comunicativos. Nuestro lenguaje está lleno de metáforas y quizá por eso ahora podemos entender mejor que pedirle a un niño autista «que te dé la mano» le puede parecer confuso. Pero también hay autistas que adoran los juegos de palabras y, por supuesto, desarrollan un excelente y particular sentido del humor. Y al margen de estos ejemplos, sin duda, todos conocemos personas que, siendo neurotípicas, tienen dificultades también con el humor, con la ironía o con la metáfora. Con el lenguaje figurado, en definitiva, y con todo lo implícito que tanto peso tiene en nuestro modo de comunicarnos. Pues cada rasgo que nos define se encuentra, a su vez, en un espectro de intensidad y jamás debemos olvidar que nuestra comunicación es bidireccional. Algo clave, ya que la «teoría de la mente» plantea un esquema en el que, por lo visto, solo las personas autistas tienen dificultades para interpretar a las personas neurotípicas. Sin embargo, es evidente que esto es injusto ya que las personas neurotípicas también las tienen con quienes son autistas. Una visión más reciente y de mayor corresponsabilidad llamada «teoría de la doble empatía» y que fue desarrollada por el investigador, también autista, Damian Milton.

Y de vuelta a la capacidad de recursión, ¿de verdad los animales no tienen recursión? Cuando el otro día mi perro se comió mi bocadillo de chorizo y me miró con esa carita de «por favor, no me lleves a una protectora…», ¿Patxi no se daba cuenta de mi cabreo monumental? ¿De verdad, mi perro no podía «leerme»?

Sobre la recursión en los animales, y si estos la poseen, podríamos rellenar varias enciclopedias. Según parece, los grandes simios logran pasar, en algunos casos, la llamada «prueba del espejo». Los grandes primates parecen reconocerse en el espejo, aunque no de manera consistente. Los monos pequeños no superan la «prueba del espejo», y hay débil evidencia de que los elefantes o incluso los delfines puedan hacerlo. En cambio nosotros, los humanos, solemos reconocemos en el espejo hacia los dos años. ¡Qué listos somos!

Hay animales que también responden con empatía al percibir el malestar en otros de su especie, y en un estudio con ratones se observó que aquellos que percibían dolor en otros ratones intensificaban su propia reacción al dolor. En otro estudio con monos, estos se negaron a tirar de una cadena para recibir comida si eso provocaba una descarga eléctrica en otro mono. Pero pese a estas muestras de empatía, los animales parecen vivir en el presente y la recursión en ellos no está probada, aunque siguen mostrando comportamientos que ponen a prueba nuestras convicciones. Recientemente se filmó por primera vez a un orangután de Sumatra, en estado salvaje, aplicándose un ungüento para curar una herida en su rostro. Un comportamiento sofisticado y que, cuando menos, parece precisar de planificación. Aquel orangután tuvo que «pensar» qué planta seleccionar para su herida, recolectarla y preparar su «remedio». No está nada mal. Mucho me temo que, si yo misma me encontrara en la selva con una herida similar, a duras penas sabría qué hacer... Los animales nos ofrecen nuevas dimensiones sobre nuestra propia naturaleza y cuanto más sabemos de ellos, más controvertidas parecen algunas de nuestras más sólidas presunciones sobre sus capacidades. O la falta de estas.

En los años noventa, y no mucho antes de la publicación de aquel importante artículo de Chomsky sobre la recursión, las llamadas «neuronas espejo» fueron descubiertas en el cerebro de los monos por el científico italiano Giacomo Rizzolatti y sus colegas de la Universidad de Parma. Este hallazgo se consideró entonces como la primera evidencia real de los fundamentos neurológicos de la imitación y representaron un gran empujón para las teorías evolutivas del lenguaje asociadas a nuestra capacidad gestual. Los humanos también poseemos estas neuronas espejo y actualmente sabemos que forman parte de una red más amplia llamada «sistema espejo». En los animales este sistema es más simple que en nuestra especie, pero su presencia pone de manifiesto las insospechadas similitudes que nos unen con nuestros compañeros de planeta.

Las neuronas espejo son células especializadas de nuestro cerebro que se activan si, por ejemplo, chutamos una pelota o si vemos a alguien hacerlo. Dada la trascendencia que la imitación ha tenido en nuestro desarrollo como especie, algunos investigadores consideran que las neuronas espejo podrían jugar algún papel en el autismo. Cuando se le preguntó al respecto recientemente, el propio Rizzolatti afirmó: «El déficit básico de estos pacientes (refiriéndose a las personas con autismo) está en la programación genética del sistema motor, que no está bien organizado, de modo que no pueden desarrollar un buen sistema espejo».

La implicación del sistema espejo en el autismo precisa aún de mayor estudio, pero no hay duda de que, sea por la razón que sea, la alteración en la capacidad de imitación puede ser uno de los rasgos característicos de muchas personas autistas. Aún se desconocen las claves de los mecanismos neurológicos y neuropsicológicos que explican la gran heterogeneidad y diversidad en la expresión del autismo. Sin embargo, sí sabemos que nuestra capacidad de imitar nos ha hecho únicos como especie y que seguramente sin ella nuestro lenguaje no habría evolucionado del modo que lo ha hecho.

Nuestro lenguaje y nuestra capacidad de hablar son únicos en el planeta, pero no son, ni mucho menos, tan naturales como creemos para todo el mundo. Cuánto más aprendemos sobre lingüística, autismo y nuestra propia evolución, más nos acercamos a aquello que nos define como humanos. El lenguaje no es la única forma de pensamiento y el ejemplo de Temple Grandin, aun siendo extraordinario, nos invita a replantear muchas de nuestras convicciones. Su caso nos demuestra que puede haber muchas maneras «correctas» de pensar y que en nuestra diversidad también reside nuestra fortaleza como especie. Y todas las neurodivergencias, sin duda, forman parte de ello. Hablar puede ser la tarea más esquiva para muchas personas y las razones ocultas tras ese fenómeno son aún una incógnita. Pero hablemos ya, nunca mejor dicho, del habla y de sus particularidades en el autismo. ¡Sube conmigo a este insólito «pután» y vayámonos de viaje!

¿Puedo proponerte un juego muy sencillo? ¡Di que sí, por favor!

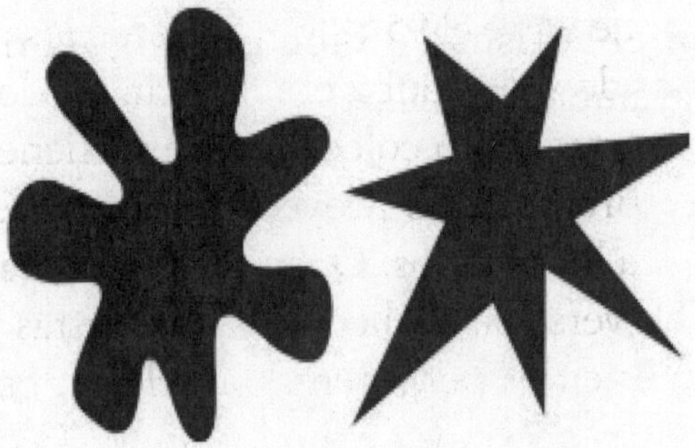

Observa estas dos formas y piensa cuál de ellas, de tener nombre, se llamaría Kiki y cuál se llamaría Bouba. ¿Tienes claro quién es Bouba y quién es Kiki? ¡Perfecto! Si para ti Bouba es la forma redondeada, has respondido como la mayoría de la población que ha participado en el mismo juego. De forma recurrente, la gente piensa que Bouba es la forma redondeada y que Kiki es el tipo puntiagudo. Si has respondido lo contrario... ¡No pasa nada! Pero deja que te explique el efecto Bouba/Kiki.

El efecto Bouba/Kiki se observó en la isla de Tenerife en 1929 gracias al psicólogo Wolfgang Köhler, quien mostró estas imágenes y planteó el mismo enigma a personas que tenían el español como lengua común. En aquel experimento, por cierto, Köhler propuso a los participantes que decidieran qué figura era Takete y cuál de ellas se llamaba Baluba. Su sorpresa fue enorme al descubrir que la mayoría respondía que Baluba solo podía ser el tipo redondeado, y Takete el puntiagudo. Sin embargo, su hallazgo no tuvo una gran repercusión. En 2001, el experimento tinerfeño llamó de nuevo la atención y el mismo estudio fue llevado a cabo entre sujetos anglófonos y entre hablantes de tamil (una lengua de la India y de Sri Lanka). Para ello, las figuras fueron renombradas como Kiki y Bouba (de ahí el efecto Bouba/Kiki), y los resultados obtenidos, similares a los de Tenerife, confirmaron que entre el 95 % y el 98 % de los participantes seguía afirmando que Bouba era la forma redondeada. Un curioso comportamiento colectivo que sostiene la hipótesis de que el cerebro humano proyecta propiedades abstractas a las formas y a los sonidos. O, en otras palabras, que construimos un universo simbólico para dar a estas formas unas propiedades que nos permiten asociarles unos nombres y, curiosamente, lo hacemos de modo similar. O casi. Las personas autistas consideran que Bouba es la forma redondeada en solo un 56 % de los casos.

Nosotros hicimos este juego en casa, y tanto Marc como yo (así como nuestros hijos Corso y Galo) no dudamos en llamar Bouba al tipo redondito. ¿Pero qué crees que respondió Jone? Pues, efectivamente, Jone fue la única en casa que consideró que el tipo redondito era Kiki. ¡Discrepante y en línea con lo que observa el estudio! De todos modos, si respondiste como mi hija, por favor, no significa que seas autista. Lo único que este estudio expone es que la respuesta es significativamente distinta entre personas autistas y no autistas. La cuestión es: ¿por qué?

Aunque no hay una contestación clara, se cree que en el autismo la asociación simbólica que se establece con el lenguaje puede ser distinta. La dimensión simbólica del lenguaje para las personas con autismo es algo, nuevamente, poco natural o espontáneo. Un factor de peso que puede dificultar la adquisición del lenguaje y el desarrollo posterior del habla.

Como ya expliqué, la variabilidad en el espectro autista es muy grande y hay autistas que no presentan grandes dificultades con la adquisición del habla y el lenguaje. No obstante, cuando estas aparecen, y según Temple Grandin, vemos que hay diferentes patrones por lo que respecta al desarrollo del lenguaje. El primer patrón sería aquel en el que un crío parece sordo hacia los dos años, pero a los tres entiende el lenguaje hablado aunque casi no pueda expresarse. Temple Grandin afirma que ella fue de este tipo y que entendía a los adultos cuando le hablaban directamente, aunque, como ella misma explica, «cuando hablaban entre ellos, aquello parecía un galimatías». De hecho, otro rasgo propio del espectro autista es tener dificultades para seguir varias conversaciones al mismo tiempo cuando estamos en grupo y esto, otra vez, le pasa a mucha gente sin que eso les convierta en autistas. Gente que, por ejemplo, prefiere conversaciones individuales y no en grupo porque se pierden fácilmente, o personas que pueden seguir el guirigay en una cena familiar, pero acaban tan saturados que después necesitan aislamiento y calma «para recuperarse». ¿A que conoces a alguien así? Marc pertenece a este grupo, mientras yo formo parte de la calaña que puede seguir varias conversaciones al mismo tiempo y hacerlo bajo el agua. Pero después, sea como sea, ambos necesitamos reposo…

En el segundo patrón, hablaríamos de un niño que se desarrolla con aparente normalidad hasta que los padres, hacia el año y medio o dos, notan que ha perdido el habla. Conforme el crío crece, su capacidad de entender el lenguaje disminuye y los rasgos propios del espectro autista se acentúan. En estos casos, hay padres y madres que explican que su hijo fue comunicativo hasta que fue recluyéndose y un día dejó de hablar.

Y, por último, tendríamos un patrón en el que encontramos niños que son una mezcla de los dos tipos anteriores. Criaturas que han tenido un desarrollo aparentemente normal en muchos aspectos, que han ido diciendo algunas palabras, pero que, hacia los dos años, muestran retroceso o un desfase cada vez mayor con los críos de su edad. Mi hija pertenecería a este último grupo más heterogéneo y, me atrevería a decir, más frecuente.

En general y pese a las diferencias, los niños neurotípicos adquieren el lenguaje de un modo intuitivo, y aunque al principio no saben el significado de muchas palabras, sí son capaces, a su vez, de usarlas correctamente. En ellos, las palabras, ¿lo recuerdas?, suelen «caer cual manzanas maduras de un árbol», y la complejidad del lenguaje va asumiéndose de manera progresiva. Primero balbucean, después dicen palabras sueltas, construyen frases cortas y acaban desarrollando un discurso. Esto, en el autismo, no es lo habitual, excepto en los casos en los que el lenguaje y el habla no tienen por qué presentar grandes alteraciones.

Recuerda que no todas las personas con autismo tienen problemas con el habla, pero como Temple Grandin afirma, «uno de los misterios más profundos del autismo ha sido la notable capacidad de la mayoría de los autistas de destacar en habilidades visuales y espaciales, unida a su torpeza para las verbales». Tener dificultades con el habla es un rasgo frecuente en esta condición, y por esa razón el habla nos suele traer de cabeza a nosotros, padres y madres de chavales con autismo. El uso de pictogramas (imágenes sencillas que representan objetos, acciones o ideas) es un recurso frecuente en las familias que conviven con alguien autista, y esto se debe al refuerzo visual que ofrecen, algo que parece facilitar la comprensión del lenguaje.

Temple Grandin, de pensamiento visual, explica que las palabras que aprendió primero fueron los sustantivos ya que podía relacionarlos directamente con imágenes. Por ejemplo, tuvo que ver muchos perros distintos para organizar en su cabeza una «biblioteca de perros» y confeccionar con ello el concepto «perro». Según explica, con la edad aprendió a convertir ideas más complejas (como «paz» u «honradez») en imágenes que tuvieran sentido para ella. Los sustantivos fueron más fáciles, pero tuvo que invertir mucho más tiempo en desarrollar una biblioteca para «acciones», ya que los verbos pueden ser muy abstractos y no es lo mismo hablar de «saltar» que de «traicionar». Para Temple, visualizar a alguien saltando fue mucho más sencillo que confeccionar una biblioteca visual sobre «traicionar», y esto no solo le pasó con verbos menos ordinarios como «traicionar». Hay muchas acciones cotidianas que no tienen una clara «traducción visual» y, por ello, para algunas personas con autismo, determinados verbos o acciones pueden ser difíciles de comprender. Para mi hija, por ejemplo, muchos verbos ordinarios son aún incomprensibles y la comunicación con pictogramas tiene también sus limitaciones debido a la propia abstracción del lenguaje.

Temple explica que palabras como «de», «a» o «un» no tenían sentido alguno para ella, pero que, con el tiempo, y a base de repetición, acabó usándolas correctamente. Para ella, tanto las preposiciones como los adverbios eran incomprensibles y, en su caso, pudo incorporar los adverbios de lugar (como «arriba» o «abajo») solo cuando pudo construir una imagen del concepto que representaban. Y para mi hija los adverbios son igualmente complicados y rara vez los usa.

Nancy Minshew, de la Universidad de Carnegie Mellon, en Pittsburgh, llevó a cabo un experimento hace unos años para tratar de esclarecer de qué modo cerebros distintos procesan el lenguaje. Para ello, personas autistas y personas neurotípicas leyeron una frase mientras se les hacían escáneres cerebrales. Y lo que descubrieron fue sorprendente. Las neurotípicas tenían mayor actividad cerebral en la zona que procesa la frase entera, mientras que aquellas con autismo mostraban más actividad en la zona que procesa palabras concretas. Y lo curioso es que quienes eran autistas con menor necesidad de apoyo presentaban actividad en ambas zonas. El estudio confirmó que los cerebros neurotípicos suelen pasar por alto los detalles, mientras que las personas autistas tienden a centrarse en ellos en lugar de en los conceptos más amplios. Y a medio camino, las personas autistas con menores requerimientos, más parecidos a los neurotípicos, pueden transitar en ambas maneras de procesar la información. El experimento permitió entender por qué, para muchas personas con autismo, el lenguaje se entiende parcialmente, como trozos que resultan significativos entre trozos que quizá no lo son.

Salvando las distancias, cuando nos lanzamos a hablar un nuevo idioma, todos pasamos por este mismo estadio. Los sustantivos nos resultan más fáciles de aprender que las partes más «abstractas» del lenguaje, como preposiciones, adverbios o verbos. Así que, para algunos autistas, su propia lengua materna puede sonarle tan ajena como cuando intentas, aún sin éxito, aprender los *phrasal verbs* en inglés...

Las personas autistas, sean o no verbales y piensen o no en imágenes, tienen predilección por lo concreto y tienen mayores dificultades estableciendo generalidades. Exactamente lo contrario que las neurotípicas, y de ahí que se «pierdan» en una frase en favor de comprender palabras sueltas. En el autismo, el modo de pensar circula de lo concreto a lo general y la mirada del mundo está más dirigida hacia los detalles. Construyen su pensamiento de manera más analítica y eso también está lleno de virtudes.

Sin que sea un ejemplo lingüístico pero que me parece pertinente, nuestra hija tuvo que ver muchos grifos diferentes en muchos lavabos distintos para aprender a usarlos como correspondía en cada caso. Para Jone cada grifo era completamente único y esos aspectos comunes que todos los grifos comparten —y que generalmente vemos de forma intuitiva— no parecían evidentes para ella, ya que, de algún modo, su mirada es siempre nueva hacia las cosas y su experiencia concreta es necesaria para aprender. ¿Pero por qué sucede esto? Parece ser que la respuesta se encontraría precisamente en las diferencias morfológicas de los cerebros que presentan autismo, sea este de mayor o menor necesidad de soporte. Diferencias que, como expliqué, se han observado tanto en escáneres como en autopsias cerebrales de autistas y que revelan que la materia blanca del córtex frontal suele tener cierto grado de hipertrofia y un aspecto inusual.

Eric Courchesne, de la Universidad de California, explica que la materia blanca del cerebro estaría hecha, de modo figurado, de «cables de ordenador» que conectan zonas distintas, mientras que la materia gris conforma los circuitos de procesamiento de información. Sin que aún sepamos la razón, el córtex frontal en el autismo se hipertrofia por una especie de enredo de esos «cables del ordenador». Según Courchesne, el autismo podría estar producido por desconexiones en los circuitos cerebrales y la gran diversidad del trastorno depende de cuáles son los «cables» que se conectan y cuáles no.

Usando un recurso muy visual, Temple Grandin nos invita a imaginar un cerebro neurotípico como si de un gran edificio de oficinas se tratara. En este bloque todos los departamentos (jurídico, publicitario, contabilidad...) estarían bien conectados gracias a que disponen de correo electrónico, teléfono, fax y mensajería de todo tipo, y que esta funciona correctamente. Por el contrario, siguiendo con esa metáfora, en el cerebro autista ese edificio de oficinas podría ser un caos. Como Temple explica, «en el cerebro autista es posible que el ascensor no pare en la séptima planta. Es posible que los teléfonos de la planta de contabilidad no funcionen. O puede ocurrir que en el vestíbulo la señal inalámbrica sea muy débil». El crecimiento atípico neuronal se explicaría porque algunas de esas «conexiones» se hiperdesarrollan para compensar algunas de las «desconexiones». Y por esta razón, a las personas dentro del espectro autista se les pueden dar muy bien algunas cosas y muy mal otras. Sin que esto signifique, por cierto, que todas las personas autistas tengan «habilidades extraordinarias». No caigamos en los clichés del cine, por favor...

En los cerebros neurotípicos, los «cables de ordenador» de todas las zonas del cerebro convergen en el córtex frontal y este, a su vez, integra información de las zonas de los sentidos, las emociones y el pensamiento, mientras que en los autistas no. De ahí que, de nuevo, las cuestiones sociales o emocionales —más allá de las lingüísticas— sean también difíciles para muchas personas autistas.

Regresando al lenguaje y al habla, la relación emocional que establecemos cuando hablamos es importante y sabemos que el lenguaje también influye en nuestra percepción del dolor. Por ejemplo, decir palabrotas nos permite mantener la mano en agua helada durante más tiempo debido a un cambio en los umbrales del dolor y a la liberación fisiológica del estrés a través de las palabras. Por eso, los improperios que soltamos cuando nos hacemos daño nos hacen sentir mejor. Pero un rasgo precisamente vinculado al espectro autista es que el habla, cuando se produce, puede ser a menudo de ritmo poco modulado y monótono. Como desconectado de las emociones, incluso cuando pueden darse situaciones en las que se produce dolor. Pero recuerda, y ya van muchas veces, que no todos los individuos autistas presentan los mismos rasgos.

Las dificultades del lenguaje en el autismo se aplican principalmente a la pragmática y al uso del lenguaje en contextos sociales. De todas formas, para muchos autistas, el lenguaje puede ser no solo normal, sino especialmente elaborado. Cuando son verbales, las persona autistas pueden ser más bien calladas y no compartir mucho aquello que piensan con los demás, pero, a veces, pueden tener una verborrea incontenible y grandes dificultades para ajustarse a su interlocutor. Tampoco es infrecuente que su discurso se centre en exceso en «sus propios intereses» y que, si llega el caso, se adueñen de las conversaciones. De hecho, hablar mucho y sin reparar en tu interlocutor es propio del espectro autista, pero, y por enésima vez, este rasgo no solo puede aparecer en personas autistas. ¡Seguro que conoces a alguien así! Yo misma, lo confieso, si hemos tenido una reunión de amigos, rememoro todo antes de dormirme y siempre lamento «la chapa» que le he soltado a alguien en algún momento. Y nada de eso, por sí solo, te convierte en una persona autista…

En los casos en los que el habla está más comprometida, podemos encontrar las llamadas ecolalias. La alteración del lenguaje más frecuente en el autismo y que se produce cuando el sujeto repite palabras o frases que ha escuchado con anterioridad; sea inmediatamente antes (ecolalia inmediata) o habiendo transcurrido ya un tiempo que puede ir desde minutos hasta incluso años (ecolalia retardada o diferida).

Según los expertos, la ecolalia estaría asociada a niveles más bajos de comprensión y a menores estrategias para responder de forma adaptada ante las demandas verbales. Por ello, cuanto mayor es la competencia lingüística y la capacidad del individuo para generar lenguaje creativo, en general, menor será el uso de las ecolalias.

Jone es aún muy ecolálica y seguramente esto se debe a que su comprensión del lenguaje es limitada. Nuestra hija puede decirnos las mismas frases cientos de veces al día y, de hecho, el título de este libro es también un merecido homenaje a este fenómeno. Jone puede repetir la frase «no pasa nada» muchas veces al día, y me pregunto si, en realidad, lo hace porque yo misma también se la dije muchísimas veces cuando era pequeña y el mundo a su alrededor parecía un lugar aterrador. Un periodo en el que quizá esa expresión le ayudó a superar muchas cosas y que ahora, convertido en una especie de mantra, necesita repetir hasta la saciedad para seguir avanzando. Procuramos tomarlo con humor para sobrellevarlo, aunque me temo que todos en casa tenemos ya el cerebro parcialmente demolido a causa de sus ecolalias, y que, sin duda, escáneres cerebrales de mi familia mostrarían no solo alteraciones morfológicas en Jone (por su autismo), sino en todos nosotros debido a sus ecolalias. ¡Especialmente en el mío! Pero no pasa nada, claro…

Se sospecha que las ecolalias en el autismo seguramente también se producen debido a dificultades importantes en el procesamiento auditivo. Un asunto vinculado al desajuste en el procesamiento sensorial que interviene en el autismo, pero del que aún no se tiene mucho conocimiento. La ecolalia, pese a todo, es un fenómeno positivo y se considera una antesala al posterior desarrollo de mejores competencias verbales. Al respecto, la doctora Doris Allen, del hospital Albert Einstein de Nueva York, insiste en que no hay que desalentarlas para no inhibir el habla. Un consejo al que me aferro como lo haría una garrapata a una vaca sagrada, aunque vivir con las ecolalias, seamos honestos, es también un reto. Juro que hay días en los que Marc y yo acabamos convertidos en dignos protagonistas de la seria televisiva *Walkind Dead*. Y me refiero, por supuesto, a los zombies...

Esclarecer cómo el lenguaje se desarrolló en nuestra especie nos permite entender por qué razón esta herramienta puede ser tan difícil de incorporar en el autismo. Gracias a nuestros gestos, a nuestra capacidad de imitación y a nuestra voluntad social, pudimos desarrollar el lenguaje, pero estos factores son los que, de manera frecuente, pueden ser más atípicos en el autismo.

Mucho antes de que en 1970 rescataran a Genie, hubo otros experimentos en los que se aisló voluntariamente a bebés para saber qué pasaba con su lenguaje. Según el historiador griego Heródoto, el faraón Psamético (durante el siglo VII a. C.) se propuso descubrir nuestra lengua «original», y para ello ordenó aislar a dos bebés en una choza en la montaña, al cuidado de un pastor que bajo ningún concepto debía hablarles. Por lo visto, las criaturas sobrevivieron —no sabemos ni cómo— y finalmente pronunciaron la palabra *bekos* que, en frigio, significa «pan». El faraón, muy contento, pensó que esa lengua anatolia debía ser la primera de la humanidad. Sin embargo, algo más tarde (como unos dos siglos), el comediógrafo Aristófanes puso en duda semejante aseveración sosteniendo que lo más probable fuera que las criaturas no dijeran «pan», sino que simplemente imitaran los balidos de las cabras con las que estaban...

Ningún bebé aislado desarrolla lenguaje, y en el autismo la dificultad para adquirirlo no se debe a que las familias encierren a sus hijos en cuevas profundas. No. El autismo puede ir acompañado de un procesamiento sensorial muy distinto y este rasgo parece ser crítico para adquirir el habla. Nuestros sentidos nos permiten obtener información del entorno, pero en el autismo, a veces, estos pueden estar tan alterados que la persona que lo presenta puede estar como «aislada sin estarlo» de todo lo que le rodea. Y eso, como hemos visto, tiene consecuencias en el desarrollo de un ser humano.

Temple Grandin aprendió la palabra «acusación» a los seis años y, como le gustaba el sonido que hacía al pronunciarla, la usaba a menudo sin siquiera saber su significado. Cuando jugaba con su cometa y esta caía al suelo, repetía una y otra vez «acusación», para estupor de quien estuviera presente. Pero para Temple aquella palabra solo era un sonido agradable. Un simple placer auditivo. Y Jone seguramente decía «pután» en lugar de «autobús» porque en su cabeza esa palabra se procesaba de ese modo. E igual suerte corrieron otras palabras.

Muchos niños pequeños neurotípicos inventan *palabros* durante un tiempo porque sus sentidos están inmaduros. El conocimiento disponible sobre nuestro procesamiento sensorial es aún limitado. Lo que sí sabemos es que, mientras maduramos, nuestros sentidos lo hacen con nosotros y, poco a poco, nos ayudan a entender y a procesar mejor el entorno. ¡O eso deberían hacer! En el autismo, los sentidos pueden jugar malas pasadas, y ya es hora de hablar de este asunto sensorial. Si aún quieres venir conmigo, abandonemos este «pután» y subamos a este loco carrusel de los sentidos. Me temo que dará muchas vueltas, pero quien avisa no es traidor…

EL LOCO CARRUSEL DE LOS SENTIDOS

Alrededor del 90 % de los menores que tienen autismo, tienen trastornos sensoriales y síntomas sensoriales atípicos. Estos trastornos sensoriales persisten en diferente grado e intensidad con la edad.

S. R. LEEKAM *et al.* «Describing the Sensory Abnormalities of Children and Adults with Autism», 2007.

Mategnin, cantón de Ginebra, mayo de 2015

Cada tarde damos un paseo hasta el «Terrain Jakob», un área de columpios y de pícnic situada en medio de un bosque cercano a nuestra casa. El camino hasta allí serpentea entre la masa forestal que bordea la frontera con Francia y los campos de cultivo del municipio de Meyrin, en Suiza. Un bonito recorrido que puede completarse en poco más de media hora.

Jone y Patxi parecen adorar este ritual, y es frecuente que pasemos muchas tardes con la simple «misión» de llegar al «Terrain Jakob». A veces lo conseguimos y otras el paseo llega hasta donde las ganas nos lo permiten. Jone, que pronto cum-

plirá cuatro años, está acostumbrada a caminar, y hemos comprobado que hacerlo es muy beneficioso para su humor, aunque eso no es ningún descubrimiento. Un paseo, incluso pequeño, mejora el humor de cualquiera, pero hoy nuestra «misión» acaba de saltar por los aires...

Tras tomar el desvío hacia el bosque, nos hemos topado con un tractor en uno de los campos de cultivo que bordean el camino, y Jone ha estallado, de repente, en una monumental crisis. Tras el encendido de la máquina, mi hija se ha tirado al suelo llevando sus manos a los oídos y ha empezado a gritar con todas sus fuerzas. Patalea de tal modo que no puedo ni tomarla en brazos y mi intento de consuelo es inútil... ¡Desearía tener un bazuca para destruir el tractor, pero en mi mochila solo traje unas galletas y un poco de agua!

La respuesta de Jone a los ruidos sigue siendo un misterio. A veces se muestra indiferente ante sonidos estridentes o sobrerreacciona ante estímulos casi insignificantes. Sin embargo, no quiere usar cascos insonorizados como protección, ya que parece que el simple hecho de ponérselos le molesta, y encontrarnos con determinados ruidos, sin nada que los mitigue, puede ser devastador.

Es imposible evitar o anticipar ruidos, incluso en el campo, y, como madre, me veo expuesta al dilema de proteger o exponer a mi hija a su propio sufrimiento. Un sufrimiento del que desconozco sus mecanismos y que también me hace sufrir. No quiero ver a Jone sintiendo dolor, pero tampoco puedo mantenerla en una urna porque creo que eso, de hecho, sería mucho peor para ella. Jone sigue teniendo miedo de las motos, pero nunca ha mostrado miedo ante un tractor, y esto me ha pillado por sorpresa...

Tras atar a Patxi a un árbol, me acerco a Jone todo lo que puedo y me agacho junto a ella, pero, con el tractor de fondo, su cascada emocional no disminuye. Atrapada por la situación, me doy cuenta de que el conductor nos descubre y que este maniobra su máquina hacia nosotras. Hacia dos seres humanos estirados junto a su campo y hacia un perro histérico dando saltos a pocos metros.

Ante lo dramático de la situación con Jone, me digo que nadie creería que lo que se acerca levantando polvo hacia nosotras es un simple tractor de color verde manipulado por un hombre en la sesentena. Ni hablar. Estirada con mi hija en el suelo, acabo imaginando que lo que levanta el polvo en el campo solo puede ser una flota apocalíptica de sucios coches decorados con huesos humanos y cabezas reducidas. Vehículos conducidos, todos ellos, por hombres hambrientos, agresivos y medio en pelotas que, salidos de una película de Mad Max, *vienen a por nosotras a toda velocidad. Algunos de ellos, para rematar, encaramados a largas pértigas y deseosos de nuestro encuentro. Un escenario que me parece más acorde al hecho de verme en el suelo junto a mi hija a grito pelado. Pero ya todo me importa un comino. Solo me importa mi hija.*

Cuando el tractor se sitúa a unas decenas de metros, me levanto y hago un signo al conductor con los brazos en lo alto. No veo otra solución. Camino unos pocos metros dejando a Jone en su crisis y confirmo que el conductor es, efectivamente, un hombre inofensivo de pelo cano, probablemente a punto de cumplir los sesenta, y no un tipo hambriento, medio en pelotas.

—S'il vous plaît, monsieur, arretez le tracteur!! *—le grito mientras muevo ambos brazos en un gesto que, de suceder en* Mad Max *y frente a una verdadera horda apocalíptica, me costaría unos cuantos disparos. Pero, por suerte, nadie me dispara.*

El hombre me mira con un gesto solapado de severidad e incomprensión, aunque detiene su vehículo al momento, y Jone, como por arte de magia, se calma. Vuelvo entonces corriendo a su lado y, por fin, puedo consolarla. Le pido que me espere un momento y me acerco de nuevo al tractor bordeando el sendero.

—Madame, est-ce que vous allez bien?! *—vocifera el hombre desde el tractor, con rictus serio.*

Asiento con la cabeza, dándole las gracias por haber apagado el motor y, sin rodeos, le explico que mi hija es autista y que, con el ruido de su máquina, había tenido una crisis. Le digo que ciertos sonidos la aterrorizan y que por eso no podíamos avanzar. El hombre cambia su expresión y su severidad desaparece. Se vuelve amable y, con visible apuro, me pide disculpas. Le respondo que no tiene por qué disculparse ya que, por supuesto, no ha hecho nada malo y nuestro intercambio prosigue de modo absolutamente civilizado. El hombre incluso vuelve a disculparse, aunque ya no sea necesario, pero sí es un gesto que me reconforta porque me ayuda a seguir creyendo en la importancia de la pedagogía. Comprobar con alivio y esperanza que nuestro juicio sobre un tema mejora cuando también mejoramos nuestro conocimiento sobre el mismo. Todo eso que, en un hipotético escenario de Mad Max, *no sería posible y que, además, se habría saldado con mi cuerpo estirado junto al de mi hija sobre una parrilla caliente.*

Cuando regreso junto a Jone, mi hija sigue calmada. De un modo que me resulta extraterrestre, mi hija ha recuperado la compostura como si simplemente un botón misterioso hubiera sido accionado en algún lugar secreto de su cerebro. El ruido ha cesado y con ello todo lo demás. Desato a Patxi y decido que, por hoy, ya no necesitamos cumplir ninguna otra «misión».

Retomamos el camino de regreso a casa y oigo cómo nuestro tractor reanuda su trabajo sin que Jone, esta vez, reaccione. Mi hija camina tranquilamente mientras Patxi, en su tónica habitual, nos guía a casa moviendo su cola. En nuestro peque-

ño grupo todo ha vuelto a la normalidad, aunque creo que cualquier día a mí me va a dar un telele…

Con mi cuerpo aún tensionado, rememoro nuestro episodio apocalíptico y me refugio una vez más en mi mente absurda. Con el tractor ya a lo lejos, me pregunto si el destino podría ser compasivo conmigo y hacer que el mismísimo Tom Hardy, cual Mad Max grasiento, apareciera de la nada junto al camino. Olvidar con él lo sucedido y verme nuevamente revolcada por los suelos por algo que, esta vez, sí fuera memorable. ¡¿Sería acaso mucho pedir?!

Sentido(s) y sensibilidad(es)

> Hay algunos ruidos que vosotros no notáis, pero que a nosotros nos llegan. El problema es que no entendéis cómo nos afecta eso. No es que los ruidos nos taladren los nervios. Es más bien que nos da miedo el hecho de que, si nos quedamos escuchando, podamos perder la noción de dónde estamos. En momentos así, es como si el suelo se tambaleara bajo nuestros pies y todo lo que nos rodeara se nos viniera encima; es absolutamente aterrador. Así que taparnos los oídos es una medida para protegernos y para recuperar el control de la situación.
>
> NAOKI HIGASHIDA, *La razón por la que salto*, 2007.

¡Bienvenidos al loco carrusel de los sentidos! Compartiremos esta experiencia con otras personas que al azar —y sin mucho criterio— también han decidido montarse con nosotros. Que cada uno se instale donde quiera. ¿A ti te gusta este elegante caballo blanco? Pues yo me quedaré con este cerdito con alas. Mientras me acomodo, una señora echa a correr para que nadie le quite un camión de bomberos, un tipo corpulento se encarama a un dragón verde y muchas otras personas apuestan por los clásicos columpios metálicos. Además de atarnos los cinturones, debemos ponernos un casco futurista, unas raras gafas tornasoladas, unos guantes llenos de sensores y unos incómodos auriculares. Pero ya no hay tiempo para echarse atrás. ¡Abróchense todo porque el carrusel de los sentidos empieza su viaje!

Sin saber por qué, el efecto de esta atracción es distinto en cada persona. La señora del camión de bomberos, tras una vuelta, ha empezado a gritar y ya quiere bajarse. El tipo del dragón ha perdido el conocimiento y me temo que alguien en los columpios ha empezado a vomitar. Pero también hay gente que se lo está pasando bien. Los gritos se mezclan con las risas y tú… bueno, tú ya tienes peor cara que tu caballo, pero, por suerte, el viaje se acaba. ¡Y menos mal! Necesito ir al baño con urgencia.

Para explicar lo que ha pasado en este carrusel es necesario que te diga que nuestro sistema nervioso está compuesto por varios sistemas sensoriales y que cada uno de ellos está conectado a diferentes partes del cerebro. Al respecto, hay consenso en que existen múltiples sistemas sensoriales, aunque su categorización depende de las fuentes consultadas. Seguramente conoces los cinco sentidos básicos (vista, oído, olfato, gusto y tacto), pero es probable que sepas menos de algunos de los sistemas sensoriales que desde la neurociencia se han identificado: el sistema vestibular, la propiocepción y la interocepción.

Ubicado en el oído interno, el sistema vestibular detecta nuestros desplazamientos, giros o aceleraciones para ayudarnos a mantener el equilibrio. La interocepción nos aporta información sobre aquello que sucede dentro de nuestro cuerpo y nos permite saber si, por ejemplo, tenemos sed, hambre, o si (como yo hace un rato) necesitamos ir al baño. Y por último, la propiocepción nos brinda información sobre el movimiento y la posición de nuestros músculos y articulaciones, permitiéndonos ser conscientes de nuestra propia postura corporal. Los bailarines y los atletas tienen una propiocepción especialmente desarrollada, pero, sea como sea, la importancia de todos estos sistemas sensoriales parece cada vez mayor. Sabemos que tanto la propiocepción como la interocepción repercuten en nuestro estado anímico, así como en nuestra toma de decisiones y en las funciones cognitivas.

Todos los sistemas sensoriales están relacionados entre sí, y su buen funcionamiento y coordinación nos permiten dar la respuesta más adecuada a cada situación. Un complicado y crucial mecanismo llamado *integración sensorial* y que también es de vital importancia en nuestro aprendizaje, planificación y toma de decisiones ordinaria. Cuando este mecanismo se ve alterado, hablamos del *trastorno del procesamiento sensorial* (SPD, por sus siglas en inglés) y este sucede cuando hay dificultades para percibir o responder adecuadamente ante los estímulos que provengan de estos sistemas sensoriales. Un fenómeno que, como el autismo, puede ser muy heterogéneo en su manera de manifestarse en cada persona y muy diverso por lo que respecta a la intensidad de sus características.

Dicho esto, imagina ahora que cuando montaste en el carrusel, tus gafas te hubieran dejado ciego porque con ellas veías destellos intermitentes, o que tus guantes te hubieran hecho insoportable agarrarte a tu caballo. Imagina por un momento cómo habría sido dar esas vueltas si tus oídos se hubieran visto inundados por un ruido parecido al de una emisora de radio mal sintonizada y a todo volumen. O cómo habría sido el viaje si hubieras recibido toda esa descarga a la vez. Si cuando subiste al carrusel te tocaron unos dispositivos muy alterados, tu viaje fue una tortura. Pero si tuviste suerte con ellos, el mismo viaje quizá te pareció hasta divertido.

El carrusel que monta Naoki Higashida parece de los complicados, pero, como él mismo afirma: «Si el autismo fuera considerado simplemente un tipo de personalidad, las cosas serían mucho más fáciles, y nosotros seríamos mucho más felices». Y tiene razón. Muchos de los comportamientos propios del autismo que socialmente censuramos están ligados a los desórdenes sensoriales que lo acompañan. Todo sería más sencillo si aceptáramos, de una vez por todas, que nuestra especie es mucho más diversa de lo que asumimos. Se estima que nueve de cada diez personas autistas presentan uno o más trastornos sensoriales, y mi hija, como puedes imaginar, está dentro de este nutrido grupo. Aun así, los trastornos sensoriales no son exclusivos del autismo, y aquí empieza la parte graciosa del asunto.

Según Temple Grandin, «múltiples estudios sobre niños no autistas demuestran que más de la mitad de ellos tiene un síntoma sensorial, que uno de cada seis tiene un problema sensorial de importancia suficiente para afectarle en su vida cotidiana, y que a uno de cada veinte habría que diagnosticarle formalmente un trastorno de procesamiento sensorial». Y esto, repito, sin que el autismo intervenga en ellos y sin que sea necesario tener una visión patológica de este fenómeno sensorial.

Otro estudio llevado a cabo entre alumnos de primaria en España en 2021 reveló interesantes resultados, ya que, por primera vez, se estableció una gradación de los síntomas en el trastorno de procesamiento sensorial y se confirmó que solo el 62,5 % del alumnado no tenía alteraciones sensoriales. El 37,5 % presentaba trastorno de procesamiento sensorial, siendo severo en un 15,9 %, moderado en un 10,5 % y leve en un 11,1 %. O lo que es lo mismo, un nada desdeñable 40 % de los alumnos tenía alguna dificultad con su procesamiento sensorial.

Este estudio, por cierto, no afirma que «el 40 % de la población tiene trastorno de procesamiento sensorial», sino que muestra que, especialmente cuando aún somos pequeños, los trastornos sensoriales en diversa intensidad son frecuentes. Algo que, como afirmé en el capítulo anterior, se debe a que nuestro sistema nervioso madura a medida que crecemos, y en algunas personas tarda más tiempo que el procesamiento sensorial se dé sin problemas.

Nuestros sistemas sensoriales constituyen nuestra fuente principal de información y comunicación con el medio que nos rodea. Nuestro particular modo de procesar la información sensorial conforma, a su vez, no solo nuestra experiencia individual del mundo, sino nuestro modo particular de vivirlo. Y basta ver cómo cada miembro de una familia toma una simple ducha para entender de lo que hablo. Solo en nuestro caso, acertar con la temperatura del agua para cada uno de nosotros puede requerir un doctorado en termodinámica de fluidos. Mi hija Jone puede ducharse bajo agua a cualquier temperatura —aunque su carrusel viene de Urano— mientras Galo, a la mínima, nota el agua «caliente». Desde mi humilde opinión, el benjamín de nuestra familia se ducha con agua fría todo el año, y hasta el agua tibia —a mi parecer— le resulta insoportable. Corso no me parece tan *raro,* porque a mi segundo hijo le gusta el agua a la temperatura que yo también encuentro confortable. Y, para rematar, tenemos el caso de Marc. Mi marido puede ducharse bajo magma volcánico y cuando sale de la ducha lo hace dando paso a una niebla que ya le habría gustado a Michael Jackson para filmar su «Thriller». Y Marc (como Jone) también puede meterse en agua helada sin que se le mueva una ceja. Ejemplos casuales y no tan disparatados sobre algo tan banal como tomar una ducha y que, estoy segura, también pasan en otras familias mucho más «normales» que la nuestra. Los ejemplos sobre nuestras preferencias mundanas serían infinitos y todo esto solo tiene que ver con el asunto sensorial.

Nuestro modo de procesar la información sensorial interviene en nuestra manera de sentir lo que nos rodea y, por supuesto, también modula nuestra personalidad y nuestras emociones. Y viceversa. Somos como sentimos y también sentimos como somos. Hay personas que, por ejemplo, toleran mucho mejor tener hambre que tener sueño, mientras hay a quienes la falta de sueño les transforma en auténticos villanos de la Marvel. Y también hay quien, como mi querida amiga Nuria, lo que no soporta es pasar sed. Así que, en caso de verte atrapado con muchos desconocidos en un ascensor, pregunta a qué grupo pertenece cada sujeto, porque, llegado el caso, unas galletitas olvidadas en un bolso pueden salvar vidas. Y si en el ascensor hay alguien como mi amiga Nuria, una botella de agua también evitará desgracias.

Todo ser humano tiene sus particularidades sensoriales y esto no implica que hablemos de un desorden sensorial. *Grosso modo*, en términos sensoriales, podemos hablar de hipersensibilidades y de hiposensibilidades. La hipersensibilidad se produce cuando nos sentimos especialmente incómodos ante ciertos estímulos y la hiposensibilidad aparece cuando nuestros sistemas sensoriales no nos brindan suficiente información sobre determinados estímulos. Todo ser humano tiene hipersensibilidades e hiposensibilidades, aunque estas no tienen por qué impedir que llevemos una vida sin mayores dificultades. O, por lo menos, una vida «pública» dentro de esa «normalidad» a la que todos, en mayor o menor grado, nos ajustamos a regañadientes.

Cuando somos pequeños, nuestras hipersensibilidades e hiposensibilidades son más exageradas, pero, mientras crecemos, estas, en general, se van mitigando. Por eso, y por suerte, esos críos que son un infierno ante el peine y el baño no acaban bajo largas matas de pelo enmarañado sucio hasta el fin de los tiempos, sino que acaban soportando ser peinados y aseados. ¡Y algunos hasta se convierten en peluqueros! Y del mismo modo que el crecimiento obra algunos milagros, todos podemos más o menos modular y cambiar nuestra respuesta hacia estímulos que *a priori* no nos gustan. Por esa razón, si nos lo proponemos, podemos ir incorporando duchas frías en nuestra rutina y hacerlo con agua a temperatura cada vez menor. Pero, con todo, a veces hay estímulos que de ninguna manera soportamos o, por otra razón, ni siquiera notamos.

Temple Grandin detesta el ruido que se produce cuando se araña una pizarra, y esto también es muy frecuente entre la población no autista. A mí personalmente me daría igual que Eduardo Manostijeras rascara una pizarra, pero, en cambio, no soporto mordisquear el palo de madera de los helados. Pensar en ello me pone los pelos de punta, pero a mi hermano Alfredo le encanta destruirlos a dentelladas cuando termina su helado. ¡Y no le importa que esté a su lado! Hay personas que odian las costuras de la ropa y que cortan las etiquetas de todas sus prendas. Pero hay otras que, como Marc, pueden llevar ásperas etiquetas kilométricas colgando del sobaco sin inmutarse. Hay quienes no soportan estar un poco sucios y detectan rápidamente una miga de pan pegada a sus mejillas, y personas que pueden hablar de la evolución del Ibex 35 con un churrete de Nocilla en la cara. Algo que, por cierto, pone a su vez de los nervios a los que detectan con sensores infrarrojos las migas y los churretes. Los hay que se calzan las deportivas atándolas tan fuerte que uno se cuestiona si sus pies siguen recibiendo riego sanguíneo, mientras hay quienes jamás deshacen los lazos y se las calzan como si fueran unas babuchas. Son esas gentes que también suelen llevar la ropa holgada, y que en un eventual apocalipsis zombi reconoceremos porque irán descalzos o sin pantalones debido a que, en la primera carrera desesperada por salvar la vida, habrán perdido parte de su atuendo…

Cada ser humano es muy particular y todo este batiburrillo sensorial, más o menos confesable, está presente en eso que llamamos «la normalidad». Y es fantástico que así sea. Sin embargo, nuestra capacidad de sobrellevar ciertas manías —o de camuflar nuestras dificultades con los churretes— es posible porque nuestro sistema sensorial ya lleva a cabo un gran filtrado de todo lo que sucede a nuestro alrededor, sin que seamos siquiera conscientes. Un fenómeno llamado *ceguera por falta de atención* (o *ceguera por inatención*), y que se define como un sesgo de percepción que, en general, todos tenemos. Un rasgo de nuestro sistema nervioso que nos permite fijar nuestra atención en aquello relevante y obviar lo que parezca desechable para nuestros sentidos. Un filtrado inconsciente que evita que nuestros sentidos se vean inundados y sobrecargados de información. Lo que precisamente sucede cuando hay desórdenes sensoriales importantes y lo que explica que las personas autistas, sin la adecuada anticipación, puedan tener crisis debido a la sobrecarga sensorial.

Ser capaz de filtrar el mundo que nos rodea es positivo ya que, irónicamente, las personas que presentan un trastorno por déficit de atención e hiperactividad tienen dificultades para regular su atención y cada pequeño detalle sensorial les puede parecer importante. Y cuando alguien es autista, la información del entorno puede llegarle de golpe. O como dice la especialista en autismo Nancy Minshew, «como si todos los aviones aterrizaran en el aeropuerto O'Hare al mismo tiempo».

El trastorno del procesamiento sensorial, por cierto, no tiene un reconocimiento formal como diagnóstico independiente en el DSM (el manual de referencia americano de psiquiatría), pero sigue siendo un tema de debate en la neurociencia y la psiquiatría. Pese a su mayor reconocimiento, solo aparece en el DSM dentro de trastornos como el autismo o el TDAH. Algo curioso, teniendo en cuenta que mucha más población de la que presenta estas condiciones tiene dificultades sensoriales sin que esto sea nada patológico.

Nuestras sensibilidades y sensorialidades son tan diversas que sería imposible establecer *un único modo humano de sentir y percibir el mundo*. Muchos autistas tienen desórdenes sensoriales, pero mucha gente no autista también los presenta sin tener ninguna otra condición adicional. Y sumado a todo esto, no podemos olvidarnos de otro heterogéneo grupo humano aún hoy bastante incomprendido y que posee, a menudo, sensibilidades sensoriales particulares. Me refiero a las personas con altas capacidades, antiguamente llamadas superdotadas.

Las personas con gran dotación intelectual pueden tener ciertas dificultades con el procesamiento sensorial y, especialmente en la infancia, pueden verse abrumadas por la sobrecarga sensorial. Los críos con altas capacidades pueden ser muy sensitivos y captar mucha información del entorno, pero su inmadurez no les permite procesarlo todo. Uno de los rasgos que a menudo les define es su intensidad emocional debido a los esfuerzos que deben hacer para gestionar toda esa sobrecarga. En términos metafóricos, son niños que viven con un embudo muy grande por el que captan todo hasta que este puede colapsar. Chavales que, por ejemplo, justo cuando salen del cole pueden estallar debido a todo lo que han retenido en clase. A veces, su entorno no les comprende, y aún hoy nuestros sistemas educativos no les atienden como se merecen, pues la falta de una mirada inclusiva en nuestras escuelas falla a mucha más gente de la que creemos, y no solo a gente como mi hija.

Aquel día de paseo por el campo, Jone sintió verdadero terror ante un simple tractor, y estamos convencidos de que el carrusel en el que cada día nuestra hija monta es de los complicados. Muchas personas tienen sus dificultades sensoriales, pero en el autismo estas pueden condicionar completamente sus vidas. Veamos ahora hasta qué punto.

El procesamiento sensorial en el autismo

> Un sonido que me encantaba escuchar era el de cualquier objeto metálico. Para desgracia de mi madre, el timbre de la casa cayó dentro de esa categoría y yo pasaba largo rato tocándolo obsesivamente. Después de que me hube ganado una paliza muy merecida, mi madre le quitó la electricidad. Pero una obsesión es una obsesión. Procedí a quitarle la placa trasera y comencé a hacerlo sonar de forma manual desde dentro casa.
>
> DONNA WILLIAMS, *Nadie en ningún lugar*, 2015

Sé muy bien, gracias a mi hija, lo que realmente significa que alguien con autismo haga algo «obsesivamente», pero no creo que Donna Williams —ni nadie— mereciera una paliza por algo así. Más allá de su autismo, Donna Williams sufrió un infierno familiar, pero sus desórdenes sensoriales eran tan grandes que no podía reprimir ciertos comportamientos, aunque estos le complicaran aún más la existencia. Y quizá por eso, Donna adoraba la expresión: «Paren el mundo, que me bajo».

Como hemos visto, nuestro sistema nervioso nos proporciona nuestro particular carrusel para abordar la vida, y el que le tocó a Donna Williams fue especialmente difícil. En su libro *Nadie en ningún lugar*, explica que no le era posible ver un objeto completo de una vez, sino que este aparecía ante ella como una sucesión de diapositivas con detalles de dicho objeto. Si miraba un árbol, por ejemplo, al principio solo podía ver una única rama y con cada «diapositiva» podía ver nuevos detalles. Ahora un pájaro sentado. Después otra rama. Algunas hojas más, y así sucesivamente. En la escuela, la luz fluorescente del aula fue un gran inconveniente, ya que el modo en que esta iluminación parpadeaba y se reflejaba en los objetos hacía que su clase le pareciera una película de animación. O como si te vieras atrapado en una película de *stop-motion*. Adoro *Pesadilla antes de Navidad*, pero si siempre hubiera visto a mis compañeros de clase o a mis maestros moverse a trompicones creo que me habría dado mucha angustia. Pues todas estas cosas (¡y muchas más!) le pasaban a Donna Williams debido a sus dificultades sensoriales, muy frecuentes cuando hablamos de autismo.

Durante mucho tiempo, de manera errónea, se pensó que el autismo tenía un origen psicológico, ignorando su base biológica, y los cuadros sensoriales atípicos que lo acompañan, pese a su importancia, aún no han sido suficientemente investigados. Hoy sabemos que estos juegan un rol importante en el modo en que el autismo se manifiesta en cada persona y que las dificultades sensoriales pueden ser mayores en quienes precisan de mucha ayuda o incluso ser la causa de esa mayor demanda de soporte. Sin embargo, lo poco que sabemos de las experiencias sensoriales atípicas es gracias a personas que, como Donna Williams, han podido narrarlas, por lo que nuestro conocimiento al respecto es aún muy sesgado.

Algunas de las alteraciones sensoriales que se producen en el autismo pueden aparecer asimismo en personas no autistas. No te sorprendas si tú mismo (o alguien que conoces) presenta alguna de ellas. Y tampoco te sobresaltes si descubres que alguno de tus hijos, especialmente siendo muy pequeño, también hace (o hizo) cosas parecidas. Nunca olvides que tener ciertos rasgos del espectro autista no nos convierte en autistas y que, además, en la infancia, nuestra sensorialidad es más particular.

La dificultad para reconocer caras o prosopagnosia (¿la recuerdas aún?) parece frecuente entre los autistas y se ha demostrado que en el reconocimiento de los rostros intervienen sistemas neuronales distintos de los empleados para, por ejemplo, ver objetos. Como inciso, hay gente que tiene dificultades con el reconocimiento facial y hay quienes se denominan superreconocedores. Personas que, como diríamos vulgarmente, «se quedan con tu cara», ya que en ellas los circuitos responsables de esta capacidad, por decirlo de algún modo, son más «potentes». Personalmente formo parte de este grupo, pero, como toda fortaleza viene con su correspondiente debilidad, también formo parte de ese otro grupo humano al que se le olvidan los nombres de las personas. Por lo visto, tener una gran cámara de caras en algún lugar de tu cerebro puede venir asociado, efectivamente, a tener una trituradora de nombres. Una de esas máquinas que destruyen el papel y que son muy convenientes en ciertos partidos políticos o empresas y que, en mi caso, pulverizan los nombres de la gente que acabo de conocer. Por suerte, sé muy bien que no soy la única y que este fenómeno sonrojante en reuniones sociales responde también a los entresijos de nuestro cerebro. Pero volviendo a la prosopagnosia, muchas personas sin ser autistas (¿recuerdas a Brad Pitt?) tienen igualmente problemas con el reconocimiento facial. Y esto no es un fenómeno aislado.

La sinestesia es la mezcla de los sentidos, y esta se produce cuando, pongamos por caso, oír determinados sonidos o percibir ciertos olores nos hace ver ciertos colores. El pintor Wassily Kandinsky oía música al mirar ciertas pinturas; el físico Richard Feynman veía colores al mirar ecuaciones y el artista Pharrell Williams ve colores al escuchar música. Personas diferentes, con un procesamiento sensorial también atípico y no vinculado al autismo. De hecho, un estudio reciente llevado a cabo en España entre más de ochocientas personas, concluyó que casi un 14 % presentaba algún tipo de sinestesia, por lo que se trata de algo más común de lo que imaginamos. Y no pasa nada.

En el autismo, la sinestesia puede aparecer, y eso explica que, por ejemplo, mi hija asociara colores a personas conocidas. Como salidos de la película *Reservoir Dogs*, en nuestra casa, Marc era el señor Blanco, nuestra amiga Vanessa era la señora Azul, Carlos era el señor Gris (inexplicable, porque nuestro amigo no es nada gris) y yo fui, con honores, la señora Rosa. Creemos que quizá el olor o la voz de cada persona le proporcionaban a nuestra hija esa sensación, pero esta especie de «habilidad» desapareció en ella cuando se hizo más mayor y hoy nadie en mi familia sigue vinculado a ningún color ni a ningún grupo criminal de anonimato forzoso. Por cierto, ¿sabes de qué color se veía Jone a sí misma? ¡Verde! ¿No es acaso el acertado, viniendo de otro planeta?

Temple Grandin afirma que «los individuos con graves deficiencias en el procesamiento sensorial mezclan la vista, el oído y los demás sentidos, sobre todo cuando están cansados o disgustados». La sinestesia, si está presente, puede ser más intensa entre quienes son autistas cuando se dan estas circunstancias estresantes o cuando algo especialmente disruptivo aparece. Como cuando aquel tractor inició, de repente, su trabajo y para Jone fue algo incontrolable.

Las personas autistas pueden tener dificultades con los límites de su propio cuerpo y no tener claro dónde este acaba y dónde, por ejemplo, empieza la silla en la que están sentados o el objeto que sostienen con su propia mano. Algo parecido a lo que le pasa a una persona cuando se le amputa un miembro y afirma notar la sensación de tenerlo.

Se estima que el 90 % de las personas con autismo tienen dificultades de procesamiento sensorial y que estos persisten durante toda la vida. Pero, como en todos los rasgos que forman parte del espectro autista, aquellos que presentan la condición no tienen por qué manifestar todas estas características ni hacerlo con igual intensidad. En algunos casos, como también sucede en los neurotípicos, sus dificultades sensoriales se mitigarán con el tiempo, mientras que en otros persistirán en su intensidad sin que sepamos aún las razones.

Por lo que respecta a los cinco sentidos básicos, es muy frecuente que en el autismo convivan profundas hipersensibilidades con marcadas hiposensibilidades, generando perfiles sensoriales muy heterogéneos en cada individuo. La vista, el oído y el tacto suelen ser los sentidos más alterados, pero el olfato y el gusto también pueden estarlo.

A muchos niños autistas les gusta oler las cosas y pueden tener un sentido del olfato muy desarrollado. Mi hija nos huele como si fuera un perro y también lo hace cuando vienen visitas. Temple Grandin confiesa que, siendo pequeña, también le «gustaba husmear a la gente como un perro», porque los olores de las personas le parecían interesantes, así que lo que hace Jone, aunque me saque de mis casillas, tampoco es tan extraño. Hay individuos autistas que tienen dificultades con la comida, ya que ciertos olores o texturas de los alimentos les pueden parecer insoportables. Temple Grandin «odiaba todo lo viscoso, como la gelatina o la clara de huevo poco cocida». Pero, por supuesto, no es necesario ser autista para tener las mismas aversiones, aunque, sin duda, en las personas con esta condición, cuando estas aparecen, pueden ser mucho más intensas y dificultar seriamente su alimentación.

Los problemas auditivos en el autismo son probablemente los más frecuentes. Para muchos autistas, algunos sonidos cotidianos son insoportables o perciben ruidos insignificantes con la misma intensidad que si fueran fuertes. Para Temple Grandin, el sonido de un simple secador de pelo le parecía «un avión a punto de despegar», y sospecho que para Jone aquel tractor tuvo que ser como un cohete lanzado al espacio desde Cabo Cañaveral. Algo aterrador.

Muchas personas autistas, de hecho, no soportan los taladros, las máquinas de cortar césped o los aspiradores, pero, de nuevo y ya van mil veces, este no es un rasgo exclusivo del autismo. No debes sacar conclusiones precipitadas si tu hijo se asusta cuando oye el aspirador, porque, a falta de muchos otros rasgos, lo más probable es que acabe tolerando ese ruido del mismo modo que, con el tiempo, lo hacemos la mayoría. Un proceso que, de aparecer siendo autista, puede no suceder o solo mitigarse un poco a medida que transcurren los años.

Cuando nos encontramos en un restaurante, por ejemplo, hay infinidad de sonidos y para muchas personas autistas todos esos ruidos se oyen por igual. Sin embargo, para una gran parte de la población, es más habitual que podamos «dirigir» nuestra atención allí donde queremos y por eso podemos oír a nuestro amigo al otro lado de la mesa aunque un camarero haya roto un vaso o en otra mesa estén celebrando un sonoro cumpleaños. Hoy sabemos que ciertas lesiones cerebrales producen síntomas parecidos a estos problemas auditivos. Temple Grandin explica el caso de una chica que, tras recibir un golpe en la cabeza en una manifestación, «ya no podía pasar por alto el ruido de fondo». Su ceguera por inatención ya no funcionaba tan bien y su oído sufrió las consecuencias. No obstante, es necesario precisar que cuando estos fenómenos suceden en el autismo, no se producen debido a haber recibido un golpe o haber sufrido un traumatismo.

Hay personas autistas que adoran el ruido del agua. Pueden pasarse horas escuchando un grifo abierto —mi hija forma parte de este grupo— o también disfrutar tirando de la cadena del váter una y otra vez, mientras otros pueden asustarse con el ruido de la cisterna, porque, en palabras de Temple Grandin, «el sonido les parece como el estruendo de las cataratas del Niágara». La diversidad auditiva en el autismo es tan grande que hay quien afirma que el tamborileo de la lluvia «suena como disparos», otros que en la escuela dicen poder oír aquello que pasa en otras aulas simultáneamente y quienes incluso «oyen la sangre circular por sus propias venas».

Lo paradójico de esta sensorialidad atípica es que, en algunos casos, las personas con autismo también poseen sentidos extraordinarios. A Donna Williams le descubrieron que su oído era mucho mejor que el promedio y que «era capaz de escuchar algunas frecuencias que normalmente solo los animales pueden oír». Pero, pese a ello, los problemas de Donna Williams se debían a las fluctuaciones de su oído y al caos sensorial que eso le ocasionaba. Como bien dice Temple Grandin, «para algunas personas con autismo, el mundo puede ser una confusa maraña de ruidos». De ahí que, como recordarás, la capacidad de entender el lenguaje hablado pueda estar muy comprometida en los casos con mayores dificultades. O que podamos entender por qué algunos niños autistas aprenden antes a leer que a hablar. Mi hija, sin ir más lejos, aprendió a leer fácilmente, pero aún hoy sigue con problemas serios con el lenguaje y con el habla.

Respecto a la vista, y como un reciente estudio afirma, «está claro que las personas con autismo "ven" y procesan el mundo de manera diferente, pero aún existen lagunas en nuestra comprensión». El informe confirma que el autismo puede ir acompañado de movimientos oculares atípicos, de una mayor prevalencia de estrabismo y de astigmatismo, junto a otros problemas refractarios de la visión. Pese a ello, parece que a veces la percepción visual atípica ofrece también un mejor rendimiento ocular por los detalles. Por esa razón, en ocasiones, las personas autistas pueden ser menos susceptibles a caer en ilusiones ópticas o ser muy buenas encontrando objetos ocultos en patrones. También pueden ser especialmente creativas y dotadas para cuestiones artísticas gracias a su predilección y talento para percibir los detalles. Pero, una vez más, eso sucede en algunos casos y no debemos generalizar.

El sentido de la vista puede estar muy alterado cuando hablamos de autismo y puede suceder que algunas personas no verbales se comporten como si estuvieran ciegas cuando llegan a un lugar desconocido. Otras, ante situaciones estresantes, pueden tener desconexiones visuales y perder la vista momentáneamente, o ver la llamada «nieve». La clásica pantalla blanca que aparecería en una antigua televisión desintonizada.

Como le pasaba a Donna Williams, muchos autistas notan el parpadeo de la luz fluorescente y pueden ser muy sensibles a la luz demasiado intensa. En ocasiones, usar gafas de sol puede mitigar estos efectos, aunque no siempre es algo infalible. Muchos niños con trastornos de procesamiento visual acostumbran a mirar con el rabillo del ojo y también pueden sentir miedo ante escaleras mecánicas o puertas automáticas. Esto también le pasaba a Jone cuando era pequeña, y nos llevó bastante tiempo poder usar las escaleras mecánicas e incluso los ascensores con ella.

El tacto puede condicionar enormemente la vida de las personas autistas. De manera frecuente, grandes hipersensibilidades táctiles conviven con extremas hiposensibilidades, y estas suelen darse, además, de manera combinada. Hay autistas que a duras penas experimentan el dolor y los hay que no pueden vestirse con ropa con costuras porque lo encuentran doloroso. De hecho, existen prendas especiales para mitigar estas sensaciones y la propia Temple Grandin confiesa que «lleva los sujetadores hasta que casi se deshacen de tanto usarlos» o que, cuando son nuevos, debe «lavarlos un mínimo de diez veces para poder ponérselos». Cosas peores se han visto.

Como ya expliqué, muchos niños neurotípicos también detestan las rutinas de aseo más ordinarias, pero estas sensibilidades, cuando hablamos de autismo, pueden ser verdaderamente insoportables para quienes las presentan. Para Temple Grandin era un tormento ponerse la ropa para ir a misa los domingos o lavarse el pelo le resultaba doloroso. En sus propias palabras, «como si me frotaran la cabeza con dedales». Mi hija odiaba que le cortase las uñas, y sé muy bien que otras criaturas también lo detestan sin ser autistas, pero, en mi caso, solo pude cortarle las uñas a Jone mientras dormía. Durante años, lo he hecho como si fuera Tom Cruise en *Misión imposible*, manipulando las tijeras y las manos de Jone como si me hallara en una cámara acorazada de la CIA.

Muchos individuos autistas poseen sentidos hiperagudos combinados con serias dificultades sensoriales, y estos rasgos son a menudo los responsables de la mayoría de sus comportamientos atípicos. Cuando tenemos ciertas hipersensibilidades, la reacción natural es evitar dichos estímulos o lo que se conoce como «evasión sensorial». Taparse los oídos, evitar multitudes o rechazar el contacto físico son comportamientos típicos cuando hay «evasión sensorial».

Por el contrario, cuando hay mucha hiposensibilidad se produce una «búsqueda sensorial». Una necesidad fuerte de satisfacer necesidades sensoriales y que se traduce, por ejemplo, en comportamientos como dar saltos, balancearse, gritar, caminar dando pasos bruscos, hacer ruidos fuertes o no tener mucha conciencia y control de la propia fuerza corporal. Y no hay individuo autista que sea solo hipersensible o solo hiposensible, sino que siempre hay una mezcla de ambos fenómenos. Por eso las terapias de estimulación y de integración sensorial ayudan a gestionar estos cuadros sensoriales y permiten desarrollar estrategias para sobrellevarlas mejor.

El mundo puede parecer muy confuso e incluso doloroso cuando hablamos de autismo. El contacto físico puede resultar, en ocasiones, un tormento para muchas personas autistas y eso, en algunos casos, les dificulta tolerar abrazos o simples caricias. Durante décadas se consideró que el rechazo al contacto en el autismo era culpa de la crianza y especialmente de las «madres neveras». Por suerte, ahora sabemos que esto se debe a diferencias neurológicas que, a veces, impiden que un niño con autismo tolere el contacto y los abrazos. El tópico de que «los autistas no deseen abrazos» es falso, y como bien concluye Temple Grandin, «no es que los niños autistas no quieran ser tocados, sino que sus sistemas nerviosos no pueden manejarlo». La propia Temple explica en sus libros que sentir un abrazo le parecía «como una ola gigante de sensación que ahogaba». Pero pese a lo abrumador, también ansiaba, como muchas personas autistas, esa agradable sensación de ser abrazada, ya que, como ella misma afirma sin fisuras, «todos los niños necesitan ser tocados». Y yo aún iría más lejos. Todo ser humano, sin importar la edad o su condición, lo necesita. Veamos ahora por qué.

La máquina de abrazos y la necesidad de contacto

> Creo que muchas o incluso la mayoría de las personas autistas experimentan el mundo de la misma manera que los animales experimentan el mundo: como una masa giratoria de pequeños detalles. Estamos viendo, escuchando y sintiendo todas las cosas que nadie más puede.
>
> TEMPLE GRANDIN, *Interpretar a los animales*, 2005.

Más allá de su autismo, Temple Grandin es una reputada zoóloga y etóloga. Doctora en Ciencias Animales por la Universidad de Illinois, su vida siempre ha estado conectada a los animales. Fascinada en su infancia por los perros, su cerebro atípico la empujó a intentar comprender por qué perros tan distintos eran considerados «lo mismo» y no animales diferentes. Rodeada de perros grandes en su casa, el encuentro con «perros pequeños» hizo que, con solo cinco años, sus esquemas mentales saltaran por los aires y pronto aprendió a observar los animales de un modo particular. Algo que después sería una gran ventaja en su vida.

Temple pasó su convulsa adolescencia en un instituto para alumnos dotados, pero «con problemas emocionales». Así era como, en sus propias palabras, «llamaban entonces a todo». Aquel instituto tenía un establo con algunos caballos que los estudiantes podían montar como recompensa al buen comportamiento, y eso ayudó a Temple a controlar su violencia. Violencia que, por otro lado, solo surgía cuando otros alumnos le hacían la vida imposible. Como ella misma recuerda, «siempre me atosigaban y lo hacían porque les gustaba verme reaccionar». Algo que, en la escuela, por desgracia, le sucede más a menudo a quienes se encuentran dentro del espectro autista.

Pese a sufrir *bullying*, Temple consiguió modular sus reacciones y con ello pudo pasar más tiempo con aquellos caballos. Caballos que, como ella misma recordaba, «también tenían problemas emocionales», al igual que los estudiantes de aquel instituto. Algunos de esos animales eran imposibles de montar o daban mordiscos al menor descuido, pero toda esa experiencia en aquella cuadra fue para ella un remanso de paz y una increíble fuente de aprendizaje que más tarde sería crucial en su trabajo. Gracias a aquellos caballos traumatizados, Temple se enamoró de los animales para siempre.

Su adolescencia, como la de muchas personas autistas, estuvo marcada por la ansiedad. Desde la irrupción de su pubertad, vivió con miedos constantes que le provocaban ataques de pánico en episodios que podían durar semanas o incluso meses. Su estancia en aquel instituto no fue fácil y, mientras estudiaba, también pasó temporadas en el rancho de una de sus tías. Valiosos periodos en los que pudo aprender muchas cosas del ganado que la familia gestionaba. Lecciones que también cambiarían su vida.

En una de sus visitas al rancho, Temple vio por primera vez cómo vacunaban al ganado y se fijó en el modo en que las vacas reaccionaban cuando eran introducidas en unos potros de sujeción especiales. Algunas reses, al notar la presión de la máquina, se calmaban instantáneamente, y eso le pareció tan revelador que, días más tarde, al sufrir un nuevo ataque de pánico en el rancho, Temple se metió en la misma máquina que usaron las vacas y le pidió a su tía que la accionara. La mujer, sin escandalizarse, obedeció a su sobrina y el milagro se produjo. La máquina también tuvo su efecto en ella, y su ansiedad desapareció por completo tras permanecer inmovilizada y bajo presión en aquel artilugio durante media hora. Después se sintió mejor que nunca e incluso afirmó que fue «la primera vez que me sentí realmente a gusto con mi cuerpo».

De vuelta al instituto, Temple construyó su propia máquina con paneles de contrachapado y un diseño más rudimentario, pero su «máquina de abrazos» no fue bien vista. Los fuertes prejuicios puritanos del momento hicieron que el personal educativo intentara prohibírsela. Pero, por suerte, Temple consiguió convencer al director y al psicólogo del centro de lo inofensivo (y asexual) de su artilugio, y pudo quedársela. Y menos mal. Temple afirma que superó la adolescencia «gracias a los caballos y a su máquina de abrazos».

Grandin sostiene que «muchos críos dentro del espectro autista desean cierta estimulación por presión a pesar de que no soporten que los toquen», y también que «un autista tolera mejor el contacto si es él quien lo inicia». En su propia experiencia, una persona autista suele apartarse cuando se le toca inesperadamente, porque su sistema nervioso no tiene tiempo para procesarlo. La anticipación en estos casos es fundamental y es algo que también puedo confirmar con mi propia hija, pero que, de nuevo, no tiene por qué estar presente en todas las personas con autismo.

Muchos niños autistas aman envolverse en mantas o meterse en lugares estrechos, pero no te alarmes, por favor, si tu hijo hace lo mismo porque este no es un comportamiento exclusivo del espectro autista, aunque sí puede ser más pronunciado cuando hablamos de autismo. Estos comportamientos buscan estar bajo presión; en una especie de abrazo artificial que relaja y calma el sistema nervioso, uno de los mayores efectos que tiene un buen abrazo ordinario sobre cualquier ser humano. Y que un crío busque esa presión, por cierto, no tiene por qué estar ligado a recibir pocos abrazos en casa, sino a que se trata de algo agradable.

Temple nos recuerda la importancia de ayudar a quienes son autistas a satisfacer la necesidad básica de consuelo y contacto. En ese sentido, también apuesta por las terapias sensoriales, aunque hay otros recursos que son muy útiles para que, poco a poco, la exposición al contacto sea mejor aceptada. Por ejemplo, para dormir pueden usarse unas mantas con peso adicional que proporcionan una presión reconfortante. Y no es preciso ser autista para utilizarlas. De algún modo, el bienestar que estas mantas proporcionan se asemeja al que pudimos sentir cuando estuvimos en el vientre materno. Sus ventajas, por cierto, no son solo emocionales, sino que también ayudan a mejorar el descanso, y el efecto de estas mantas «pesadas» no es muy distinto al que algunos hemos vivido muchos antes de tener ligeros edredones de plumas. Quizá no es extraño que tú también tengas el recuerdo de cómo tu madre, tu padre, tu abuelo o tu abuela te arropaban con pesadas mantas para ir a dormir y es probable que esa sensación de peso te pareciera entonces agradable. Pues es la misma que ofrecen estas mantas especiales de las que te he hablado y su efecto calmante está ligado a la presión que proporcionan: la misma que la de un buen abrazo. Jone utiliza una desde hace un tiempo y el cambio fue muy positivo en su descanso.

Los niños con autismo pueden tener dificultades con el contacto, aunque pueden adorar también el «juego brusco». Por ejemplo, pueden estar encantados con que los balanceen a toda velocidad o con que los lancen por los aires. Marc es un experto lanzador de criaturas, y en todas nuestras barbacoas con amigos, estas se arremolinaban a su alrededor para ser lanzadas a la estratosfera, y Jone, por supuesto, también adoraba ese juego. Y respetaba su turno de lanzamiento. Cuando hicimos terapia con ella, nos hablaron de todo esto, pero nosotros ya habíamos llegado a ciertos recursos sin saber todo lo neurológico que se ocultaba tras ello. Como otros padres con chavales «atípicos», descubrimos intuitivamente muchos de esos trucos y, entre otras cosas, mucho antes de saber nada sobre desórdenes sensoriales, ya pasamos largos ratos columpiando a Jone en casa con una simple toalla. Algo que, por cierto, también hacían otras familias.

Otro recurso calmante es el de usar prendas con cierto peso. Existen chalecos acolchados con pequeñas pesas que pueden ser de ayuda, pero, a falta de este tipo de prendas, otro truco puede ser dar un paseo colocando una mochila a tu hijo con algo de peso. Y dicho esto, por favor, no es necesario que tu descendencia, cargada con una mochila enorme, suba escaleras de miles de escalones emulando a Son Goku en la mítica *Dragon Ball* o a Uma Thurman en *Kill Bill*...

Nuestra hija, siendo un bebé, no soportaba ir en el carro, y con ella utilizamos el portabebés durante mucho tiempo. Esa presión y contacto estrecho la calmaban y seguramente facilitaron que, más tarde, aceptara mejor el contacto pese a sus dificultades sensoriales. Jone sigue teniendo sus problemas con el contacto, pero ahora es capaz de pedir abrazos. Una gran mejora, aunque, en su caso, los abrazos sean poco convencionales ya que, además de abrazarnos, Jone necesita husmearnos cual perro. Pero es mucho mejor que así lo haga a que no pudiera hacerlo. Pues eso sería terrible.

El contacto físico es una necesidad humana y comporta incontables beneficios en nuestra salud física y mental: nuestra presión arterial mejora y los síntomas de depresión y ansiedad disminuyen. La más extensa y reciente revisión de estudios al respecto así lo ha confirmado, y sus autores han revisado un total de 212 estudios que recopilaron datos de casi trece mil personas. Cuestiones como el beneficio que proporciona «el piel contra piel» o el «sistema canguro» para los neonatos, o los efectos terapéuticos de las caricias en el ámbito geriátrico han sido probados. También está demostrado que el contacto con animales nos hace sentir mejor y que, a falta de otro ser humano con quien compartir caricias, un peluche o incluso un robot terapéutico son mejores alternativas que la nada.

Los animales, sin duda, pueden ser grandes terapeutas para cualquiera y acariciar un perro o un gato tiene insospechados beneficios. También la equinoterapia, una terapia integral basada en el contacto con los caballos, los proporciona y esta es muy recomendable para infinidad de condiciones, aunque, como siempre, no está al alcance de todos los bolsillos. Los animales pueden ser de gran ayuda, pero los efectos positivos del contacto son mejores cuando la caricia o el abrazo se producen con alguien cercano y que amamos.

Temple Grandin ha diseñado muchos de los mataderos en Estados Unidos y su amor por los animales la empujó a idear soluciones para mitigar el sufrimiento cuando estos eran sacrificados en dichas instalaciones. Durante años, confirmó que los trabajadores de los mataderos eran incapaces de ver los detalles que ella sí veía y permitían mejorar la vida de los animales. Por eso, con humor, Temple afirma que le resulta gracioso que la gente neurotípica diga tan a la ligera que «los autistas viven en su propio mundo», porque, sin duda, las personas neurotípicas también viven «en el suyo». Razón por la que no pueden ver todo eso que los animales y muchos individuos autistas sí ven.

Temple Grandin sostiene que «los animales y las personas autistas no tienen que prestar atención a algo para verlo. Cosas como cadenas temblorosas nos llaman la atención; nos atrapan la atención, queramos o no». También considera que «los animales, con sus percepciones y habilidades extraordinarias, son como *savants* autistas y que tienen talentos especiales que las personas normales no tienen, del mismo modo que las personas con autismo pueden tener talentos únicos que las personas neurotípicas tampoco tienen». Gracias a sus extensos conocimientos sobre comportamiento animal y en su propia experiencia como autista, Temple cree que hay fuertes similitudes entre ciertos aspectos del comportamiento animal y el de las personas autistas. Algo que ella misma comprobó al darse cuenta de que su percepción, minuciosa y basada en los detalles, no difería mucho de la del ganado que estudiaba.

En su libro *Interpretar a los animales. Desbloqueando la percepción animal a través de las perspectivas del autismo*, Temple habla en profundidad de este asunto y expone los fundamentos que le permiten hacer dicha comparación. En su opinión, cuando un animal o una persona autista observan el mundo, perciben muchos detalles al mismo tiempo. Pues tanto los animales como las personas dentro del espectro autista son muy sensitivas, y, por ello, Temple Grandin sostiene que «las reacciones de un niño autista y un caballo asustado son parecidas».

Las percepciones sensoriales de algunas personas con autismo pueden ser muy agudas, similares a la de ciertos animales. A menudo quienes son autistas, como muchos animales, son especialmente resistentes al dolor y, de hecho, la «insensibilidad al dolor» es otro de los rasgos propios del espectro autista, aunque no siempre aparezca en todas las personas con la condición. Derivado y relacionado con las mismas cuestiones sensoriales, muchos autistas son especialmente resistentes al frío. No obstante, y ya van dos mil veces, no des importancia a que tu hija o tu hijo jamás quiera ponerse una chaqueta en invierno porque un ser humano puede tener esos rasgos sin ser autista.

Sobre las emociones, Temple afirma que las personas con autismo, al igual que los animales, disponen de memorias muy largas, especialmente para el miedo o para los eventos traumáticos. Por ello, como los animales, los individuos autistas tienen más dificultades para superar ciertos acontecimientos o para enfrentar ciertos miedos. Y esto ocurre independientemente de lo inteligente que sea el sujeto del que hablemos.

Temple Grandin es autista y una persona brillante, pero necesitó años para enfrentar situaciones ordinarias, del mismo modo que la perra de mis tíos —con historial de maltrato y recuperada de una protectora— no toleró la presencia de alguien con una escoba en la mano hasta que pasó muchísimo tiempo. Temple nunca sufrió malos tratos como aquel pobre animal, pero su cerebro también hacía asociaciones fuertes entre acontecimientos que podían atemorizarla y tardó tiempo en superarlos. Mi hija, por poner otro caso, necesitó varios meses para darme de nuevo un beso en el coche, ya que, en una ocasión, tras darnos un beso de despedida, ambas recibimos una pequeña descarga por electricidad electrostática. Aquel pequeño chispazo desagradable (y que todos hemos sufrido alguna vez) fue percibido por ella de un modo mucho peor, y darnos un beso en el coche la atemorizaba porque Jone asoció el beso al chispazo y desconectar esa asociación fue un proceso lento. Pues olvidar acontecimientos negativos es más difícil para las personas autistas.

Las emociones en las personas pueden ser mixtas. Podemos odiar y amar a la vez algunas cosas e incluso a algunas personas. Sin embargo, como bien explica Temple, los animales no pueden hacer eso. Sus emociones son más simples y claras. Algo que también les sucede a algunas personas autistas y que explica por qué ciertas emociones complejas pueden resultarles confusas. ¡Y no es de extrañar! Nuestra especie es emocionalmente convulsa y estamos llenos de ambigüedades. Y sumado a esto, para muchos autistas, la interpretación de sus propias emociones puede ser un desafío adicional. Un fenómeno llamado alexitimia y que, por cierto, no es exclusivo del autismo.

Según Temple Grandin, las personas autistas procesan la información de manera más sensorial y, en ese sentido, similar a la de los animales. Y nada de esta afirmación es alarmante ni debe ser malinterpretada. Mucho menos viniendo de alguien que, como ella, es autista y una reconocida experta en su propia condición, así como en comportamiento animal.

Debemos a los animales mucho más de lo que queremos admitir y hoy sabemos que una parte de nuestro éxito como especie fue gracias a asociarnos con los lobos. Los neandertales no tuvieron lobos, pero nosotros, los *sapiens*, sí los tuvimos y seguramente eso nos salvó la vida. Estos animales nos ayudaron a cazar y nos protegieron de otros más peligrosos. Partícipes de nuestra hegemonía como especie, sin ellos, una parte importante de nuestro imaginario cultural tampoco habría sido posible. Nuestro vínculo con estos poderosos depredadores ha alimentado leyendas de todo tipo, y solo ellos, dentro del reino animal, son depositarios de nuestro amor y de nuestro odio a partes casi iguales. Los lobos aparecen como criaturas capaces de dar de mamar o de proteger a bebés abandonados y, a la vez, son los villanos de muchos de nuestros cuentos. Una muestra, quizá, de lo complejo de nuestras propias emociones y un poco de nuestra ingratitud. Una contradictoria fascinación por estos animales que sigue alimentando historias de odiosos licántropos a destruir, o permitiendo que la famosa serie *Juego de tronos* optara, de nuevo, por magníficos lobos como los mejores defensores de algunos de sus protagonistas. Pues la imagen de un ser humano asociado a un lobo como protector nos sigue pareciendo hermosa y ha sido explotada en numerosas ocasiones, seguramente, por razones que tenemos incrustadas en nuestra memoria. Todos seguimos aún conectados a los lobos y a los animales de maneras que, a menudo, ignoramos.

Para muchas personas autistas mirar a los ojos puede ser difícil e incluso, como explican algunos individuos, hasta doloroso. El contacto visual en el reino animal, de hecho, significa la diferencia entre la vida y la muerte. Para muchas especies es un gesto desafiante y por ello jamás debemos mirar a los ojos a muchos animales, porque, si lo hacemos, se sienten vulnerables o intimidados. Algo que afecta especialmente a criaturas tan poderosas como los gorilas o los felinos. Y entre nuestra especie, hay personas que, sin ser autistas, sienten esa fuerza en ese simple gesto, aunque sea con personas de confianza. Y es natural que sea así porque es algo que tenemos grabado en nuestra biología. Esa que compartimos con los animales y que explica, por ejemplo, que, cuando entramos en un ascensor o vamos en el metro, eludamos mirarnos a los ojos entre extraños, pues mirar a los ojos es un gesto íntimo y de invitación al contacto. Algo que entre los animales sucede antes de la cópula, de la lucha o de la inminente caza. Así que no es nada raro sentirnos cohibidos cuando un extraño nos mira fijamente a los ojos. O que eso en muchas culturas sea de mala educación. Algo que nos conecta a todos, de lleno, con los animales. Seamos autistas o no.

Las personas dentro del espectro son diferentes a nivel tanto sensorial como emocional y, por esa razón, necesitan anticipación y estructura en su día a día para sentirse seguras. Dadas las dificultades que pueden presentar para gestionar el contacto o las relaciones personales, el aislamiento social puede ser mayor y eso tiene sus consecuencias. Hoy sabemos que una escasa vida social y un pobre contacto personal pueden predisponer y agravar cuadros depresivos o de ansiedad. De hecho, el riesgo de suicidio en las personas con autismo es superior al de la población general, especialmente en las mujeres y cuando no existe discapacidad intelectual asociada. Un triste dato conectado al autismo vinculado a las consecuencias de enmascarar una condición que jamás debió ser menospreciada.

El autismo parece un difícil puzle emocional, pero ningún ser humano, ni aun siendo el más neurotípico, es sencillo o previsible. La vida social puede ser indescifrable para quienes son autistas, y eso tiene consecuencias, como decía, a nivel físico y mental. Gestionar un carrusel sensorial atípico es un reto y solo ahora empezamos a comprender la química que se oculta tras mucho de lo ordinario de nuestro comportamiento. ¡Contacto visual incluido! Y hablando de química, ya ha llegado el momento de hablar de otro tema importante: la medicación en el autismo.

La medicación en el autismo

> Te explicaré por qué estás aquí. Estás aquí porque sabes algo, aunque lo que sabes no lo puedes explicar, pero lo percibes. Ha sido así durante toda tu vida. No sabes lo que es, pero ahí está. Como una astilla clavada en tu mente y te está enloqueciendo. Esa sensación te ha traído hasta mí... ¿Sabes de lo que te estoy hablando?
>
> Morfeo, en *Matrix*, Hermanas Wachowski, 1999.

Llegamos al asunto de la medicación y no puedo evitar pensar en *Matrix*. ¿Recuerdas esa mítica escena en la que Morfeo conoce a Neo —interpretado por mi amado Keanu Reeves— y le ofrece dos pastillitas? Sí, una era de color rojo y la otra de color azul. La solución a sus problemas. Personalmente, cuando veo esta escena y pensando en mi hija, me encanta imaginar que puedo aparecer de la nada —por supuesto, enfundada en cuero negro— e interrumpir la conversación para suplicar a mi gran Laurence Fishburne (Morfeo) que, por favor, también me dé algo para mejorar la vida de Jone. ¿No sería acaso maravilloso disponer de una magia tan poderosa?

¿Pero tampoco has visto *Matrix?* Si es así, estás de enhorabuena. Anótala en tu lista de «cine por ver» y no te la pierdas. En cualquier caso, como no quiero destrozar películas a nadie, nunca te diré qué pastilla escogió mi amado Keanu Reeves, pero sí puedo decirte que ni siquiera Morfeo podría darme semejante pastilla.

El autismo no es una enfermedad y no existen fármacos específicos para el «tratamiento del autismo». Sin embargo, muchos adultos y menores autistas —y esto es muy controvertido— se encuentran bajo medicación. Una realidad dolorosa y paradójica que debería invitarnos, como sociedad, a reflexionar sobre las muchas dificultades que quienes son autistas —sean como sean— encuentran en su día a día. En ese sentido, los medicamentos que se suelen indicar a quienes se encuentran dentro del espectro autista son los que también se recetan para la depresión, la ansiedad, los cuadros psicóticos o el TDAH. Comorbilidades que pueden presentar muchos individuos autistas y que, sin duda, exponen las dificultades adicionales que estas personas y sus familias enfrentan. La administración de estos fármacos en personas autistas puede ser además compleja debido a la enorme variabilidad de esta condición y a las especificidades de cada individuo. Y sumada a esta complejidad, las recomendaciones farmacológicas para el autismo son distintas si estamos en Estados Unidos o en la Unión Europea.

En Estados Unidos, la Administración de Medicamentos y Alimentos (la FDA, por sus siglas en inglés) aprobó la risperidona (comercializado como Risperdal) y el aripiprazol (comercializado como Abilify) para el manejo de la irritabilidad en los niños con autismo de entre cinco y dieciséis años. Ambos fármacos fueron desarrollados para tratar principalmente la esquizofrenia y el trastorno bipolar. Aun así, en Estados Unidos, su uso también está autorizado para tratar la irritabilidad en el autismo mientras que, en contraste, en la Unión Europea no lo están.

En Europa, el Abilify está recomendado para mayores de trece años que presenten un cuadro bipolar y para los adolescentes mayores de quince años con esquizofrenia. Por su parte, el Risperdal tampoco está indicado para el autismo. Según la Agencia Europea del Medicamento (EMA, por sus siglas en inglés) esta exclusión se debe a que «los síntomas principales del trastorno autista no pueden tratarse con éxito con Risperdal, pues los síntomas del autismo sobre los que Risperdal ha demostrado una eficacia más sólida son síntomas asociados, y no el amplio espectro sintomático de la enfermedad». Así lo expresa la EMA.

En cuanto a los trastornos de la conducta, las recomendaciones también varían. Mientras que en Estados Unidos el consumo de Risperdal puede extenderse en el tiempo, en Europa, el Comité de Medicamentos de Uso Humano (CHMP) de la Agencia Europea del Medicamento aconseja que el uso de Risperdal no dure más de seis semanas en pacientes pediátricos mayores de cinco años y exige que su prescripción «sea por un especialista en neurología infantil y en psiquiatría para niños y adolescentes o médicos familiarizados con el tratamiento de los trastornos de conducta en niños y adolescentes». En Europa, el uso de risperidona no está indicado para el autismo, pero sí, en ciertas condiciones, para los trastornos de conducta que puedan estar asociados.

Tanto la risperidona como el aripiprazol son fármacos potentes, con efectos secundarios significativos y requieren de cuidadosa supervisión médica. No obstante, sigue siendo curioso que las recomendaciones en su uso sean tan diferentes entre la Unión Europea y Estados Unidos. Discrepancias que se deben, fundamentalmente, a las diferencias en los criterios reguladores existentes en ambas regiones.

En España, la Asociación Española de Pediatría (AEP) sigue el criterio de la EMA, pero también reconoce otros usos del aripiprazol y de la risperidona que, aunque no están aprobados oficialmente en el país, se permiten bajo prescripción *off-label.* Por ejemplo, la AEP recomienda el uso de risperidona para tratar trastornos de conducta como la irritabilidad, la agresión, las autolesiones o los cambios de humor en niños mayores de cinco años con TEA. Quizá un reflejo de cómo, en la práctica clínica, ciertos medicamentos pueden recomendarse en usos no oficiales cuando se considera que los beneficios superan los riesgos. O también una evidencia más de lo complejo de conseguir un eventual tratamiento farmacológico personalizado para quien pueda ser autista y presente alguna comorbilidad. Un escenario en el que, como padres, no es fácil moverse.

Si pudiera hacer una comparación cinematográfica absurda para hablar de estas recomendaciones farmacológicas tan dispares, sería como si, tras mi súplica desesperada y enfundada en mi traje cual morcilla, mi amado Laurence Fisbourne (Morfeo en *Matrix*) me diera una pastilla —imaginemos, de color verde— y me dijera que Jone puede tomársela, sin problema, si lo hace «solo y estrictamente en su habitación». «Recuerde, solo en su habitación», me diría Morfeo en tono serio, tras sus gafas de sol, y yo, sinceramente, creo que se la tiraría a la cara. ¿Pero, Morfeo, qué pasa si se la toma en el baño? ¿O si Jone sale corriendo —cosa habitual— y se la traga en el pasillo? No sabría qué pensar de semejantes consejos. Pero en cualquier caso, y pese a mi humor absurdo, me parece necesario mostrar que la incertidumbre sobre qué fármacos administrar y cómo hacerlo es una realidad para muchas familias que conviven con el autismo.

Cuando hablamos de medicación para alguien con autismo, el asunto puede ser confuso. Sin embargo, con todo lo que he explicado y con mi parodia de *Matrix*, no pretendo desacreditar el uso o los beneficios que proporcionan estos fármacos, sino poner de manifiesto que esta circunstancia no facilita la tarea de abordar la eventual medicación de un hijo autista. Pues lidiar con la tesitura de medicar a un hijo y hacerlo, si llega el caso, con medicamentos que tienen muchas contraindicaciones es algo muy difícil, sobre todo cuando quien toma esos medicamentos no puede comunicar tan bien como desearíamos sus posibles efectos secundarios.

Temple Grandin es especialmente precavida cuando habla de medicación, pese a que ella misma toma antidepresivos desde hace años y confiesa tener «verdadera fe en la bioquímica». Durante su adolescencia, el ejercicio y la «máquina de abrazos» hicieron su efecto, pero, a medida que fue creciendo, su sistema nervioso se volvió más inmune a estos recursos, y la medicación, al final, fue su solución. Medicarse fue, en sus propias palabras, «como ajustar el tornillo del ralentí en el motor de un coche antiguo». No obstante, Temple recomienda mucha cautela con la administración de ciertos fármacos, especialmente en niños y adolescentes autistas.

El mensaje de Temple Grandin para nosotros, padres y madres, es claro y es el mismo que aquel buen doctor le dijo a su propia madre, muchas décadas atrás. ¿Ya no lo recuerdas? Pues Temple te lo repite y es este: «Confíe en su intuición respecto a los médicos, los medicamentos, usted mismo y, sobre todo, su hijo».

Temple afirma que «una medicación adecuada puede formar parte de un buen programa de acompañamiento para el autismo, pero no sustituye a los programas educativos o sociales bien elaborados». Desde su punto de vista, es mejor invertir en buenos programas educativos a edades tempranas y fomentar la inclusión que depender excesivamente de la farmacología, aunque esta, en ciertos casos, es necesaria y positiva. Temple confiesa que necesita fármacos para tratar su ansiedad, ya que, como ella misma narra, sus miedos y sus ataques de pánico están ligados a su propia naturaleza. A una condición que forma parte de su biología, haciendo que, en sus propias palabras, «la mayor parte de la gente solo se siente así cuando ha sufrido un trauma muy severo, como abusos en la infancia, un accidente de avión o neurosis de guerra».

Un medicamento administrado correctamente puede mejorar o facilitar ciertos aspectos de la vida, pero, siguiendo el consejo de Temple, debemos valorar qué efectos queremos «conseguir» en relación con los posibles riesgos que su uso pueda comportar. En ese sentido, Grandin sostiene que «probablemente no valga la pena correr el riesgo de darle a un niño un medicamento muy potente solo para que esté un poco menos hiperactivo, pero, en cambio, sí puede valer la pena correr el riesgo de darle a un adolescente o un adulto que padece ataques de ira incontenibles una fuerte medicación para contenerlos, si así se evita que lo expulsen de su programa escolar o de su hogar de grupo». Y aquí es donde, como padres y madres, enfrentamos el mismo dilema y que, sin duda, está sujeto a las características particulares de nuestro hijo.

Temple insiste en que los fármacos «nunca deben administrarse para controlar a una persona mediante una sedación excesiva». Y esto va en la misma línea de aplicar el sentido común ante lo que consideramos un problema o un comportamiento demasiado «disruptivo». Por ejemplo, si hablamos del ámbito escolar, hay alumnos con autismo que tienen importantes necesidades de movimiento, pero, antes de medicar, hay que implementar otros recursos en el aula para permitir que eso sea posible o facilitar espacios dentro de la escuela que hagan factible esa movilidad. Aspectos como incrementar la actividad física del niño son fundamentales, así como contar con un buen soporte terapéutico. Pero buena parte de este necesario andamio no está disponible ni para todas las familias ni para las escuelas. Y ahí es donde podemos correr el riesgo de pensar que la medicación, por sí sola, obrará una especie de milagro. Milagro que, hoy por hoy, no existe, y ni siquiera Morfeo podría ofrecérnoslo.

Hay medicamentos que administrados a ciertos individuos autistas dan buenos resultados y mejoran su calidad de vida, mientras que en otros casos pueden ser muy contraproducentes. Debemos estar muy atentos a las reacciones de nuestros hijos y a los consejos de los profesionales que deben supervisar todo esto. Temple es muy crítica al respecto cuando esto no se hace bien y ya hace años denunció que, por ejemplo, fármacos como el haloperidol (Haldol) y la tioridazina (Mellaril) se administraban en las instituciones «para convertir a los autistas en zombis». De hecho, el Mellaril fue finalmente retirado del mercado en 2005, pero el medicamento Haldol todavía sigue empleándose, aunque con mayor precaución, según parece, debido a sus conocidos efectos secundarios. Una realidad que nos invita a debatir sobre cuál debe ser la función de la medicación y qué respuesta la sociedad puede (o debe) dar ante determinadas situaciones que, evidentemente, no son fáciles.

Sin caer en discursos edulcorados, es necesario ser conscientes de que hay una diversidad muy grande cuando hablamos de autismo y que el enfoque sobre las necesidades a satisfacer es muy distinto en función del perfil del individuo. O si nos referimos a un menor o a un adulto. Hay personas con condiciones muy complicadas y con retos importantes por lo que respecta a aspectos comportamentales. Y todo eso, a su vez, se ve influenciado por el cuadro y la edad de quien presenta autismo, el perfil socioeconómico de la familia, así como los recursos educativos y asistenciales de los que se dispone. Aspectos que, por desgracia, no están bien atendidos en ninguna de nuestras sociedades «civilizadas». Tampoco en Suiza, por cierto.

Nuestra hija jamás ha reaccionado con violencia y nunca se ha autolesionado, pero estos comportamientos no son tan extraños cuando hablamos de autismo o, por supuesto, de otras condiciones en las que también están presentes. Con ello, y dada la desatención social que existe al respecto, la responsabilidad última recae completamente en la familia, y no es raro que a la manida frase de que «cada niño tiene su ritmo» se acompañe peligrosamente la de que «el cariño todo lo puede».

Mi visión, sin duda, es que el cariño es fundamental para vivir lo mejor posible, pero lamento decir que el cariño no va a garantizar que un hijo no desarrolle cuadros muy complicados. Y mucho más cuando hablamos de ciertos perfiles de autismo (y no solo de autismo). Pero este es un peso que también existe en la sociedad y que es especialmente doloroso cuando tu hijo puede ser muy difícil. El cariño es básico para que un hijo sea feliz y se sienta amado, pero no es el antídoto mágico para evitar ciertos comportamientos. Y estos pueden aparecer también en criaturas perfectamente atendidas y tratadas con amor, así que no presupongamos que tenemos el control total de nuestras vidas, porque no es así. Lidiar con estas problemáticas es muy duro porque también existe una culpabilización paterna que, a veces, puede ser muy injusta. Y con todo, la medicación en esos casos extremos puede ser de ayuda, pero no obrar milagros, por lo que es necesario un profundo debate sobre cómo gestionar situaciones de este tipo. Algo que sigue siendo un tabú y en el que muchas familias se sienten desprotegidas y olvidadas.

El autismo, como expuse al principio de este libro, es muy complejo porque tiene una dimensión clínica y una dimensión social y es, precisamente, en estos asuntos peliagudos donde, por desgracia, las tensiones en esa dualidad se hacen más evidentes. Hay familias y personas autistas que no quieren que el autismo se asocie, de ningún modo, a esta realidad incómoda porque parecen temer que eso las estigmatice o imposibilite la superación de ciertos estereotipos asociados al autismo. Y hay familias que sienten que sus relatos con sus hijas e hijos (a veces desgarradores) no son bienvenidos y sufren mucha soledad. Dilemas ordinarios para muchas familias y que demuestran algunos de los tabúes vigentes en nuestras sociedades cuando hablamos de discapacidad o de dependencia.

De regreso a nuestro actual escenario personal, nos hallamos en pleno debate sobre la posible medicación para nuestra hija y, como muchas familias en situaciones similares, nos encontramos con los mismos dilemas y limitaciones. Jone nunca ha tomado fármacos, pero está a punto de cumplir quince años y vemos que, desde la irrupción de la pubertad, su ansiedad ha aumentado. La adolescencia no es fácil para nadie, pero puede ser muy complicada si, además, te ha tocado un carrusel de vértigo. Y el de Jone es uno de esos. Su necesidad de movimiento, sus ecolalias o sus reacciones de pánico ante ciertos cambios se han incrementado, y estamos en un momento delicado. Aconsejados por nuestra pediatra y por nuestra psiquiatra de confianza, estamos inmersos en el proceso de probar medicación, pero, de momento, no hemos encontrado esa fórmula que ayude a nuestra hija a lidiar con mucho de eso que consideramos «lo ordinario de la vida» y que, para ella, a menudo, es también indescifrable. Incluso, pese a todos nuestros esfuerzos para proporcionarle un entorno seguro, basado en la estructura y la anticipación. Y este es el gran debate pendiente.

Un eventual soporte farmacológico no puede empañar el gran debate, aún muy necesario, sobre inclusión y atención a la diversidad. Pues mucho de lo vertebrador de nuestras sociedades no está nada adaptado a aquellos que consideramos fuera de lo «normal», y aspectos como la escuela o el mercado laboral siguen demasiado ajenos a dicho debate. Y todo eso es lo que condiciona la vida de Jone (y la de muchas personas autistas), muy por encima de su autismo. Algo que también sufren muchas más personas sin que, por cierto, sean autistas.

Nuestra hija avanza a su ritmo pero el sistema educativo de Suiza tampoco está preparado para acoger nuestra diversidad, y una alumna como Jone, sin ser un caso de extrema dificultad, apenas tiene opciones educativas. Gran parte de nuestra presión por medicarla es, en realidad, artificial y proviene de las exigencias de un sistema escolar excluyente y en el que el alumno debe encajar a toda costa, casi sin importar cómo. Y esto no solo pasa con el autismo ni es exclusivo de un país como Suiza. Podríamos escribir mucho, por ejemplo, sobre la presión escolar que también se ejerce sobre los alumnos con TDAH (o los «candidatos» a recibir el diagnóstico). La escuela está ahora más medicalizada que nunca y, sumado a la abundancia de diagnósticos, quizá debemos preguntarnos si hay otras cosas que se pueden (y se deben) hacer. Pues dejemos claro que, a menudo, no se toman fármacos para «tratar el autismo», sino para tratar las consecuencias de vivir siendo autista en nuestras sociedades.

Un profundo debate es urgente para evaluar, desde muchos ámbitos, qué debemos esperar de los diagnósticos cuando estos llegan y qué rol debe jugar la escuela o el mundo laboral. Qué tipo de sociedad queremos y, más importante, qué debemos hacer para que esta sea accesible a todo el mundo, o, por lo menos, accesible a mucha más gente de la que actualmente se tiene en cuenta. La inclusión es más necesaria que nunca y va mucho más allá del sistema educativo o del mercado laboral. Se trata de un paradigma social basado no solo en el reconocimiento pleno de nuestra diversidad como especie, sino en el convencimiento de que todo el mundo, sea como sea, merece los mismos derechos. La inclusión se vislumbra hoy como el mejor antídoto contra todo tipo de supremacismos y su implementación debería ser una prioridad. O ese renovado motor, pacifista y poderoso, capaz de articular y mejorar cada uno de los aspectos que componen nuestras sociedades.

Y dicho esto, ansío el momento en el que hablar de «inclusión» sea innecesario. El día en que usar este término para reclamar simple convivencia nos parezca un sinsentido porque, por fin, habremos comprendido que exigir «inclusión» es también conceder a quienes practican la «exclusión» el poder de decidir quiénes pueden (o no) formar parte de un mundo que, jamás lo olvidemos, es de todos. Nadie tiene que «incluir» a nadie, porque nadie debería poseer semejante privilegio sobre ningún ser humano. Sea como sea.

Retomando aquella mítica escena de *Matrix*, y para acabar, sería maravilloso que Morfeo pudiera darme una pastilla mágica que ayudara a mi hija a regular su particular carrusel. Sería maravilloso que, además, pudiera tomarla en cualquier lugar y que no tuviera grandes efectos secundarios. Pero aún sería mucho mejor que, a falta de esa pastilla, mi hija (y muchas más personas) tuvieran garantizado un lugar en esta compleja sociedad.

De vuelta a esos campos y a aquella tarde en la que un tractor sembró el pánico, nuestra pequeña montaba en su carrusel como buenamente podía y nosotros girábamos con ella sin poder remediarlo. El tiempo fue pasando, entre la terapia, la rutina y esos largos paseos, pero un nuevo reto se acercaba irremediablemente. ¡Y estábamos asustados! El momento de llevar a Jone a la escuela había llegado, y su carrusel no podía quedarse en casa.

SENDA ESCOLAR Y CRÓNICAS GAMBERRAS

El momento ha llegado y acompaño a Jone hasta la escuela, pero, a pocos metros de la puerta del edificio, necesito hablar de gamberradas. De todo eso que sucede más allá de las aulas y de la custodia parental pero que educa mucho más de lo que queremos admitir. Un fenómeno, el del gamberrismo, que hoy está en peligro de extinción, aunque pertenece a nuestros cimientos como la tierra que apretamos al caminar y las personas que nos han abrazado con amor de verdad.

Mi padre fue un gamberro de primera categoría y lo fue desde muy pequeño. Contaba con orgullo que una de sus más épicas gamberradas fue en un viaje en tren desde Valladolid hasta Corera, el pueblo riojano en el que nació y en el que pasaba todos los veranos. Según parece, ese verano, mi abuela Carmen lo llevó a la estación de tren y le dijo allí mismo que, por primera vez, él solito se iría al pueblo a pasar las vacaciones con las tías y los abuelos. Mi padre tenía entonces la tierna edad de cinco años, pero su madre no le dio especial cuerda al asunto y en la mismísima estación caló a un chaval bien vestido. Le preguntó por su destino y resultó que el chaval, universitario reciente, también iba a Logroño, así que mi abuela, tras pedirle el favor de que echara un vistazo a su hijo durante el viaje, se quedó tranquila con el acuerdo, y se despidió de mi padre sin mayores dramas. Un par de besos, y mi padre, con sus pantalones cortos y una maletita, se fue de la mano de aquel joven desconocido.

Cuando la abuela Carmen desapareció de la estación, aquel chaval bien vestido dio unas sencillas instrucciones al crío a su cargo. Le pidió que cogiera tantas piedras como pudiera de la vía antes de subir al tren y mi padre, diligente y viendo que aquel «hombre» también doblaba el espinazo para recolectarlas, se hizo con todas las que pudo. Una vez en el tren, el universitario llevó a su protegido al último vagón y, ya en marcha, salieron por la puerta trasera del mismo. Según explicaba mi padre, aquel tren era de madera y traqueteaba muchísimo, pero con aquel «hombre» no tenía miedo de nada.

Aquel universitario resultó ser otro gamberro de campeonato y, tras solo unos cientos de metros de trayecto, indicó a mi padre que ya había llegado el momento y empezó a lanzar las piedras contra unas fábricas de grandes ventanales a las afueras de Valladolid. Mi padre, nuevamente diligente, no perdió el tiempo y lanzó su arsenal con la mayor pericia que su corto brazo le permitió. El estropicio fue importante y, según parece, al ruido de los cristales rotos se le unieron toda suerte de improperios desde aquellas naves industriales. Las ventanas estallaban y las blasfemias también fueron sonoras.

Mi padre siempre explicaba esta anécdota con brillo en los ojos y recordaba con mucho cariño aquel viaje de la mano de aquel chaval desconocido (y quizá hasta buen estudiante). Se despidieron en la estación de Logroño y nunca más lo volvió a ver. En el andén, mi padre fue recibido por su abuelo Quintín, otro gamberro infantil de reputada fama en el pueblo riojano, y el prometedor verano solo estaba empezando.

Tras esa legendaria aventura ferroviaria, mi padre no detuvo sus gamberradas ese verano y, junto a su primo Alberto (otro gamberro de alto calado), pasaba los largos días estivales, en sus palabras, «gastando putadas» en el pueblo. Pero esas «putadas» nunca iban más allá del robo de fruta madura, de expediciones en casas abandonadas o de intentos frustrados de montar a lomos de las cabras de algún vecino. Vecino que, dalo por hecho, había sido otro gamberro en su infancia como lo fue mi abuela Carmen a su vez y todo el pueblo donde mi padre pasaba sus vacaciones. Era obvio que mi viejo tuvo una infancia muy feliz y, como él mismo decía, fue un niño libre durante aquellos largos veranos en los que solo estaba obligado a estar en casa para desayunar, comer, cenar y dormir.

Mientras todo esto pasaba, a poco más de doscientos kilómetros y con pocos años de diferencia, otras fechorías infantiles tenían lugar. Mi madre era una niña del centro de Bilbao y también una consumada gamberra durante sus veranos en Bermeo. Una niña de vestidos finos en la ciudad y una soberana gamberra en el pueblo pesquero vizcaíno.

Mi madre y su mejor amiga Biotza (otra gamberra de primer grado) se armaban de excrementos de caballo y lanzaban grandes mocordos a las otras niñas finas que encontraban en el pueblo mientras vociferaban todas las palabras malsonantes que conocían a sus víctimas. Víctimas que, por cierto, también eran unas gamberras de cuidado y recolectoras de boñigas en cuanto la ocasión florecía y la venganza podía consumarse. Aquellas batallas de estiércol eran actividad estival reglamentaria en el pueblo marinero y toda gamberra participaba de ellas.

Y de dos gamberros como nuestros padres solo pudo salir otra saga de gamberros, y nosotros, los cinco hermanos, también fuimos unos gamberros empedernidos. Y el más gamberro, con diferencia, fue mi hermano Alfredo. Cosa normal, en su caso, habiendo enfrentado a la muerte con honores siendo solo un neonato. Ser, además, portador de una cicatriz en toda la caja torácica no es media chorrada, y un gamberro de su calibre la pasea con orgullo. Ávido conductor de vehículos desde muy pequeño, mi madre (como la gamberra que había sido) incluso le pedía que le aparcara el coche cuando el sitio era demasiado estrecho y mi hermano lo hacía casi sin llegar a los pedales. Pero su gusto por la conducción no se detenía en los coches y, como gamberro que era, también apreciaba las motos. Con poco más de diez años, aprovechando que ya era muy alto, montaba la moto de mi hermano Joseba sin que nadie lo supiera y se iba a dar vueltas por ahí con ella. A veces, y aprovechando que mi hermano mayor se había comprado otro casco de repuesto, remataba la tarea llevando consigo a nuestro hermano pequeño, Asier, de copiloto, cual esbirro y gamberro en prácticas. La moto, por cierto, no era una Derbi Paleta sino una Honda CB 250, para más datos. Un día incluso, y según confesaron años más tarde, pasaron por delante de una patrulla de la Guardia Civil sin que los agentes se dieran cuenta de que el conductor y el «paquete» eran, en realidad, dos críos de diez y cinco años. ¿Pues quién en su sano juicio habría pensado algo así?

Finalmente, mi hermano Joseba, harto por lo poquísimo que le cundían sus mil pesetas de gasolina, descubrió a los malhechores en acción y casi no dio crédito. Pero mi hermano Joseba no perdió los estribos. ¿Por qué hacerlo? Él mismo había sido un gamberro condecorado y había detenido un trolebús en marcha, en pleno centro de Bilbao, con solo tres años.

Mi hermana Ainhoa también tenía su historial de gamberra fina. Una de sus más memorables hazañas fue la compra furtiva de unas muñecas con dinero sustraído del monedero de mi madre mientras la mujer hablaba por teléfono. Cuando mi madre colgó, encontró a mi hermana risueña jugando con varias Barbies nuevas y sus complementos. Complementos que, sin duda, las revistas *Cosmopolitan* habrían aprobado. Pero cuando mi madre descubrió la fechoría, las muñecas y los complementos fueron reenviados a la juguetería *ipso facto*, aunque mi hermana, con cinco años por aquel entonces, juró que mi madre le dio el permiso para comprarlas y mi madre, a su vez, sostuvo que «ni harta de vino eso habría sido posible». Dos versiones opuestas e irreconciliables sobre una histórica anécdota familiar.

Mi currículum personal de gamberra nunca implicó la conducción de vehículos sin carné de conducir ni la compra anarquista de juguetes. No. En el pueblo de mi padre, durante los veranos, también pude robar fruta y meterme en casas abandonadas a tierna edad. Como niña amante de los animales, y con cinco años, durante el verano destruía sistemáticamente las trampas que mucha gente allí preparaba para cazar pajaritos. Destrocé muchas ese verano y me sentí muy satisfecha con mi cruzada ornitóloga.

Sin embargo, con cinco años, mi amor por los animales no era incompatible con otras actividades de nulo respeto por el reino animal. Una tarde descubrí un gran hormiguero en un campo cercano al de mis abuelos y armada con un azadón me dediqué a destrozarlo. No sabía nada, por aquel entonces, de conceptos como exterminio o genocidio, y lo único que quería era ver a la hormiga reina. Estaba segura de que su majestad hormiga no llevaría corona, pero la curiosidad infantil fue más fuerte y no evitó el destrozo. Mis excavaciones, además, tuvieron lugar sobre unos pimientos recién plantados y en propiedad privada, otro concepto con el que aún no estaba familiarizada. El propietario de los pimientos me descubrió y tuve que huir a la carrera, pero, con solo cinco años, correr con un azadón por los campos llevando unas cangrejeras no es tarea fácil y mi identidad fue desvelada. Mi abuelo Agapito, por lo visto, firmó un tratado de paz con aquel buen hombre por sus pimientos en el que las hormigas solo fueron tratadas como daños colaterales. Aquellas hormigas perecieron por nada, ya que el vecino volvió a plantar más pimientos y el asunto quedó zanjado. Nunca mejor dicho.

A mi abuelo Agapito le gustaba explicarme historias de brujas y un día me contó que los gatos tienen siete vidas porque los espíritus de hasta siete brujas podían habitar en ellos. Aún no he podido corroborar científicamente tales afirmaciones, pero mi abuelo, sin medir las consecuencias, encendió mi curiosidad con fervor con esa historia. No hacía ni dos días que aquellas pobres hormigas preparaban sepulturas, pero nada me detuvo. En el estrecho camino que unía nuestra casa con el pueblo, el gato de mis abuelos, Mandi, dormía su siesta encaramado a un árbol. Era mi oportunidad. Me armé con siete pedruscos, me acerqué al árbol y yo, la amante de los animales y heroína ornitóloga, me lié a pedradas con aquel pobre bicho. Solo quería ver si, tras la séptima diana, las brujas saldrían del gato. Lo que haría yo después con aquellas señoras de espíritu presente no lo había pensado. Mi abuelo me pilló en mi fechoría antes de lanzar la séptima piedra y el hombre, a los lejos y en el estrecho camino tras regresar de ir a comprar el pan al pueblo, empezó a alzar los brazos y a pedirme que detuviera la barbarie. El gato también le maullaba, pidiéndole auxilio, y yo salí corriendo con mis cangrejeras y sorteando con escasa destreza las piedras del camino y al perro de mis abuelos, el Feo, que custodiaba la casa de la huerta.

Y mientras esto pasaba en un pueblo de la Rioja en los años ochenta, otras gamberradas tenían lugar en las afueras de Girona algo más tarde. Una cuadrilla de chiquillos de no más de diez años pasaba su jornada estival inspeccionando el entorno sin añadir un ápice de cordura a ninguna de sus acciones. Entre aquellos gamberros estaba Marc, el que sería el futuro padre de mis hijos, y junto a aquellos críos, mi marido infante trepaba por los árboles, se metía en cuevas que no debía y hacía toda suerte de expediciones arriesgadas sin el patrocinio de Salomon ni de Patagonia. Un día quedaron atrapados en unas minas abandonadas y otro, tras entrar en unas obras, fueron perseguidos durante bastantes metros por un hombre enfurecido blandiendo un hacha. Pero pasó mucho tiempo hasta que Marc y yo nos conocimos, aunque esa, como siempre, es otra historia.

Dicho todo esto, ¿crees que mi hermano Alfredo se acabó convirtiendo en un digno protagonista de una peli quin qui? En absoluto. Acabó estudiando Empresariales y hoy es padre de familia. ¿Crees que mis padres pensaron en enviarnos a algún internado para enderezarnos? Claro que no. Primero, porque no tenían dinero para algo así (ni para otras cosas más urgentes) y sobre todo porque para ellos eso habría sido innecesario; más allá de poder recrear la fantasía razonable de dejar de ser nuestros padres durante unos meses…

Antes de conocer al gamberro de Marc, conocí a otros gamberros y a otras gamberras. Éramos muchos y muchas los que, por aquel entonces, habíamos hecho gamberradas. La mayor parte de las veces sin mayor malicia que la que alienta la curiosidad infantil y las consecuencias, por lo menos en mi casa, no pasaron de unas broncas y algunas charlas. Conocí gamberros y gamberras en el instituto. Chavales y chavalas que, como yo, se habían metido en obras y habían hecho novillos en el instituto cuando aún nadie llamaba a ningún progenitor por no estar presente en el aula.

En la universidad también los conocí. Incluso en el CERN he conocido gamberros. Respetables físicos e ingenieros que habían trepado por los árboles y que estuvieron a punto de matarse de niños haciendo alguna estupidez. Gamberros y gamberras que ahora trabajan en uno de los centros más prestigiosos de investigación del mundo y que también entraron en lugares que no debían y habían hasta incendiado algún trozo de bosque. Todos fueron gamberros, pero ninguno fue considerado entonces un caso social ni enviado a la lejana Siberia. Pues eso habría sido una pena.

He conocido a muchos gamberros y he sabido de algunos delincuentes, porque de delincuentes las calles estaban bien surtidas. Algunas calles en los ochenta también estaban llenas de jeringuillas y la gente estuvo aterrorizada por el sida durante un tiempo. Y, por supuesto, pasaban cosas terribles y desgracias, pero, aun así, salíamos solos a la calle. No íbamos a los parques porque casi no había, y si los había no estaban rodeados de adultos ni protegidos por suelos acolchados. Eran parques peligrosos y, naturalmente, también pasaban accidentes graves, pero los chavales, si teníamos la suerte de tener columpios cerca de casa, trepábamos por ellos pese al riesgo de partirnos la cabeza. Y nuestros padres, a menudo, no estaban allí para disuadirnos. Más bien al contrario: «Vete a la calle un rato, por favor», nos decían los muy insensatos.

Nosotros, descendientes de gamberros, convertidos ya en padres y madres somos testigos y responsables de un fenómeno social sin precedentes. Nuestros hijos e hijas ya no son unos gamberros. Mis hijos no lo son y los hijos de mis amigos y hermanos tampoco. Nuestras criaturas ya no hacen gamberradas y a duras penas salen solas a la calle o incluso disponen de tiempo libre. Y a mí me dan mucho miedo los coches y me abruman algunas noticias, pero, lo confieso, lamento bastante que esto sea así. Y me siento también muy responsable de ello.

Y, por favor, que nadie piense que estos párrafos son un alegato contra la propiedad privada o una irresponsable defensa del maltrato animal. Para nada. Tampoco son un aliento a las conductas arriesgadas que ponen en peligro el pellejo propio o el ajeno. En absoluto. Las gamberradas no están bien, y cualquiera con un mínimo de sentido común pensaría lo mismo, pero rememoro las palabras de mi padre al recordar sus veranos, y siento bastante envidia.

En el pueblo, mi abuelo Agapito me habló de muchas otras cosas, además de brujas y de aquelarres. Mientras un día acariciaba a Mandi sobre mi regazo (pues aquel gato nunca fue rencoroso), me explicó que siempre había que ser cariñoso con los animales, y otro día, cogiendo moras entre los campos y tras ver a un perro atado, me dijo: «Nena, jamás ates a un perro con una cadena muy corta porque se volverá loco». Y creo que mi abuelo tenía mucha razón y que eso no solo pasa con los perros. Palabras sabias de gamberro.

Pero el momento ha llegado y tengo que entrar en la escuela con Jone. La inscripción para nuestra hija aquí no fue nada fácil y su senda escolar tampoco está siendo un camino de rosas. Incluso en Suiza, el derecho a la educación es aún precario para las personas que, como mi hija, no encajan en eso que llamamos la «normalidad», en esa quimera de la que tanto te he hablado en este libro que pronto llega a su fin.

Recordando nuestro episodio con Jone en el desierto americano, la carretera por la que aquel día no pudimos avanzar es una buena metáfora de todo lo que muchas familias vivimos, día a día, con nuestros hijos. Aquella carretera es un símbolo de todo lo que una sociedad considera «lo normal». Una construcción que no deja de ser artificial y arbitraria, pero que condiciona nuestras vidas por ser excluyente, y que nos fuerza a encajar en sus límites para sobrevivir. Pues pertenecer a «lo normal» nos concede el derecho a caminar por esa carretera y poder así abandonar el desierto. Algo tan injusto que ya es insostenible.

Pensamos que lo diverso solo se encuentra a su suerte y más allá de sus márgenes, pero mirar con un poco de atención a quienes están en la carretera nos depara un universo solo en apariencia homogéneo. Cada ser humano, como hemos visto, es tan diverso dentro de la llamada «normalidad» que lo sorprendente es que, precisamente, aún tengamos carreteras tan rígidas para casi todo. Y la escuela, así como el derecho a la educación, siguen muy sometidos a este paradigma. Aunque esa es otra historia y espero poder contártela muy pronto. Y no será la única.

Al precario acceso a la educación se le unirán el *bullying* o las dificultades para que la presencia de nuestros hijos en las aulas sea real. También habrá sitio para la brecha de género asociada al cuidado, lo que pasa cuando nuestros hijos atípicos crecen o lo mucho que puede pesar el bolsillo durante todo ese camino. Tiempos para hablar de salud mental, de violencia sexual o de los malabares que hay que hacer, a menudo, para gestionar la vida familiar o social cuando hay más hijos en la familia... De todo esto y de mucho más, en un relato que me encantará compartir contigo y en el que tampoco faltarán nuevas e indiscretas ventanas abiertas.

En la puerta de la escuela, me despido de Jone besando su dulce mejilla. Nuestra hija crece y con ella nuestra *maternidad patas arriba* sigue sorteando, pese a todo, nuevos e inesperados obstáculos. Y sé que muchas más familias también lo hacen y lo seguirán haciendo diariamente. Familias discretas y anónimas que sostienen, cuidan y aman a sus hijos e hijas por encima de todas las cosas. Diversas e infinitas, todas ocultan un relato digno de ser narrado y me pregunto cuántas cosas valiosas dejamos de aprender con ellas por desconocerlo.

Empecé este libro abriendo una ventana en el Lejano Oeste americano y no se me ocurre mejor modo de acabarlo, por ahora, que abriéndote una última ventana sobre esta maternidad aún muy silenciada. Una última ventana indiscreta que también es un salto en el tiempo y que quiere mostrar que lo frágil de nuestra existencia jamás debería darnos miedo, sino solo empujarnos a vivir y abrazar la vida como lo que es: el más indómito, insondable y diverso de los misterios. Y no pasa nada.

LA PARADOJA DE LA RAREZA

En Suiza, y de conformidad con el acuerdo internacional, una enfermedad rara es aquella que se da en menos de 5 casos por cada 10.000 habitantes y que es potencialmente mortal o crónicamente invalidante. En 2012 se estimó que la prevalencia de estas enfermedades era del 7,2 % de la población, unas 582 450 personas, solo en Suiza. En comparación, esta cifra supera el número de pacientes con diabetes en el país.

OFFICE FÈDÉRAL DE LA SANTÉ PUBLIQUE, «Concept National Maladies Rares», 2014.

Dependiendo de las fuentes, se estima que hay entre 5.000 y 8.000 enfermedades raras en todo el mundo.

M. HAENDEL *et al.* «How Many Rare Diseases Are There?», 2020.

Mategnin, cantón de Ginebra, mayo de 2017

Ya estamos preparados para nuestro paseo vespertino. Jone ha aprendido a usar el patinete y nunca sale de casa sin él. Nues-

tro hijo Corso, con sus ocho meses, ya reconoce muy bien el ritual de salida y me parece precioso de qué modo expresa su alegría mientras le acomodo en su carrito. Su manera de comunicarse es tan distinta a la que viví con Jone que no llego a describirlo con palabras. Es mágico. Corso me mira a los ojos y me funde en una verdadera conexión con mi hijo que desconocía. Algo que me fue arrebatado, sin saberlo, durante mucho tiempo siendo madre y que hoy vivo como un regalo. Un regalo que también, además, me ayuda a comprender mejor a mi hija y a conectar mejor con ella. Otro dulce regalo inesperado en mi camino.

Salimos de casa y empezamos nuestro paseo como siempre. Jone avanza con su patinete y yo la sigo, empujando con una mano la sillita de Corso mientras con la otra sujeto la correa de Patxi. Por suerte, nuestro perro ya no es un cachorro tan nervioso y cada día da menos tirones cuando empujo la sillita, pero, a veces, coordinar ambas tareas no es fácil y el encuentro con otro perro o con una olorosa meada puede convertir nuestro paseo en una digna escena de Fast and Furious.

Al poco rato, aparece un tipo paseando a su hijo pequeño en una de esas sillitas infantiles especiales para ir a correr. El hombre, corriendo y vestido de forma reglamentaria para ir a Júpiter, empuja el carro aerodinámico del mismo modo que lo hacen la mayoría de hombres cuando pasean a sus churumbeles en sus sillitas. Con una sola mano y como si su presencia tras el carro fuera casual. Doy gracias a Dios porque de su mano libre no hay otro perro como el mío y porque, con ello, nuestro encuentro no acabará en una persecución por el pueblo que haría enmudecer a Vin Diesel.

Justo a nuestra altura, el tipo chequea su cronómetro y parece satisfecho con su performance *y, al verle tan concentrado, me pregunto si este sería un buen ejemplo de nuestra obsesión moderna por la eficiencia. Por toda esa necesidad de* «aprovechar mejor» nuestro tiempo y de la que todos somos un poco víctimas.

«¿Por qué ir simplemente a pasear con tu hijo pudiendo hacerlo a toda hostia? No seas tonto. ¡Ponte en forma mientras paseas a tu hijo y mejora tu rendimiento!». Podría ser, sí, el consejo de algún influencer para padres. «Y después, de regreso a casa, escucha un par de audiolibros mientras le das la merienda», continuaría con sus consejos. No sea que, digo yo, tras haberte convertido en padre, «pierdas tu tiempo» y te mueras en vida. O algo peor.

Pienso en toda esta pesada necesidad de hacer más cosas a la vez para «aprovechar mejor» nuestro tiempo y me pregunto si, en realidad, es la sobrecarga de actividades la que nos está sepultando. Pero divagando, me doy cuenta de que estoy recogiendo una caca de Patxi mientras aguanto el carro de Corso con una mano y llamo a Jone que, muy lejos ya con su patinete, ni se ha dado ni cuenta de que nos hemos parado. Confirmo, en precario equilibrio, que mi performance es ahora también otro ejemplo del esclavizante multitasking moderno. Esa supuesta eficiencia que, lejos de mejorarnos, nos conduce al más tonto de los absurdos.

Seguimos con nuestro paseo, y a la altura de la última casa del barrio, coincidimos en la calle con una mujer junto a sus dos hijos. Parece que viven en esa última casa, pero nunca antes los había visto.

—Bonjour! —me dice la mujer, con una bonita sonrisa.

Respondo a su saludo también sonriendo y, tras presentarnos, empezamos a charlar. La mujer, de ojos azules cristalinos y muy guapa, me confirma que se han mudado hace solo unos días.

Sus hijos parecen muy atraídos por Patxi y están deseosos por acariciarlo. Como casi siempre, nuestro perro es un buen embajador y permito que se les acerque moviendo su cola. Su *hijo pequeño parece estar cerca de los tres años y, con cierta timidez, acaricia a Patxi refugiándose tras las largas piernas de su madre. Su hijo mayor debe de tener unos ocho, aunque no estoy segura de acertar con su edad. Se encuentra en silla de ruedas y su aspecto, sin tener ni idea de nada, me parece el de alguien con los síntomas propios de una parálisis cerebral. Patxi apoya su cabeza entre sus piernas y el crío se emociona, feliz, tomándola fuertemente con ambas manos. Su madre se asusta, temiendo que pueda hacer daño a nuestro perro, pero nada de eso sucede. Al contrario, «Patxi embajador» rompe el hielo totalmente y se sube encima del chaval para chuparle la cara con profusión mientras el crío estalla de risa aleteando con sus brazos. Intento, en vano, bajar a Patxi mientras Corso, en su sillita, se ríe también al ver a nuestro perro a dos patas y finalmente todos nos reímos y acordamos pasear juntos.*

Convertidos en grupo, nos dirigimos hacia los campos de cultivo que rodean Mategnin mientras seguimos charlando. Mi hija no dejó de dar vueltas con el patinete cuando se produjo nuestro encuentro y la mujer parece sentir mucha curiosidad por ella. Jone se me acerca para tomar una galleta, pero vuelve a ignorar a la mujer cuando esta le habla interesándose por su bonito patinete. La mujer intenta de nuevo, sin éxito, saber su nombre y su edad hasta que finalmente respondo a sus preguntas por mi hija.

—Elle s'appelle Jone et elle a cinq ans *—le digo, sonriéndole, sin más.*

La mujer asiente con naturalidad y acto seguido le explico que Jone es autista y que, por esa razón, no responde a sus preguntas. De modo espontáneo, la mujer me explica que su hijo mayor nació con síndrome de Angelman.

Cuando la mujer se interesa por mis conocimientos sobre el tema, le confieso que es la primera vez que oigo sobre este síndrome y que, de hecho, al ver a su hijo pensé que quizá se trata-

ba de una parálisis. Liberada como yo por la sinceridad que nace entre nosotras, la mujer me aclara que es un error frecuente entre quienes ven a su hijo por primera vez y, mientras paseamos y compartimos galletas, me cuenta algunas de las características del síndrome de Angelman. Y no dejo de sorprenderme.

El síndrome de Angelman es un trastorno de origen genético que afecta al sistema nervioso de forma severa. Considerada una enfermedad rara, está causada por la mutación de un solo gen que se encuentra en el cromosoma número quince. Un solo gen mutado, concretamente el llamado UBE3A, es el responsable de todos sus efectos. Teniendo en cuenta que nuestro genoma contiene unos 20.000 genes, el síndrome de Angelman pone de manifiesto, aunque sea con cierta dureza poética, cuán frágil es la complejidad de nuestra naturaleza. Una metáfora más sobre lo raro y misterioso que se esconde tras nuestra propia existencia.

La mujer, al poco rato, me confiesa que nunca antes había visto una niña autista y le respondo que, efectivamente, el autismo se diagnostica en menor grado a las mujeres. También le digo que, en parte, eso se debe a que las mujeres, especialmente en los casos menos evidentes, sufren un sesgo en el diagnóstico y pasan más desapercibidas. Así que, quizá, y como viene diciéndose desde hace ya un tiempo, son muchas más las mujeres y las niñas que también se encuentran dentro del espectro autista sin siquiera saberlo y a costa de hacer muchos esfuerzos camuflando sus rasgos. Una pesada armadura camaleónica que también intuyo sobre mis hombros y de la que todavía no me atrevo a hablar. Le indico que, aunque hay controversia sobre los datos, más o menos se acepta que 1 de cada 100 nacimientos es de un bebé con autismo y que es casi cuatro veces más probable en niños que en niñas. De un modo teatral, levanto mi galleta al cielo y le digo que son necesarios unos 400 nacimientos para tener una niña como Jone.

Acto seguido, y con el humor que esta mujer rezuma, me explica mientras también mordisquea una galleta que para que su hijo mayor naciera con el síndrome de Angelman fueron necesarios entre 10.000 y 20.000 nacimientos ese mismo día. Solo un bebé entre ellos podía tener el síndrome, y ese día, en sus palabras, le tocó a su hijo. Un ejemplo que me resulta muy gráfico de cómo las estadísticas dejan de ser fríos números cuando estas se manifiestan en personas que conoces. En gente con cara y ojos azules como los de esta mujer. La muestra evidente de cuán errada está nuestra percepción sobre lo estable y seguro de la vida.

Pensando en ello, y mientras avanzamos entre los campos, me imagino cómo sería participar de verdad en uno de esos sorteos que la vida nos reserva. Miro el vasto campo junto al camino y me imagino la friolera de entre 10.000 y 20.000 mujeres de pie sosteniendo a sus recién nacidos. Todas ellas distintas y portando, además, un boleto numerado a la espera de que un gran altavoz, en mitad del campo, anuncie el número elegido. En uno de esos sorteos, se encontraba un día la magnífica mujer que hoy me acompaña con su bebé en brazos, del mismo modo que yo participé en otra lotería involuntaria y con muchos menos jugadores.

Las probabilidades de tener un bebé con autismo son mucho más elevadas que las de tener un bebé con síndrome de Angelman, pero las frías estadísticas siempre te dejan desconcertado. Pues, sin haber sido elegidos en ninguna de estas loterías, todos conocemos personas ganadoras de estos sorteos que la vida prepara. Por poner un ejemplo, la participación en la lotería de la esclerosis múltiple es también de 1.000 personas. Pensamos que sacar un boleto entre 1.000 es muy difícil, pero yo misma conozco a dos personas que lo sacaron. Hay campos donde se sortea la trisomía 21 (síndrome de Down) y el número de participantes disminuye a medida que las madres son más mayores. Si tienes treinta años, y estás embarazada, irás a un campo donde solo un boleto será escogido entre 1.000. Si tienes cuarenta y cinco años, el sorteo será solo entre 30 participantes y, por tanto, tus posibilidades de ser la elegida serán mucho mayores. Y también conozco gente que sacó ese boleto.

Hay campos imaginarios donde cada día se producen todo tipo de rifas. Loterías pequeñas y ordinarias, en las que solo se precisan unos pocos participantes, y campos gigantescos donde necesitas meter 100.000 personas para hacer un singular sorteo. Es lo que sucede, por ejemplo, con la mielofibrosis. Un tipo de cáncer de médula considerado también como una de las enfermedades más raras del mundo. Y siempre aparece el boleto elegido.

Avanzamos entre los campos, compartiendo confidencias y galletas, y me pregunto cuán enorme es esa cantidad de campos en los que se llevan a cabo sorteos en los que nadie quiere participar. Y sin embargo, y pese a nuestra reticencia a aceptarlos, todos somos candidatos a cada una de estas loterías sin saberlo. Expuestos a toda esa aleatoriedad que marca nuestros destinos del mismo modo que también lo moldea. Tan improbable puede ser tener esclerosis múltiple como enamorarte de alguien o encontrar un verdadero amigo. Y todo ello puede pasarte a la vez. Pues también mucho de aquello que deseamos en la vida está sujeto, a su vez, a caprichosas y escasas probabilidades.

Seguimos nuestro paseo bordeando los campos de cultivo y creo que, si quisiéramos, nuestra conversación podría llevarnos caminando hasta el Nepal. Su humor y su inteligencia me acunan mientras paseamos. De un modo certero y especial, siento haber sido premiada con el encuentro tan improbable con esta mujer. Acabo de ser la flamante ganadora de una lotería entre millones y millones de personas. Pronto las condiciones de nuestros hijos quedan zanjadas y hablamos de otras cosas. Pues la vida, claro, está llena de ellas. La vida está llena de todas ellas.

Descubro que la mujer habla un fluido español pese a ser francesa y me explica que antes vivieron en La Habana. Su español, según me cuenta, mejoró mucho durante su estancia en Cuba, aunque, de forma picarona, también me dice que está casada con un chileno. De ahí que su hijo mayor se llame Diego y su benjamín sea Camilo.

La mujer, entre todas esas cosas, también me explica que se encuentra en plena búsqueda de escuela para Diego. Al parecer, su hijo mayor tuvo una escolarización muy positiva en Cuba, pero lamento tener que decirle que aquí, en Ginebra, las opciones para su hijo serán distintas. La mujer está bien informada, pero, aun así, me confiesa que quiere probar el sistema. Le explico que nuestra experiencia con Jone está siendo muy difícil en la escuela, pero no voy más allá. Sé que muy pronto ella misma descubrirá el gran muro que rodea la escuela ordinaria aquí y cuál es el modelo que el sistema educativo suizo reserva para los chavales como Diego.

—¿Conocéis el «Terrain Jakob»? ¿Os gustaría ir? —le pregunto, justo antes de llegar al sendero que conduce al merendero.

—No, no conocemos nada aún… ¡Vamos!

—Pues venga, vamos… Perdóname, soy un desastre con los nombres… ¿Cómo te llamabas?

La mujer se ríe con dulces carcajadas y me responde:

—Sophie. Me llamo Sophie.

AGRADECIMIENTOS

Del mismo modo que nadie se construye a sí mismo, este libro tampoco habría sido posible sin la participación de muchas otras personas. A todas ellas, este breve homenaje y mi más sincero agradecimiento:

Oriol Berengueres, Carlos David González, Hugo Sentmenat, Marina Achaval, Meritxell Rocafull, Manuel Martín, Raquel García, Charo de los Mozos y Cristina Salvador, por haberme ayudado, con sus impresiones, a mejorar el texto.

Silvia Márquez, por su optimismo incandescente y contagioso.

María José Aldunate, por su atención minuciosa y por ese café lleno de mimo y buenos consejos.

Nuria Guerra, por sus lúcidas observaciones y por quererme tal como soy.

Vanessa Muñoz y Carlos Ghabrous, por formar parte de nuestro particular *Reservoir Dogs* y por llenar nuestra vida de color.

Pilar Cortés García-Moreno, por su generosa mirada hacia mi manuscrito y por haberme dado la oportunidad de publicarlo de la mano de Espasa.

Pablo Nacach, por haber propiciado una de esas carambolas impensables del destino.

Eduardo Molina, por haber leído este manuscrito muchas veces y por sus inteligentes aportaciones. Gracias, amigo, por todo eso y por muchas cosas más.

Laura Peinado, por su brillante ingenio y por haberme ayudado a tomar muchas decisiones de este proyecto. Por haberme acompañado también durante estos años y por ser un faro fundamental en mi vida.

Sophie Martínez, por haber hecho posible este libro, mucho antes de que ni yo misma empezara a escribirlo. Por esos largos paseos que trenzaron nuestro destino y por su hermosa amistad.

Astrid, por haber creído en *No pasa nada* desde el principio y por haberme ayudado a disipar mis dudas sobre si podía lograrlo.

Pili, por haber abrazado este texto, pese al dolor que le producía, y haberse emocionado con él.

Mis padres, Alfredo y Begoña, por haber dado vida a nuestro singular caos familiar y por haberme regalado a mis hermanos.

Mi hermano Joseba, por sus sabias reflexiones y por su sólido apoyo durante todo el proceso. Por ayudarme como siempre lo hace y por confiar en mí.

Mi hermana Ainhoa, por sus agudas críticas y por haber sido mi infalible editora de cabecera. Por creer en mí como nadie y por su amor incondicional.

Mi hermano Alfredo, por sus sagaces apuntes y por su particular visión de las cosas, grandes y pequeñas. Por su amor y por su condición guerrera.

Mi hermano Asier, por su sensible modo de entender la vida y por su genuino humor. Por hacerme reír a carcajadas y por nutrirme siempre con sus ideas.

Mis hijos, Corso y Galo, por ser parte de la hermosa tripulación que un día soñé.

Mi hija, Jone, por ser la tripulante más asombrosa y la dueña de nuestro océano.

Marc, compañero de viaje, por haber hecho posible este sueño y porque sin él esta historia jamás habría sido narrada. Armador, remero y capitán de mi universo.

FUENTES

Algo sí está pasando

CORONA, Alberto, «Javier Fesser, "Cuando ves actores como los de *Campeones* no quieres otra cosa, da pereza ver a un profesional emularlo"», *El Diario.es*, 17 de agosto de 2023.

CUSK, Rachel, *A Life's Work*, Londres, Faber & Faber, 2014.

CUTLER, Eustacia, *A Thorn in My Pocket: Temple Grandin's Mother Tells the Family Story*, Arlington, Future Horizons Incorporated, 2004.

FUENTE, Mónica de la, *Adiós expectativas, hola realidad*, Barcelona, Zenith, 2022.

MCGURRY, Justin, «Baby Boomtown: Does Nagi Hold the Secret to Repopulating Japan?», *The Guardian*, 29 de mayo 2023.

MILLÁN LÓPEZ, Daniel. *Es autista, ¿y ahora qué?: Guía para familias tras el diagnóstico*. Barcelona, Ediciones Destino, 2024.

MOLLÀ PAGAN, Clara, «Javier Fesser, director de *Campeones*: "Ahora me chirría ver a Forrest Gump interpretado por Tom Hanks"», *ABC*, 17 de agosto de 2023.

MORILLO, Edurne, «El pueblo milagro que duplica la tasa de natalidad en el envejecido Japón», *Agencia EFE*, 5 de diciembre de 2023.

«Report: S. Korea is the Most Expensive Country to Raise Children», *The Dong-a Ilbo,* 2 de mayo de 2023.

RYALL, Julian, «South Korea Most Expensive Country in World to Raise Kids», *DW News*, 18 de mayo de 2023.

VIVAS, Esther, *Mamá desobediente*, Madrid, Capitán Swing Libros, 2019.
ZEIDAN, Jinan *et al.*, «Global Prevalence of Autism: A Systematic Review Update», *Autism Research* 15 (5), 2022, pp. 778-790.

MAMÁ ROSA, MAMÁ MARRÓN

BANFIELD-NWACHI, Mabel, «Queen of Clean Marie Kondo Says She Has 'Kind Of Given Up' on Tidying at Home», *The Guardian*, 30 de enero de 2023.
CHAYKA, Kyle, *The Longing for Less: Living With Minimalism*, Londres, Bloomsbury Publishing, 2020.
FUENTE, Mónica de la, *Adiós expectativas, hola realidad*, Barcelona, Zenith, 2022.
GOODMAN, Whitney, *Positividad tóxica*, Barcelona, Diana, 2023.
PETERSEN, Sara, *Momfluenced: Inside the Maddening, Picture-Perfect World of Mommy Influencer Culture*, Boston, Beacon Press, 2023.
Pornhub Insights, https://www.pornhub.com/insights/2023-year-in-review
VIVAS, Esther, *Mamá desobediente*, Madrid, Capitán Swing Libros, 2019.

SOCORRO, MI PEDIATRA NO SABE NADA DE AUTISMO

ASOCIACIÓN ESPAÑOLA DE PEDIATRÍA Y ATENCIÓN PRIMARIA https://www.aepap.org/sites/default/files/noticia/archivosadjuntos/np_presentacion_congreso_aepap_2023.pdf
BAUMANN, Julien, «Photo et lettre de motiv' pour un rendez-vous chez le pédiatre», *20 Minutes,* 26 de enero de 2024.
BUCHER, Lea, «Femmes et enfants, les principaux oubliés de la médecine de proximité», *RTS*, 18 de julio de 2023.
CASTRO, Sara, «Casi dos millones de niños están sin pediatra de atención primaria en España», *El País*, 20 de febrero de 2025.
ELDER, Jennifer Harrison *et al.*, «Clinical Impact of Early Diagnosis of Autism on the Prognosis and Parent-Child Relationships», *Psychology Research and Behavior Management*, 2017, pp. 283-292.
KIM, Young Shin *et al.*, «Prevalence of Autism Spectrum Disorders in a Total Population Sample», *American Journal of Psychiatry* 168 (9), 2011, pp. 904-912.

MAENNER, Matthew J. *et al.,* «Prevalence of Autism Spectrum Disorder Among Children Aged 8 Years—Autism and Developmental Disabilities Monitoring Network, United States, 2020». *MMWR Surveillance Summaries* 72(2), 2023, pp. 1-14.

MÉNDEZ, María A. *et al.*, «Autism Care Pathway in Europe», *European Psychiatry* 66 (1), 2023, pp. 1-29.

OSWALD, Donald P. *et al.*, «Parental Report of the Diagnostic Process and Outcome: ASD Compared with Other Developmental Disabilities», *Focus on Autism and Other Developmental Disabilities* 32 (2), 2017, pp. 152-160.

POSADA DE LA PAZ, Manuel *et al.*, «El trastorno del espectro autista en la Unión Europea (ASDEU)», *Siglo Cero* 52 (2), 2021, pp. 43-59.

REAL ACADEMIA NACIONAL DE MEDICINA DE ESPAÑA. *Comunicado sobre la situación actual del autismo y su concienciación.* https://ranm.es/2025/04/comunicado-sobre-la-situacion-actual-del-autismo-y-su-concienciacion/

ZEIDAN, Jinan *et al.*, «Global Prevalence of Autism: A Systematic Review Update», *Autism Research* 15 (5), 2022, pp. 778-790.

EL PROBLEMA DE NO SER «NORMAL»

CHADHA, Shelly; KAMENOV, Kaloyan; CIEZA, Alarcos, «The World Report on Hearing», *Bulletin of the World Health Organization* 99 (4), 2021, p. 242.

FRITH, Uta, *Autism: Explaining the Enigma*, Oxford, Blackwell, 1989.

GONZÁLEZ, Carlos, *Bésame mucho. Como criar a tus hijos con amor*, Madrid, Espasa, 2003.

— *Mi niño no me come. Consejos para prevenir y resolver el problema*, Madrid, Espasa, 2005.

HIGASHIDA, Naoki, *La razón por la que salto*, Barcelona, Roca Editorial, 2014.

ROSE, Todd, *Se acabó el promedio: cómo tener éxito en un mundo que valora la uniformidad*, Nashville, HarperCollins Español, 2017.

SÁNCHEZ-VALLEJO, María Antonia, «Una terapia génica devuelve la audición a un niño de 11 años con sordera congénita», *El País*, 26 de mayo de 2024.

UNICEF, «Etapas del desarrollo de tu bebé». https://www.unicef.org/parenting/es/desarrollo-infantil/etapas-desarrollo-bebe

Cuando los miedos se confirman

Ferrer, Álvaro, *Donde todo empieza: educación infantil de 0 a 3 años para igualar oportunidades*, Madrid, Save the Children España, 2019.

Fischer, Alex *et al.*, *Accueil extra-familial des enfants en situations de handicap: une analyse de la demande, de l'offre et des mécanismes de financement de l'accueil extra-familial des enfants en situations de handicap en Suisse*, Olten, Procap Suisse, 2021.

Gromada, Anna *et al.*, *Where do Rich Countries Stand on Childcare*, Florencia, UNICEF Office of Research Innocenti, 2021.

Office Fédéral de la Statistique (OFS) «Enquête suisse sur la population active 2022: moyennes annuelles entre 2012 et 2022, le travail à temps partiel a progressé trois fois plus que le travail à plein temps». https://www.bfs.admin.ch/asset/fr/24368917

UNICEF DATA, «Seen, Counted, Included: Using Data to Shed Light on the Well-Being of Children with Disabilities», Nueva York, United Nations Children's Fund, 2021. https://data.unicef.org/resources/children-with-disabilities-report-2021/

La jugada del diagnóstico

Kaba, Mariama, «Des reproches d'inutilité au spectre de l'abus: étude diachronique des conceptions du handicap du XIXe siècle à nos jours», *Carnets de Bord* 13, 2007, pp. 68-77.

Marrero Macías, Rodrigo *et al.*, *Análisis normativo. La atención temprana en España que reciben los niños y las niñas con trastorno del espectro del autismo*, Confederación Autismo España, 2021. https://autismo.org.es/wpcontent/uploads/2022/05/2021_analisisnormativo_atenciontemprana_autismoespana.pdf

Méndez, María A. *et al.*, «Autism Care Pathway in Europe», *European Psychiatry* 66 (1), 2023, pp. 1-29.

Millán López, Daniel. *Es autista, ¿y ahora qué?: Guía para familias tras el diagnóstico*. Barcelona, Ediciones Destino, 2024.

Poirier A, Nathalie, y Cappe B, Émilie, «Les dispositifs scolaires québécois et français offerts aux élèves ayant un trouble du spectre de l'autisme», *Bulletin de Psychologie* 69 (4), 2016, pp. 267-278.

Posada de la Paz, Manuel *et al.*, «El trastorno del espectro autista en la Unión Europea (ASDEU)», *Siglo Cero* 52 (2), 2021, pp. 43-59.

RODE, J., *Rare Diseases: Understanding this Public Health Priority*, París, EURORDIS, 2005.

SATTERSTROM, F. Kyle *et al.*, «Large-Scale Exome Sequencing Study Implicates both Developmental and Functional Changes in the Neurobiology of Autism», *Cell* 180 (3), 2020, pp. 568-584.

VV. AA., «Modernisation de la loi fédérale sur l'assurance-invalidité sur le plan linguistique», Rapport du Conseil Fédéral donnant suite au postulat 20.3002 de la CSSS-E du 17 janvier 2020. https://www.parlament.ch/centers/eparl/curia/2020/20203002/Bericht%20BR%20F.pdf

LA RULETA DE CONSEGUIR TERAPIA

COBREROS, Lucía; MARTÍNEZ, Ángel, *Radiografía del gasto de las familias en material escolar y las becas que ayudan a compensarlo*, Centro de Políticas Económicas de ESADE, 2023.

CUTLER, Eustacia, *A Thorn in My Pocket: Temple Grandin's Mother Tells the Family Story*, Arlington, Future Horizons Incorporated, 2004.

GRANDIN, Temple, *Pensar con imágenes: mi vida con el autismo*, Barcelona, Alba, 2016.

GRANDIN, Temple, y PANEK, Richard, *El cerebro autista: el poder de una mente distinta*. Barcelona, RBA Bolsillo, 2019.

MÉNDEZ, María A. *et al.*, «Autism Care Pathway in Europe», *European Psychiatry* 66 (1), 2023, pp. 1-29.

PEIDRO, Santiago, «La patologización de la homosexualidad en los manuales diagnósticos y clasificaciones psiquiátricas», *Revista de Bioética y Derecho* 52, 2021, pp. 221-235.

SINCLAIR, Jim, «Don't Mourn for Us», *Our Voice* 1 (3), 1993.

WILLIAMS, Donna, *Alguien en algún lugar*, Barcelona, Ned Ediciones, 2012

—, *Nadie en ningún lugar: La historia extraordinaria de una autista desde su infancia hasta su juventud*, Barcelona, Ned Ediciones, 2015.

LO MISTERIOSO DEL AUTISMO

CUTLER, Eustacia, *A Thorn in My Pocket: Temple Grandin's Mother Tells the Family Story*, Arlington, Future Horizons Incorporated, 2004.

GRANDIN, Temple, *Pensar con imágenes: mi vida con el autismo*, Barcelona, Alba, 2016.

GRANDIN, Temple, y PANEK, Richard, *El cerebro autista: el poder de una mente distinta*. Barcelona, RBA Bolsillo, 2019.

KARLINSKY, Neal, y FROST, Meredith, «Real "Beautiful Mind": College Dropuot became Mathematical Genius after Mugging», *ABC News*, 27 de abril de 2012.

PADGETT, Jason, web oficial. https://jason-padgett.pixels.com/

POLDERMAN, Tinca J. C. *et al.*, «Meta-Analysis of the Heritability of Human Traits Based on Fifty Years of Twin Studies», *Nature Genetics* 47 (7), 2015, pp. 702-709.

REDONDO-SÁNCHEZ, Daniel *et al.*, «Association of Socioeconomic Deprivation with Life Expectancy and All-Cause Mortality in Spain, 2011-2013», *Scientific Reports* 12 (1), 2022, p. 15554.

SINCLAIR, Jim, «Don't Mourn For Us», *Our Voice* 1 (3), 1993.

VILLAVICENCIO-AGUILAR, Carmita *et al.*, «Discapacidad y familia: desgaste emocional», *Academo* 5 (1), 2018, pp. 89-98.

LA MAGIA DE LAS PALABRAS

BLACK, Lindsey I.; VAHRATIAN, Anjel; HOFFMAN, Howard J., «Communication Disorders and Use of Intervention Services among Children Aged 3-17 Years: United States, 2012», *NCHS Data Brief* 205, 2015, pp.1-8

CAMPBELL, Robin N., y GRIEVE, Robert, «Royal Investigations of the Origin of Language», *Historiographia Linguistica* 9 (1-2), 1982, pp. 43-74.

CHOMSKY, Noam, *Language and Mind*, Cambridge, Cambridge University Press, 2006.

CHOMSKY, Noam; HAUSER, Marc D., y FITCH, W. Tecumseh, «The Faculty of Language: What Is It, Who Has It, and How Did It Evolve?», *Science* 298 (5598), 2002, pp. 1569-1579.

CORBALLIS, Michael C., *The Recursive Mind: The Origins of Human Language, Thought, and Civilization*, Princeton, Princeton University Press, 2014.

CRIADO, Miguel Ángel, «Rakus, el primer orangután al que han visto curarse una herida con una planta medicinal», *El País*, 2 de mayo de 2024.

GARCÍA RODRÍGUEZ, Sergio, «Descartes y el pensamiento animal: acciones exteriores vs. acciones interiores», *Daimon. Revista Internacional de Filosofía* 79, 2020, pp. 161-176.

GONZÁLEZ, Carlos, *Bésame mucho. Como criar a tus hijos con amor*, Madrid, Espasa, 2003.

GRANDIN, Temple, *Pensar con imágenes: mi vida con el autismo*, Barcelona, Alba, 2016.

GRANDIN, Temple, y JOHNSON, Catherine, *Interpretar a los animales. Desbloqueando la percepción animal a través de las perspectivas del autismo*, Barcelona, RBA, 2006.

GRANDIN, Temple, y PANEK, Richard, *El cerebro autista: el poder de una mente distinta*. Barcelona, RBA Bolsillo, 2019.

HIGASHIDA, Naoki, *La razón por la que salto*, Barcelona, Roca Editorial, 2014.

KENNEALLY, Christine, *The First Word: The Search for the Origins of Language*, Nueva York, Penguin, 2007.

MARIAN, Viorica, *The Power of Language: How the Codes We Use to Think, Speak, and Live Transform Our Minds*, Nueva York, Penguin, 2023.

MARTÍNEZ RON, Antonio. «Giacomo Rizzolatti, descubridor de las neuronas espejo: la empatía se anula deshumanizando a los otros», *elDiario.es*, 27 de septiembre de 2023.

EL LOCO CARRUSEL DE LOS SENTIDOS

AUTISMO ESPAÑA, *Riesgo aumentado de suicidio en personas autistas*. Madrid: Confederación Austismo España, 10 septiembre 2025.

COMITÉ DE MEDICAMENTOS DE USO HUMANO, CHMP/384877/2008. https://www.ema.europa.eu/es/documents/referral/risperdal-article-30-referral annex-i-ii-iii-iv_es.pdf

COMITÉ DE MEDICAMENTOS DE USO HUMANO, EMA/557557/2014. https://www.ema.europa.eu/en/documents/variation-report/abilify-h-c-471-ii-0101-epar-assessment-report-variation_en.pdf

COMITÉ DE MEDICAMENTOS DE LA ASOCIACIÓN ESPAÑOLA DE PEDIATRÍA. Pediamecum. Ed. 2015. ISSN 2531-2464. https://www.aeped.es/comite-medicamentos/pediamecum/aripiprazol

COMITÉ DE MEDICAMENTOS DE LA ASOCIACIÓN ESPAÑOLA DE PEDIATRÍA, Pediamecum, 2015, ISSN2531-2464. https://www.aeped.es/comite-medicamentos/pediamecum/risperidona

FOOD AND DRUG ADMINISTRATION Approves the First Drug to Treat Irritability Associated with Autism, Risperdal, 2006. https://www.accessdata.fda.gov/drugsatfda_docs/appletter/2006/020272s36,s41,20588s24,s28,s29,21444s8,s15LTR.pdf

FOOD AND DRUG ADMINISTRATION Approves ABILIFY® (Aripiprazole) for the Treatment of Irritability Associated with Autistic Disorder in Pediatric Patients (Ages 6 to 17 Years), 2009. https://news.bms.com/news/details/2009/US-Food-and-Drug-Administration-Approves-ABILIFY-aripiprazole-for-the-Treatment-of-Irritability-Associated-with-Autistic-Disorder-in-Pediatric-Patients-Ages-6-to-17-Years/default.aspx

GALIANA, Adrián *et al.*, «Prevalence and Severity-Based Classification of Sensory Processing Issues. An Exploratory Study with Neuropsychological Implications», *Applied Neuropsychology Child* 11 (4), 2022, pp. 850-862.

GRANDIN, Temple, *Pensar con imágenes: mi vida con el autismo*, Barcelona, Alba, 2016.

GRANDIN, Temple, y JOHNSON, Catherine, *Interpretar a los animales. Desbloqueando la percepción animal a través de las perspectivas del autismo*, Barcelona, RBA, 2006.

GRANDIN, Temple, y PANEK, Richard, *El cerebro autista: el poder de una mente distinta*. Barcelona, RBA Bolsillo, 2019.

HIGASHIDA, Naoki, *La razón por la que salto*, Barcelona, Roca Editorial, 2014.

LEEKAM, Susan R. *et al.*, «Describing the Sensory Abnormalities of Children and Adults with Autism», *Journal of Autism and Developmental Disorders* 37, 2007, pp. 894-910.

LITTLE, Julie-Anne, «Vision in Children with Autism Spectrum Disorder: A Critical Review», *Clinical and Experimental Optometry* 101 (4), 2018, pp. 504-513.

MELERO, Helena; PEÑA-MELIÁN, Ángel, y RÍOS-LAGO, Marcos, «¿Colores, sabores, números?: la sinestesia en una muestra española», *Revista de Neurología* 60 (4), 2015, pp. 145-150.

PACKHEISER, Julian *et al.*, «A Systematic Review and Multivariate Meta-Analysis of the Physical and Mental Health Benefits of Touch Interventions», *Nature Human Behaviour*, 2024, pp. 1-20.

WILLIAMS, Donna, *Nadie en ningún lugar: La historia extraordinaria de una autista desde su infancia hasta su juventud*, Barcelona, Ned Ediciones, 2015.